2024 年
（第70回試験）

2023 年
（第69回試験）

2022 年
（第68回試験）

2021 年
（第67回試験）

2020 年
（第66回試験）

臨床検査技師
国家試験問題集

解答と解説

2025 年版

編集「検査と技術」編集委員会

医学書院

本書の解答と解説は，雑誌「検査と技術」編集委員会の見解に基づいています．

臨床検査技師国家試験問題集 解答と解説
〈2025 年版〉

発　　行　2024 年 6 月 15 日　　第 1 版第 1 刷ⓒ

編　　集　「検査と技術」編集委員会

発行者　　株式会社　医学書院
　　　　　代表取締役　金原　俊
　　　　　〒113-8719　東京都文京区本郷 1-28-23
　　　　　電話　03-3817-5600（社内案内）

印刷・製本　アイワード

2025 年版の序

　臨床検査は医療の根幹をなすものであり，疾患の診断，治療効果の判定，健康状態の把握(と疾患の早期発見)において，きわめて重要な役割を果たします．Evidence-Based Medicine における客観的な指標として，診療・予防医学にかかせないこの臨床検査データを出す主役が臨床検査技師であることは申し上げるまでもありません．ご存じの方も多いと思いますが，2017 年 6 月には検体検査の品質・精度を保つための「医療法等の一部を改正する法律(平成 29 年法律第 57 号)」が公布，2018 年 12 月には関連省令とともに施行され，この認識が一層深まったと考えます．さらには，ここ数年国を挙げて新型コロナウイルス感染症に立ち向かった中で，臨床検査，そしてそれを支える臨床検査技師の重要性が再認識されたことも皆さまご存じの通りです．

　臨床検査技師の国家試験は，今年も 2 月 14 日に実施され，4,946 人が受験し，3,800 人が合格しました．合格率は 76.8%(昨年は 77.6%)です．医療系としては難しい部類に入る国家試験といってよいと思われます．この国家試験は，臨床検査技師として第一歩を踏み出すのに十分な知識・素養があるかを判定するもので，出題基準(ガイドライン)が公開され，学習の指針となっています．しかし，試験科目は 10 科目に及び，内容も膨大です．したがって，効率的な試験対策・準備が必須となります．さらに，国家試験は毎年その傾向に変化がみられ，最近では医療現場に即した出題内容に進化してきています．すなわち，医療現場で求められている知識・判断能力がよりためされるようになってきているのです．合格を勝ち取るためには，このような国家試験の出題傾向を知ることが重要です．

　雑誌「検査と技術」は創刊以来，臨床検査技師国家試験の問題と解答・解説を掲載してきました．解説では，正答肢ばかりでなく，誤答肢を含めた出題のねらいについても詳しく記載するよう心掛けています．そして，「検査と技術」に掲載された最近 5 年分の問題と解答・解説を 1 冊にまとめることで，最近の出題傾向を推測できるこの問題集を出版してきました．幸いにもこれまで多くの学生・受験生に利用していただき，国家試験対策の「バイブル」的存在となってきております．

　この 2025 年版では，2020 年（第 66 回）から 2024 年（第 70 回）までの 5 年分の国家試験の問題と解答・解説を収録しています．もちろん，毎年異なった問題が出題されていますが，この 5 年分の国家試験を詳しく検討することで，最近の試験の傾向，内容を知ることができます．国家試験では，臨床検査技師として働くに際して要求される基本的な事項が出題されていることがわかると思います．

　出題形式は A タイプ（単純択一形式）と X タイプ（多真偽形式・5 肢複択形式）の 2 つです．A タイプは 5 つの選択肢のうちから 1 つの正答肢を選ぶもので，他の選択肢より，より正解に近ければ正答肢となります（one-best）．このため，正答肢以外にも正解肢（正しいあるいは誤った選択肢）はあります．一方，X タイプは 5 つの選択肢からランダムに 2 肢（X2）あるいは 3 肢（X3）を選択する形式で（実際には，X2 がほとんどです），正答肢以外は正解でないのが原則です．このような出題形式についての情報も試験内容とともに学習することができます．正答肢あるいは誤答肢とされる選択肢が頻回に用いられている場合はその選択肢が重要なキーワードであることを認識して，十分に理解するように学習してください．

　本書の効率的な活用により，受験生の皆様が無事に臨床検査技師国家試験に合格し，医療の世界でご活躍されることをお祈りしております．

　2024 年 5 月

　　　　　　　「検査と技術」編集委員会を代表して　矢冨　裕

2024

2024 年

第 70 回臨床検査技師国家試験

（2024 年 2 月 14 日実施）

別冊（白黒およびカラー図譜）は33〜40 ページにあります．

※厚生労働省の発表
・本試験は受験者数 4,946 名，合格者数 3,800 名，合格率は 76.8%．

〔午　前〕

問題 1　Over the counter〈OTC〉検査で実施されるのはどれか．**2 つ選べ**．
1. 血　糖
2. 尿蛋白
3. 中性脂肪
4. HIV 抗体
5. 尿中 hCG

解答 2，5

本国における OTC 検査は 2. 尿蛋白，5. 妊娠検査（尿中 hCG），排卵日予測検査〔尿中黄体形成ホルモン（LH）〕の 4 項目に限定されている．1. 血糖，3. 中性脂肪，4. HIV 抗体は該当しない．

問題 2　検査項目と採血管の添加物の組合せで正しいのはどれか．**2 つ選べ**．
1. PT —————————— EDTA-2Na
2. ALP —————————— EDTA-2K
3. 血　糖 —————————— フッ化ナトリウム
4. 赤　沈 —————————— クエン酸溶液
5. 血小板数 —————————— ヘパリンリチウム

解答 3，4

検査項目と採血管の添加物の組合せで正しいのは 3 と 4 である．血糖の採血管は解糖阻止剤として 3. フッ化ナトリウムを用いる．赤沈は抗凝固剤として 4. クエン酸溶液（クエン酸ナトリウム）を用いる．1. PT の採血管には抗凝固剤としてクエン酸ナトリウムを用いる．2. ALP の採血管は添加物未使用を用いる．5. 血小板数には抗凝固剤として EDTA-2K を用いる．

問題 3　精度管理法で正しいのはどれか．
1. 精密さは真の値からの偏りの程度をいう．
2. マルチルール管理図法は患者検体を用いる．
3. 2 シグマ法での管理では統計学的に 10 回に 1 回は外れ値が出現する．
4. 管理試料の測定値が 3 点連続して上昇傾向を示した場合をシフト現象という．
5. X(bar)-R 管理図法の R は日内の管理試料の測定値の最大値と最小値の差である．

解答 5

5 が正しい．5. X(bar)-R 管理図法は X 管理図で月間あるいは長期間の変動を，R 管理図で日内変動（日内の管理試料の最大，最小値の差）をみる定量検査の代表的な精度管理法である．1. 精密さとは測定値のばらつきの指標．2. マルチルール管理図法は濃度の異なる 2 種類の管理試料を用いる．3. 2 シグマ法のシグマは標準偏差（SD）を意味する．測定平均値 ±2SD の範囲は信頼度 95%（100 回に 5 回外れた値が出現）である．4. シフト現象は 3 点ではなく，6〜7 点の偏在した値が出た場合である．

問題 4　免疫学的便潜血検査で正しいのはどれか．
1. 検体採取前は食事制限をする．
2. 採取後の検体は室温で保存する．
3. 化学的測定法より検出感度が低い．
4. 胃がんのスクリーニング検査である．
5. 便のこすり方は検出率に影響を与える．

解答 5

免疫学的便潜血検査の特徴は以下の通りである．1. 肉食などの食事制限は不要である．2. 採取後に検体の保管は 15〜20℃ 以下の冷暗所が適しており，採取後 3 日以内に提出する．3. 化学的測定法と比べて検出感度が高い．4. 胃がんなどの上部消化管出血では胃液の影響を受け陰性になることがある．

問題 5 精液検査で正しいのはどれか.
1. 2 日間連続して採取する.
2. 検体採取後は冷蔵で保存する.
3. 精子濃度測定は採取後 10 分以内に行う.
4. 運動率の測定は採取後 1 時間以内に行う.
5. 精子濃度の基準範囲は 150 万/mL 以上である.

問題 6 回虫卵(受精卵)より大きい虫卵はどれか.
1. 肝蛭卵
2. 鞭虫卵
3. 肝吸虫卵
4. 無鉤条虫卵
5. 横川吸虫卵

問題 7 寄生虫と中間宿主の組合せで正しいのはどれか.
1. 肝吸虫 ——————— イカ
2. 単包条虫 ——————— イヌ
3. 宮崎肺吸虫 ——————— サワガニ
4. 日本住血吸虫 ——————— サケ
5. 日本海裂頭条虫 ——————— ブタ

問題 8 正確度の確認方法はどれか. **2 つ選べ.**
1. 機種間差の確認
2. 室内精度の確認
3. 標準物質の測定
4. 標準法との比較
5. 併行精度の確認

問題 9 糞便の性状と疾患の組合せで正しいのはどれか.
1. 緑色便 ——————— 総胆管結石
2. 灰白色便 ——————— MRSA 腸炎
3. タール便 ——————— コレラ
4. 米の研ぎ汁様便 ——————— カンピロバクター腸炎
5. いちごゼリー状便 ——————— アメーバ赤痢

問題 10 尿沈渣の無染色標本(**別冊 No.1A**)と Sternheimer 染色標本(**別冊 No.1B**)を別に示す.
　この構造物はどれか.
1. 硝子円柱
2. 顆粒円柱
3. 上皮円柱
4. 赤血球円柱
5. 白血球円柱

問題 11 Addison 病で高値を示すのはどれか. **2 つ選べ.**
1. 血中 ACTH
2. 血清カリウム
3. 血清ナトリウム
4. 血中コルチゾール
5. 尿中 17-KS〈17-ケトステロイド〉

解答 4
精液を採取するには禁欲期間(2 日以上 7 日以内)を設け, 1. 採取は 3 カ月以内に少なくとも 2 回実施する. 2. 採取後の検体は 1 時間以内で人肌程度(37℃)に保温した状態で運搬する. 3. 精子濃度の測定は 30 分以上経過後に精液の液状化を確認してから実施する. 5. 精子濃度の基準範囲(精液検査標準化ガイドライン)は 2,000 万/mL である.

解答 1
回虫の受精卵は長径 50〜70 μm, 短径 40〜50 μm で"中等度サイズ"と表現される. それを基準に大型虫卵, 小型虫卵などの判断をする. 大型虫卵として 1. 肝蛭卵やウエステルマン肺吸虫卵など, 小型虫卵として 5. 横川吸虫卵, 3. 肝吸虫卵, 2. 鞭虫卵など, 中等度大としては鉤虫卵, 日本海裂頭条虫卵などが典型である. ここでは肝蛭卵以外はいずれも小型虫卵である.

解答 3
寄生虫の生活史は感染経路を理解するために必要な知識である. 吸虫類(選択肢 1, 3, 4)は淡水産巻貝を第一中間宿主としてセルカリアに発育し, 第二中間宿主である動物体内でメタセルカリアに発育するのが一般的であるが, 4. 日本住血吸虫は第二中間宿主をもたないこと, 肝蛭は植物表面でメタセルカリアに発育することなど例外事例も知っておくとよい.

解答 3, 4
適切な臨床検査の実践には測定の精密度と正確度が要求される. 正確度とは真の値にどれだけ近いかの指標を意味する. その確認には 3. 標準物質の測定, 4. 標準法との比較が行われる. 1. 機種間差, 2. 室内精度, 5. 併行精度は測定の精密度に関係する.

解答 5
1. 緑色便は緑黄色野菜の過剰摂取, 2. 灰白色便はロタウイルス感染, 3. タール便は上部消化管出血, 4. 米の研ぎ汁様便はコレラ感染.

解答 4
別冊 No.1 の A, B ともに円柱基質内に非溶血の赤血球を多数確認できることから 4. 赤血球円柱である.

解答 1, 2
Addison 病は副腎皮質で産生されるホルモン(コルチゾール, アルドステロン, アンドロゲン)が低下することで起こり, 1. 血中 ACTH(副腎皮質刺激ホルモン)や 2. 血清カリウムの高値が認められる. 3. 血清ナトリウム, 4. 尿中コルチゾール, 5. 尿中 17-KS は低下する. 他の検査所見では好酸球増加, 低血糖がみられる.

問題 12 悪性中皮腫の胸水で高値を示すのはどれか.

1. ADA
2. CEA
3. SP-D
4. アミラーゼ
5. ヒアルロン酸

解答 5

　悪性中皮腫は肺を包む胸膜や腹腔の内側を覆う腹膜の中皮細胞から発生する悪性腫瘍である. 胸膜中皮腫の大半で胸水が認められ, 胸水の 5. ヒアルロン酸や CYFRA の高値が診断に有用とされている. 胸水の 1. ADA は結核性胸膜炎で高値. 2. CEA はがん性胸水で高値. 3. SP-D は間質性肺炎などで高値. 4. アミラーゼはがん性胸水などで高値を示す.

問題 13 リンパ腫の原因となるのはどれか.

1. サイトメガロウイルス
2. 単純ヘルペスウイルス
3. ヒト T 細胞白血病ウイルス 1 型
4. ヒトパピローマウイルス
5. ヒトパルボウイルス B19

解答 3

　3. ヒト T 細胞白血病ウイルス 1 型は成人 T 細胞白血病・リンパ腫(ATL)の原因ウイルスである一方, 4. ヒトパピローマウイルスは子宮頸癌と関係する. この 2 つは代表的腫瘍ウイルスとして確立しているが, 他の選択肢のウイルスは, 腫瘍ウイルスではないものの, 臨床的に重要なウイルスであり, それらが引き起こす多様な疾患に関して, ぜひ復習されたい.

問題 14 欠乏により巨赤芽球性貧血をきたすのはどれか.

1. ビタミン A
2. ビタミン B_{12}
3. ビタミン C
4. ビタミン D
5. ビタミン E

解答 2

　巨赤芽球性貧血は大球性貧血の代表であり, 骨髄に巨赤芽球が出現する. DNA 合成が障害され核の成熟障害が起きる一方, RNA や蛋白質の合成障害は相対的に軽いことから, 細胞質が成熟し巨大化するのが巨赤芽球の本体である. DNA 合成に必要な 2. ビタミン B_{12} や葉酸の欠乏が主な原因となる.

問題 15 血清コリンエステラーゼ活性が低下するのはどれか.

1. 一酸化炭素中毒
2. 水銀中毒
3. 青酸〈シアン〉中毒
4. 鉛中毒
5. 有機リン中毒

解答 5

　5. 有機リン中毒では体内のアセチルコリンエステラーゼがリン酸化, 活性が阻害され, 血清コリンエステラーゼ活性が低下する. 選択肢 1〜4 は血清コリンエステラーゼ活性の低下に関係しない.

問題 16 僧帽弁が閉じてから大動脈弁が開くまでの心時相はどれか.

1. 急速流入期
2. 駆出期
3. 心房収縮期
4. 等容弛緩期
5. 等容収縮期

解答 5

　僧帽弁閉鎖から大動脈弁開放までの心時相を 5. 等容収縮期という. また, 大動脈弁閉鎖から 4. 等容弛緩期となり, 僧帽弁開放より 1. 急速流入期, 緩速流入期, 3. 心房収縮期と続き, この心時相を拡張期という.

問題 17 標準 12 誘導心電図(**別冊 No.2**)を別に示す. 所見はどれか.

1. 右脚ブロック
2. 左脚ブロック
3. Ⅲ度房室ブロック
4. Mobitz Ⅱ型房室ブロック
5. Wenckebach 型房室ブロック

解答 5

　標準 12 誘導心電図(別冊 No.2)の 1 心拍目から 4 心拍目にかけて PQ 間隔が徐々に延長(Wenckebach 周期)しており, 4 心拍目後の P 波に続く QRS 波が脱落していることから, 5. Wenckebach 型房室ブロックが考えられる. また, 4. Mobitz Ⅱ型房室ブロックでは QRS 波が脱落した前心拍の PQ 間隔に延長は認めず一定である.

問題 18 ホルター心電図の誘導部位(**別冊 No.3**)を別に示す.
NASA 誘導の陽極はどれか.

1. ①
2. ②
3. ③
4. ④
5. ⑤

解答 4

　ホルター心電図は双極誘導を用い, NASA 誘導は②胸骨柄(陰極)と④剣状突起(陽極)に電極を装着し記録する. よって 4. が正しい. その他の主な誘導の電極位置として, CM5 は②胸骨柄(陰極)と⑤ V_5 に近い肋骨上(陽極), CC5 は③ V_5R に近い肋骨上(陰極)と⑤ V_5 に近い肋骨上(陽極)になる.

問題 19 残気量を求めるために行う検査はどれか. **2つ選べ.**

1. 肺活量測定
2. 最大換気量測定
3. 努力肺活量測定
4. 機能的残気量測定
5. クロージングボリューム測定

解 答 1, 4

残気量は吐き出せない気量のため, 機能的残気量から予備呼気量を差し引いて算出するので 1. 肺活量測定と 4. 機能的残気量測定が必要である. 肺活量測定以外でもスパイログラムを描出可能な機器もあるが, 肺活量に換算して肺気量分画を算出するため, 単に 3. 努力肺活量, 5. クロージングボリュームの測定では算出できない. 2. 最大換気量測定は最大吸気や最大呼気をしない検査.

問題 20 呼吸機能検査の結果(**別冊 No.4A**)とフローボリューム曲線(**別冊 No.4B**)を別に示す.

考えられる状態はどれか.

1. 肺切除後
2. 気管支喘息
3. 間質性肺炎
4. 慢性閉塞性肺疾患〈COPD〉
5. 筋萎縮性側索硬化症による呼吸筋障害

解 答 3

別冊 No.4A から拘束性換気障害, 残気量の上昇がない全肺気量の低下, 拡散能障害がわかる. 通常, 2. 気管支喘息と 4. 慢性閉塞性肺疾患は閉塞性換気障害を示し, 空気とらえこみ現象を考慮しても別冊 No.4B のフローボリューム波形と合わない. 1. 肺切除後や 5. 筋萎縮性側索硬化症による呼吸筋低下では VC の低下に伴い D_{LCO} は低下するが D_{LCO}/V_A は低下しない. 以上より考えられる疾患は 3. 間質性肺炎である.

問題 21 正常な神経細胞の静止膜電位[mV]はどれか.

1. ＋30
2. 0
3. −50
4. −70
5. −100

解 答 4

神経細胞の静止膜電位は 4. −70 mV 前後である. その他の主な組織の静止膜電位として, 心筋は −90 mV 前後, 骨格筋は −80 mV 前後, 平滑筋は −40 mV 前後である.

問題 22 手の筋力低下を認める患者における正中神経の運動神経伝導検査の記録(**別冊 No.5**)を別に示す.

誤っているのはどれか.

なお, 図中の破線は正常波形を示す.

1. 遠位潜時延長
2. 伝導速度低下
3. 伝導ブロック
4. 異常な時間的分散
5. 複合筋活動電位振幅低下

解 答 1

別冊 No.5 の正常波形(破線)と比較し, 手関節刺激では潜時延長がなく 1. 遠位潜時延長は認めない(誤). 肘部刺激では 5. 複合筋活動電位振幅低下が認められる. 腋窩刺激では, 4. 時間的分散による潜時延長, 低振幅化, 3. 伝導ブロックが認められ, 2. 神経伝導速度が低下している.

問題 23 健常成人の脳波でみられる α 波で正しいのはどれか.

1. 開眼で抑制される.
2. 振幅は一定である.
3. 前頭部に優位である.
4. 精神的負荷で増強する.
5. 加齢で周波数が高くなる.

解 答 1

α 波は安静, 覚醒, 閉眼の条件下で 3. 後頭部優位に出現し, 睡眠, 精神的負荷, および 1. 開眼では抑制される. 2. 振幅は一定でなく 4. 漸減漸増を有する. 5. 老年期で α 波は 8〜9 Hz まで周波数が低くなる.

問題 24 超音波検査で**誤っている**のはどれか.

1. 周波数 1〜20 MHz の超音波が用いられる.
2. 距離分解能は超音波の周波数が高いほどよい.
3. 連続波ドプラ法は高速血流の測定に適している.
4. 深部の描出は超音波の周波数が高いほど有利になる.
5. 方位分解能は電子フォーカスによるビーム集束で向上する.

解 答 4

1 は正しい. 2. 周波数が高いほど距離分解能は向上するが, 4. 減衰は大きくなるため深部の観察には不利である(誤). 3. 連続波ドプラ法はビーム方向の位置情報を持たないが, パルスドプラ法で測定不能な高速血流の測定が可能である. 5. 電子フォーカスではスキャン方向のビームを集束させることで方位分解能が向上する.

問題 25 心尖部長軸断面の連続波ドプラ波形(**別冊 No.6**)を別に示す.

狭窄前後の最大圧較差はどれか.

1. 16 mmHg
2. 32 mmHg
3. 64 mmHg
4. 80 mmHg
5. 96 mmHg

解答 3

別冊 No.6 で示されている大動脈弁通過血流速度は約 4 m/秒であることから,簡易ベルヌーイの式:$\Delta P(mmHg) = 4 \times V(m/秒)^2$より,最大圧較差は $4 \times (4.0)^2 = 64\ mmHg$ と算出される.厳密には 4 m/秒はなさそうだが,計算の都合および選択肢より 4 m/秒とするのが穏当である.

問題 26 心窩部斜走査による上腹部の超音波像(**別冊 No.7**)を別に示す.

矢印で示すのはどれか.

1. 肝動脈
2. 大動脈
3. 下大静脈
4. 肝外胆管
5. 門脈本幹

解答 3

別冊 No.7 は右肋骨弓下横断走査にて肝臓を中心に観察したものである.矢印にて示されているのは 3. 下大静脈の短軸像である.その腹側(前面)の肝内には門脈左枝臍部から左枝水平部(横行部)が描出されている.また,下大静脈の左側には脊椎を挟んで腹部大動脈の短軸像が描出されている.

問題 27 下肢静脈超音波検査で大腿静脈に可動性を有する血栓を認めた.

対応で正しいのはどれか.

1. 面積狭窄率を求める.
2. ミルキング法で血流を確認する.
3. 総腸骨静脈まで血栓範囲を確認する.
4. 圧迫法を強く行いながら血流を確認する.
5. パルスドプラ法にて血栓部分の最高流速を測定する.

解答 3

深部静脈血栓症では肺血栓塞栓症合併のリスクを考慮した観察が重要である.中枢型血栓(腸骨から膝窩領域)でより広範囲の血栓ほど重篤な塞栓症合併の可能性が高く,大腿静脈に血栓を認めた場合はより中枢側の腸骨領域まで観察する必要がある(選択肢3).選択肢 2 と 4 の手法は血栓遊離のリスクが高い.選択肢 1 と 5 は塞栓リスクとは関連しない評価である.

問題 28 聴覚伝導路でないのはどれか.

1. 蝸牛神経核
2. 上オリーブ核
3. 外側毛帯
4. 下　丘
5. 外側膝状体

解答 5

蝸牛に到達した音の情報は,蝸牛のコルチ器で電気信号に変換され聴覚伝導路に至る.聴覚伝導路は 1. 蝸牛神経核→ 2. 上オリーブ核→ 3. 外側毛帯→ 4. 下丘→内側膝状体と伝わり大脳聴覚野に至る.5. 外側膝状体は視覚路の 1 つであり,視覚路は網膜→視神経→視交叉→視索→外側膝状体で視放線に中継し後頭葉鳥距溝に至る.

問題 29 水,10 mg/dL 標準液,血清の終点分析法における反応終了後の吸光度を測定したところそれぞれ 0.02,0.30,0.16 であった.

血清中に含まれる物質の濃度[mg/dL]で正しいのはどれか.

1. 5.0
2. 5.2
3. 5.4
4. 5.6
5. 5.8

解答 1

濃度既知の標準液と濃度未知の血清の吸光度の比から濃度を算出できる.ブランクとしての水の吸光度が 0.02,これを各試料の吸光度から引くと 10 mg/dL 標準液は 0.28,血清は 0.14 となる.血清中の物質の濃度を x(mg/dL)とすると,標準液の吸光度[0.28]:血清の吸光度[0.14] = 標準液の濃度[10 mg/dL]:x(mg/dL),x = 5.0 mg/dL と算出される.

問題 30 マグネシウムで正しいのはどれか.

1. EDTA 加血漿では低値となる.
2. 欠乏すると味覚障害を引き起こす.
3. 細胞内液より細胞外液に多く含まれる.
4. 血清中では 90 %がイオン型で存在する.
5. ホスホリパーゼ D を用いた酵素法にて測定される.

解答 1

1 が正しい.マグネシウムは二価の金属イオンで,EDTA 加血漿ではキレートによって低値となる.2. 欠乏によって味覚障害が生じるのは亜鉛である.3. 細胞内液に多く含まれる.細胞内液には K^+,Mg^{2+},HPO_4^{2-} が,細胞外液には Na^+,Cl^-,HCO_3^- が多く含まれる.4. イオン型は約 55 %である.5. ホスホリパーゼ D を用いた酵素法にて測定されるのはカルシウムである.

問題 31 アガロースゲルを用いたリポ蛋白電気泳動で，β 位と preβ 位に強い染色像が認められた．
WHO 脂質異常症タイプ分類で考えられるのはどれか．
1. Type Ⅰ
2. Type Ⅱa
3. Type Ⅱb
4. Type Ⅳ
5. Type Ⅴ

解答 3
β 位(LDL)と preβ 位(VLDL)に強い染色像は高 β，高 preβ リポ蛋白血症(複合型脂質異常症)を意味する 3. Type Ⅱb である．WHO 脂質異常症タイプ分類の増加するリポ蛋白として 1. Type Ⅰ は CM(カイロミクロン)，2. Type Ⅱa は LDL(β-リポ蛋白)，4. Type Ⅳ は VLDL(preβ-リポ蛋白)，5. Type Ⅴ は CM, VLDL (preβ-リポ蛋白)がある．

問題 32 尿素で正しいのはどれか．
1. 血中濃度は小児が成人よりも高い．
2. ウリカーゼによって加水分解される．
3. 消化管出血により血中濃度が減少する．
4. 血中非蛋白性窒素の中で最も濃度が高い．
5. 生体内でアルドラーゼによって生成される．

解答 4
4 が正しい．非蛋白性窒素の量は尿素 8~20 mg/dL，尿酸 3~7 mg/dL，アミノ酸 4~6 mg/dL，クレアチニン 0.6~1.2 mg/dL，ビリルビン 0.2~1.0 mg/dL，クレアチン 0.2~0.9 mg/dL，アンモニア 35~70 μg/dL である．他は誤り．1. 成人が高い．2. 尿素はウレアーゼによって加水分解される．3. 消化管出血では血中蛋白質が分解されるため血中濃度は増加する．5. 生体内でアルギナーゼによって生成される．

問題 33 AST 活性測定用試薬(日本臨床化学会〈JSCC〉勧告法)に**含まれない**のはどれか．
1. NADH
2. オキサロ酢酸
3. L-アスパラギン酸
4. リンゴ酸脱水素酵素
5. 2-オキソグルタル酸

解答 2
JSCC 勧告法ではアスパラギン酸を基質とし，下記の左反応を行い NADH の減少量を測定する．2. オキサロ酢酸は生成物である．試薬中には含まれない．その他の 1. NADH，3. L-アスパラギン酸，4. リンゴ酸脱水素酵素，5. 2-オキソグルタル酸は含まれる．

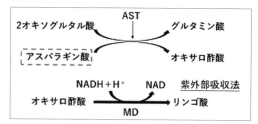

問題 34 敗血症マーカーはどれか．
1. KL-6
2. シスタチン C
3. プレセプシン
4. アンジオテンシン変換酵素〈ACE〉
5. N-アセチルグルコサミニダーゼ〈NAG〉

解答 3
敗血症マーカーとして 3. プレセプシンやプロカルシトニンが利用されている．プレセプシンは敗血症患者の血中で高値を示すマーカーとして発見された．なお，1. KL-6 は間質性肺炎など，2. シスタチン C は腎機能評価，4. ACE はサルコイドーシスなど，5. NAG は尿細管障害のマーカーとして利用されている．

問題 35 グルコースオキシダーゼ法による血糖測定で利用する酵素はどれか．
1. α-アミラーゼ
2. α-グルコシダーゼ
3. グルコース-6-ホスファターゼ
4. マルターゼ
5. ムタロターゼ

解答 5
グルコースは溶液中で α-D-グルコースと β-D-グルコースの形で平衡状態にある．グルコースオキシダーゼ(GOD)は β-D-グルコースに作用し α-D-グルコースには作用しない．5. ムタロターゼは α-D-グルコースを β-D-グルコースに変換するため，GOD を用いた血糖測定ではムタロターゼとの組合せが利用される．

問題 36 血中の半減期が最も長いのはどれか．
1. ALT
2. AST
3. CK
4. LD₅
5. α-アミラーゼ

解答 1
2. c-AST(細胞質)の半減期は約 17 時間，1. ALT はその 3 倍である．3. CK は，CK-MM 15 時間，CK-MB 12 時間，CK-BB 3 時間である．4. LD の半減期に関して，LD₁ は 100 時間と長いが，M サブユニットが多くなるほど短くなり，LD₅ では 10 時間となる．尿中に排泄されるアミラーゼの半減期は 2~4 時間と短い．

問題 37 ALP で**誤っている**のはどれか．
1. ALP₁ は閉塞性黄疸で上昇する．

解答 2
ALP₁ は高分子肝型，ALP₂ は肝型，ALP₃ は骨型，ALP₄ は胎

2. ALP_2 は ABO 血液型の影響を受ける.

3. ALP_3 は小児期に高値を示す.

4. ALP_4 は妊娠後期に上昇する.

5. ALP_5 は食事の影響を受ける.

盤型, ALP_5 は小腸型, ALP_6 は免疫グロブリン結合型である.
3. 成長期の小児は骨型(ALP_3)が高値を示す. 5. 血液型や食事の影響を受けるのは小腸型の ALP_5 である.

問題 38 ペプチドホルモンはどれか. **2 つ選べ.**

1. アドレナリン

2. アルドステロン

3. カルシトニン

4. サイロキシン

5. 副甲状腺ホルモン〈PTH〉

|解 答| 3, 5

1. アドレナリンや 4. サイロキシンはアミノ酸誘導体ホルモン, 2. アルドステロンはステロイドホルモンである.

問題 39 260 nm が極大吸収波長であるのはどれか.

1. DNA

2. 尿　酸

3. ビリルビン

4. ヘモグロビン

5. 芳香族アミノ酸

|解 答| 1

各物質の極大吸収波長は, 2. 尿酸 284 nm, 3. ビリルビン 450 nm, 5. 芳香族アミノ酸 280 nm, 4. ヘモグロビンは酸素と結合しているものは 400 nm, 550 nm および 580 nm 付近である.

問題 40 グルコースのみで構成される二糖類はどれか.

1. スクロース

2. マルトース

3. ラクトース

4. ガラクトース

5. フルクトース

|解 答| 2

4. ガラクトースや 5. フルクトースは単糖類である. 1. スクロースはグルコースとフルクトース, 3. ラクトースはグルコースとガラクトースからなる二糖類である.

問題 41 解糖系の律速酵素はどれか.

1. エノラーゼ

2. アルドラーゼ

3. イソメラーゼ

4. ヘキソキナーゼ

5. ホスホグリセリン酸キナーゼ

|解 答| 4

解糖系の律速酵素は, ヘキソキナーゼ, ホスホフルクトキナーゼ, ピルビン酸キナーゼの 3 つが知られている.

問題 42 構造蛋白質はどれか.

1. アルブミン

2. コラーゲン

3. フィブリノゲン

4. セルロプラスミン

5. α_1-リポプロテイン

|解 答| 2

4. セルロプラスミン, 5. α_1-リポプロテインは輸送蛋白質, 3. フィブリノゲンは血液凝固に関わる蛋白, 1. アルブミンは輸送や栄養などさまざまな役割を有する蛋白であるが, いずれも構造蛋白質ではない.

問題 43 半減期 3 日の放射性同位元素の放射能が 1/8 になるのはどれか.

1. 6 日後

2. 9 日後

3. 12 日後

4. 24 日後

5. 48 日後

|解 答| 2

1/8 は, 1/2 の 3 乗であるため, 半減期が 3 日の場合, 1/8 になるには 3 日×3＝9 日を要する.

問題 44 血中カルシウムで正しいのはどれか.

1. 約 30％がイオン型で存在する.

2. 基準範囲は 3.6〜4.4 mg/dL である.

3. 低アルブミン血症では偽高値を示す.

4. アルカローシスではイオン型が低下する.

5. 副甲状腺ホルモン〈PTH〉の作用で低下する.

|解 答| 4

4. アルカローシスではアルブミンが通常より負に荷電するため, イオン型カルシウムが蛋白に結合し, 濃度が低下する. 血中カルシウムは, 1. 約 50％がイオン型, 2. 基準範囲は 8.8〜10.1 mg/dL である. 3. 低アルブミン血症では Ca 代謝異常を伴わない濃度の低下を引き起こす. 5. PTH は血中カルシウムを増加させる.

問題 45 組織の固定原理がメチレン架橋によるのはどれか.

1. 酢　酸
2. アセトン
3. エタノール
4. ピクリン酸
5. ホルマリン

　メチレン架橋の原理を用いた固定法として, 5. ホルマリンを用いた方法がある. ホルマリン固定とは, ホルムアルデヒドが蛋白質中のアミノ基(NH_2)などと反応してヒドロキシメチル基が生じ, これがさらに他の蛋白質中のアミノ基(NH_2)と反応して, 蛋白質分子内ないし分子間でメチレン架橋が形成され蛋白質を安定化させる.

問題 46 リンパ節の術中迅速組織標本の弱拡大写真(**別冊 No.8A**)と強拡大写真(**別冊 No.8B**)を別に示す.

　標本にみられる不良の原因はどれか.

1. 切り出し
2. 凍　結
3. 薄　切
4. 固　定
5. 染　色

解答 2, 3

　別冊 No.8 はリンパ節の術中迅速組織標本の弱拡大(A)・強拡大(B)の像で, 切片にチャターのような細かいひび割れを認める. この原因として, 凍結包埋ブロックの温度が低すぎることが最も考えられる. 凍結切片作製手順としては, 組織を凍結させる際に過凍結であっても, 薄切時に人の指の熱などで温度を調節し適切な温度で薄切に臨む. よって, このアーチファクトが起きた原因は, 3. 薄切のみならず, 2. 凍結の複数回答になると考える.
※厚生労働省の解答:3

問題 47 ヘマトキシリンの分別に用いるのはどれか.

1. アンモニア水
2. 炭酸リチウム
3. 塩酸アルコール
4. カリウムミョウバン
5. ヨウ素酸ナトリウム

解答 3

　ヘマトキシリンの分別とは, 退行性ヘマトキシリン(カラッチ液, ギル液, ハリス液, デラフィールド液など)で過染した組織成分を脱色し, 適度な核の染色性のみを残すことをいう. 分別操作はヘマトキシリンで染色後, 酸性溶液である 3. 塩酸アルコールに標本を2〜15秒浸漬させる.

問題 48 弾性線維と膠原線維を染め分けるのはどれか.

1. PAM 染色
2. 渡辺の鍍銀法
3. Victoria blue 染色
4. Masson trichrome 染色
5. elastica van Gieson 染色

解答 5

　1. PAM 染色は, 腎糸球体基底膜やメサンギウム基質の変化をとらえることができる. 2. 渡辺の鍍銀法は, 組織構築の変化や, 炎症性病変における線維化の程度の確認などに利用される. 3. Victoria blue 染色は弾性線維, 4. Masson trichrome 染色は線維化や糸球体腎炎における免疫蛋白複合体沈着の観察に用いられる. 5. elastica van Gieson 染色はレゾルシン・フクシン液を用い, 血管病変における弾性線維の変化を観察することができ, さらに膠原線維や筋線維を染めるワンギーソン液を利用することにより, 悪性腫瘍の脈管侵襲を評価することができる.

問題 49 食道の PAS 染色標本(**別冊 No.9A**)と α-アミラーゼ消化後の PAS 染色標本(**別冊 No.9B**)を別に示す.

　消化試験で同定されるのはどれか.

1. 線維素
2. 中性粘液
3. アミロイド
4. グリコーゲン
5. リポフスチン

解答 4

　食道の PAS 染色標本である別冊 No.9A は, 粘膜下にある食道腺と拡大像で示されている重層扁平上皮の角化層に陽性像を確認することができる. α-アミラーゼ消化後の PAS 染色標本(別冊 No.9B)は, 食道腺の陽性像は保持されていることから 2. 中性粘液を確認することができるが, 重層扁平上皮の角化層に存在する 4. グリコーゲンが, α-アミラーゼ消化で消化されているため, 陽性像を確認することができない. よって, α-アミラーゼ消化試験により, 組織中のグリコーゲンの存在を同定することができる.

問題 50 腹水の Papanicolaou 染色標本(**別冊 No.10**)を別に示す.

　矢印で示す細胞はどれか.

1. 組織球
2. 中皮細胞
3. 印環細胞癌
4. 扁平上皮癌
5. 悪性リンパ腫

解答 1, 3

　別冊 No.10 では, 結合性に乏しい細胞が出現している. リンパ球や 1. 組織球を背景に核偏在傾向で細胞質に粘液様物質をみる大小不同さまざまな 3. 印環細胞癌を疑う異型細胞を認める(矢印). しかし, 矢印の細胞は核小体明瞭のみで, 明らかな核異型や印環細胞癌で特徴的な核の飛出し像も認めず, 組織球との鑑別が非常に困難な細胞像と考える. 日常業務においても体腔液細胞診は PAS 反応や Alcian Blue 染色, Giemsa 染色などを行い, 総合的に判断することから, Papanicolaou 染色標本のみで判断することは困難と判断し, 1. 組織球と 3. 印環細胞癌の複数回答が妥当と考えられた.
※厚生労働省の解答:3

問題 51　腎近位尿細管の刷子縁に一致する電子顕微鏡像はどれか.
1. 線　毛
2. 微絨毛
3. ゴルジ装置
4. 粗面小胞体
5. ミトコンドリア

解答 2
　刷子縁とは小腸の吸収上皮細胞や腎臓の近位尿細管細胞の上部に存在する長さや太さが不揃いの 2. 微絨毛(microvilli)の集まりで, 極めて多数の微絨毛によって細胞の自由面の表面積, すなわち吸収面を著しく広くし, 活発な吸収作用を示す. 1. 線毛も細胞の自由面に密生するが, 運動能をもつ細毛で気道や卵管, 脳室の上皮にみられる.

問題 52　神経組織で正しいのはどれか.
1. 稀突起膠細胞をニューロンと呼ぶ.
2. 小膠細胞は末梢神経系に存在する.
3. 星状膠細胞は末梢神経系に存在する.
4. 樹状突起は受容した興奮を神経細胞体に伝える.
5. ランヴィエ〈Ranvier〉の絞輪はシナプス間隙に存在する.

解答 4
　神経組織の中で短い突起を有するグリア細胞を 1. 稀突起膠細胞という. 2. 小膠細胞は, 神経細胞の修復や貪食による脳内の不要物質の除去などの役割を果たしている. 3. 星状膠細胞は, 脳と脊髄に存在し, 脳内の構造の支持や環境維持, 脳の情報処理に関与している. 4. 神経細胞は神経細胞体とそこから出る 2 種類の突起からできている. 一方の突起は興奮を受容し細胞体に伝えるもので樹状突起といい, 他方は細胞体に起こった興奮を遠くへ送るもので軸索(神経突起)という. 5. 有髄神経軸索はミエリン鞘(髄鞘)で囲まれ, 1〜2 mm おきに周期的に髄鞘で囲まれていない間隙をランヴィエ(Ranvier)の絞輪という.

問題 53　腹水の原因で**誤っている**のはどれか.
1. 腹膜炎
2. 高蛋白血症
3. 門脈圧亢進症
4. リンパ管閉塞
5. うっ血性心不全

解答 2
　腹水貯留は, がん性腹膜炎(選択肢 1)などにより腹部の炎症が原因で起こる場合や, 腹膜血管新生や透過性亢進などで起こる. 肝硬変による 3. 門脈圧亢進症や低蛋白血症は, 腹水貯留の原因として重要であるが, 2. 高蛋白血症では腹水貯留の原因とはならない. また, 腫瘍による 4. リンパ管閉塞では乳白色の乳び腹水が貯留し, 5. うっ血性心不全では, 全身臓器や血管で血液の滞留(うっ血)が起き, 体液量が増加することにより, 腹水が貯留する.

問題 54　細胞死で正しいのはどれか.
1. 壊疽は可逆的である.
2. 乾酪壊死は脳梗塞で起こる.
3. 融解壊死は心筋梗塞で起こる.
4. 凝固壊死は脂質に富んだ臓器に多い.
5. アポトーシスは発生過程で生理的にみられる.

解答 5
　1. 壊疽とは, 壊死した組織が乾燥または感染を受け, 腐敗する不可逆的変化である. 2. 結核結節にみられる乾酪壊死は, 壊死した細胞が白く固まり, チーズ(乾酪)に類似した特徴的な外観を示す. 3. 壊死を起こした細胞の自己融解が高度に生じた場合を融解壊死といい, 蛋白質が少なく脂肪組織が多い脳などにみられる. 4. 凝固壊死は, 蛋白質の高度な変性により, 梗塞した部分が硬くなる壊死で, 虚血性梗塞の際などにみられる.

問題 55　石灰沈着を伴いやすい腫瘍はどれか.
1. 脂肪腫
2. 髄膜腫
3. 肝細胞癌
4. 子宮頸癌
5. 悪性黒色腫

解答 2
　石灰沈着とは, 骨や歯以外の組織中にカルシウム塩が病的に沈着することをいい, 加齢・異栄養性・高カルシウム血症・結石症・腫瘍などの原因がある. 石灰沈着を伴いやすい腫瘍として, 卵巣の腺がん, 甲状腺乳頭がん, 良性と悪性の乳腺腫瘍や, 脳腫瘍である松果体腫瘍, 頭蓋咽頭腫, 2. 髄膜腫などがある.

問題 56　化膿性炎で多数認められる細胞はどれか.
1. 形質細胞
2. 好酸球
3. 好中球
4. 組織球
5. リンパ球

解答 3
　化膿性炎とはブドウ球菌やレンサ球菌などによって起こされる急性炎症の炎症形態の 1 つで, 多量の 3. 好中球滲出が認められる.

問題 57　内分泌機能を有するのはどれか.
1. 肺
2. 子　宮
3. 膵　臓
4. 脾　臓
5. 膀　胱

解答 3
　内分泌機能を有する臓器とは, ホルモンをつくって分泌する器官で視床下部, 下垂体, 松果体, 甲状腺, 副甲状腺, 胸腺, 副腎などがある. また, 消化器系の 3. 膵臓ではランゲルハンス島からインスリンやグルカゴン, ソマトスタチンなどが分泌され, 生殖器系の性腺である精巣からはテストステロン, 卵巣からエストロゲンやプロゲステロンが分泌されている.

24年

問題 58 FISH 法で正しいのはどれか. **2つ選べ.**
1. 標本は永久標本となる.
2. 遺伝子増幅の検出に用いる.
3. 染色体転座の検出に用いる.
4. 観察には偏光顕微鏡を用いる.
5. 核はフルオレセインイソチオシアネート〈FITC〉で染色する.

解答 2, 3

　FISH 法とは, 標識に蛍光色素を用いた *in situ* hybridization(ISH)法であるため, 4. 観察には蛍光顕微鏡を使用しなければならない. 標的核酸分子を可視化した蛍光色素や 5. DAPI(di-amidinophenilindole)によって青色蛍光色に対比染色された核の蛍光は減衰するため, 1. 永久標本として保存することができない. FISH 法は乳がんや胃がんで HER2/neu の 2. 遺伝子増幅の検出に用いられ, さらに骨・軟部腫瘍や肺がんでは, 3. 染色体転座の検出に用いられている.

問題 59 播種性血管内凝固〈DIC〉で上昇するのはどれか.
1. PIVKA-Ⅱ
2. D-ダイマー
3. プロテイン C
4. アンチトロンビン
5. プラスミンインヒビター

解答 2

　DIC では, 基礎疾患の存在下, 血管内において, 播種性に凝固活性化が生じる. それにより微小血栓が多発するため, 微小循環障害による臓器障害をきたすとともに, 消費性に凝固因子・血小板が低下するため, 出血症状が出現する. 凝固活性化とともに, 線溶活性化(二次線溶)が生じ, フィブリン分解産物である 2. D-ダイマーが上昇する.

問題 60 末梢血の好中球数が増加するのはどれか.
1. アルコール中毒
2. 伝染性単核球症
3. アレルギー性鼻炎
4. 急性骨髄性白血病
5. 副腎皮質ステロイド薬投与

解答 5

　5. 副腎皮質ステロイド投与により, 血管内皮に接着していた好中球が, 接着因子の発現の抑制により流血中に入るため, 好中球数が増加するとされている. クッシング症候群においても同様である. 3. アレルギー性鼻炎では好酸球が増加する. 4. 急性骨髄性白血病では幼若な芽球が増え, 成熟した好中球はかえって減少する.

問題 61 アミノ基転移酵素活性を有するのはどれか.
1. トロンビン
2. プラスミン
3. 活性化第Ⅹ因子
4. 活性化第ⅩⅢ因子
5. 活性化プロテイン C

解答 4

　凝固反応に関わる酵素の多く(選択肢 1〜3, 5 を含む)はセリンプロテアーゼであるのに対し, 4. 活性化第ⅩⅢ因子はトランスグルタミナーゼ活性により, その機能を果たす. 本活性により, ペプチド結合-グルタミル残基の γ-カルボキシアミド基とペプチド結合-リジン残基の ε-アミノ基との間のアシル転位反応(アミノ基転移反応)が触媒され, ε-(γ-グルタミル)リジン結合が形成され, フィブリン同士が架橋される.

問題 62 赤血球に関する記載で正しいのはどれか.
1. エリスロポエチンは肝臓で産生される.
2. 前赤芽球は正染性赤芽球よりも大きい.
3. 健常者の赤血球寿命は約 80 日である.
4. 網赤血球は成熟赤血球よりも小さい.
5. 老化につれて赤血球変形能が高まる.

解答 2

　赤芽球は骨髄中にある赤血球系の若い細胞で, 最も未熟な前赤芽球は赤芽球系で最大の細胞である. 以後, 好塩基性赤芽球, 多染性赤芽球, 正染性赤芽球の順に成熟し, 脱核して無核の赤血球が末梢血に出てくる. 赤血球の産生は腎臓から産生されるエリスロポエチンにより促進され, 健常人ではその寿命は約 120 日である.

問題 63 骨髄塗抹標本で正しいのはどれか.
1. 正常赤芽球は PAS 染色陽性である.
2. 健常成人骨髄像では鉄芽球が認められない.
3. 前骨髄球はペルオキシダーゼ染色陰性である.
4. 健常成人骨髄像では M/E 比は 10 以上である.
5. 単球のエステラーゼ反応はフッ化ナトリウムによって阻害される.

解答 5

　エステラーゼは, 反応に用いる基質により, アセテートやブチレートのような短鎖のエステルを分解する非特異的エステラーゼと, ナフトール AS-D クロロアセテートのような長鎖のエステルを分解する特異的エステラーゼとに分けられる. 単球系細胞では, 非特異的エステラーゼが陽性となり, フッ化ナトリウムにより抑制される.

問題 64 自動血球計数器法で赤血球ヒストグラム(**別冊 No.11**)を別に示す. 赤血球 125 万/μL, Hb 7.5 g/dL, Ht 15% で矢印の所見が認められた.
　可能性があるのはどれか.
1. 高血糖
2. 巨大血小板
3. 破砕赤血球
4. 寒冷凝集素症
5. 高ビリルビン血症

解答 4

　別冊 No.11 の赤血球ヒストグラムは 2 峰性になっており, 矢印(より大きな峰)は赤血球凝集を反映していると思われる. 4. 寒冷凝集素症やマイコプラズマ肺炎などで寒冷凝集素価が高いと赤血球凝集が起き, また, 偽低値と思われる赤血球数とも整合する. 3. 破砕赤血球は, 赤血球ヒストグラムの左に出現する.

24年

問題 65 シリンジで採血を行い，止血処置の間にしばらく立てて静置した．その状況の写真（**別冊 No.12**）を別に示す．そのままシリンジを転倒混和せず，複数の血算用の試験管に分注した．

最後の試験管に比べて最初の試験管で測定値が大きくなる可能性の最も高いのはどれか．

1. 単球数
2. 血小板数
3. 好中球数
4. 赤血球数
5. リンパ球数

解答 4

別冊 No.12 のシリンジの中では，重力により赤血球が下方に沈降する一方，上方では液体成分（血漿）が主体となる．従って，このまま順番に試験管に分注した場合，最後の試験管に比べて最初の試験管では 4. 赤血球数が多くなると想定される．

問題 66 血清に**含まれない**のはどれか．

1. アルブミン
2. γ-グロブリン
3. ハプトグロビン
4. フィブリノゲン
5. トランスフェリン

解答 4

血漿には凝固因子が含まれるが，血液凝固反応が完結した後に血液検体を遠心した上清である血清には，4. フィブリノゲンが消費されて残っていない．当然，フィブリノゲンを含め，凝固検査の検体には血清ではなく血漿検体を用いる．

問題 67 造血器腫瘍患者の骨髄血を用いた染色体核型（G 分染法）の結果（**別冊 No.13**）を別に示す．異常が認められた染色体を矢印で示す．

想定される遺伝子異常はどれか．

1. *BCR-ABL1*
2. *CBFB-MYH11*
3. *ETV6-RUNX1*
4. *PML-RARA*
5. *RUNX1-RUNX1T1*

解答 2

MYH11 遺伝子は 16 番染色体短腕（16p13.11）に座位し，*CBFB* 遺伝子は 16 番染色体長腕（16q22.1）に座位する．*CBFB::MYH11* 融合遺伝子は染色体逆位 inv(16)(p13q22) または転座 t(16；16)(p13；q22) によって形成される融合遺伝子である．inv(16)(p13q22)（別冊 No.13）は FAB 分類における M4Eo に多く認められる．

問題 68 厚いペプチドグリカン層を持つのはどれか．

1. *Chlamydia trachomatis*
2. *Klebsiella pneumoniae*
3. *Mycoplasma pneumoniae*
4. *Orientia tsutsugamushi*
5. *Staphylococcus aureus*

解答 5

細胞壁の構造と成分は，Gram 陽性菌と Gram 陰性菌とでかなり異なるが，両者で共通に存在するのはペプチドグリカンである．Gram 陽性菌はペプチドグリカンを大量に含むのに対して，Gram 陰性菌ではその量は少ない．従って，本問題は「Gram 陽性菌はどれか」と置き換えることができる．なお，3. *Mycoplasma* 属菌は細胞壁を持たない．

問題 69 β-ラクタム系抗菌薬はどれか．**2 つ選べ**．

1. コリスチン
2. メロペネム
3. セフォタキシム
4. シプロフロキサシン
5. クロラムフェニコール

解答 2，3

β-ラクタム系抗菌薬は構造の核に β-ラクタム環を持ち，細菌の細胞壁合成を阻害する．ペニシリン，セフェム，カルバペネム，モノバクタムの 4 系薬に大別される．2. メロペネムはカルバペネム系薬，3. セフォタキシムはセフェム系薬である．なお，1. はポリペプチド系薬，4. はキノロン系薬，5. はクロラムフェニコール系薬である．

問題 70 感染症法で二類感染症に分類されるのはどれか．

1. 結 核
2. コレラ
3. サル痘〈エムポックス〉
4. 炭 疽
5. ペスト

解答 1

二類感染症には，急性灰白髄炎，1. 結核，ジフテリア，重症急性呼吸器症候群（SARS），中東呼吸器症候群（MERS），鳥インフルエンザ（H5N1），鳥インフルエンザ（H7N9）の 7 疾患が指定されている．2. コレラは三類感染症，3. エムポックスと 4. 炭疽は四類感染症，5. ペストは一類感染症である．

問題 71 TSI 培地に細菌を接種して 1 日後の写真（**別冊 No.14**）を別に示す．

推定されるのはどれか．

解答 4

TSI 培地は，斜面部分が赤色であることから乳糖・白糖非分解，高層部分は黄色でブドウ糖分解，ガス非産生，硫化水素産生

1. *Citrobacter freundii*
2. *Enterobacter cloacae*
3. *Proteus vulgaris*
4. *Salmonella enterica* subsp. *enterica* serovar Typhi
5. *Shigella sonnei*

問題72 急性単純性尿路感染症の原因菌で最も頻度が高く検出されるのはどれか.

1. *Enterococcus faecalis*
2. *Escherichia coli*
3. *Klebsiella pneumoniae*
4. *Proteus mirabilis*
5. *Staphylococcus epidermidis*

問題73 蛋白合成阻害作用を有するのはどれか.

1. ペニシリンG
2. バンコマイシン
3. ポリミキシンB
4. クラリスロマイシン
5. シプロフロキサシン

問題74 グラム陰性球菌はどれか.

1. *Aeromonas hydrophila*
2. *Bacillus anthracis*
3. *Corynebacterium diphtheriae*
4. *Klebsiella pneumoniae*
5. *Moraxella catarrhalis*

問題75 バイオセーフティレベル〈BSL〉3対応が必要なのはどれか.

1. *Aspergillus fumigatus*
2. *Candida glabrata*
3. *Histoplasma capsulatum*
4. *Pneumocystis jirovecii*
5. *Trichophyton rubrum*

問題76 ウイルスと親和性の高い組織・細胞の組合せで正しいのはどれか.

1. EBウイルス ——————————— 単 球
2. ロタウイルス ——————————— 腸 管
3. ポリオウイルス ——————————— 皮 膚
4. ライノウイルス ——————————— 神 経
5. 単純ヘルペスウイルス ——————— 気 道

問題77 血液培養陽性ボトルのGram染色所見(**別冊 No.15**)を別に示す.
考えられるのはどれか.

1. *Bacillus* 属
2. *Candida* 属
3. *Cutibacterium* 属
4. *Nocardia* 属
5. *Pneumocystis* 属

と判定できる. さらに, 硫化水素の産生がごくわずかであることから, 4. S. Typhi が推定される. 1. *C. freundii* は乳糖分解, ガス産生, 2. *E. cloacae* は乳糖・白糖分解, ガス産生, 3. *P. vulgaris* は乳糖・白糖非分解, ガス産生, 5. *S. sonnei* は乳糖・白糖を遅れて分解, 硫化水素非産生である.

解答 2

急性単純性尿路感染症では, 2. *E. coli* が原因菌の約80%を占める. その他, 4. *P. mirabilis* や 3. *K. pneumoniae* などを加えた Gram 陰性桿菌で90%弱となる. 残りは 1. *E. faecalis* や 5. *S. epidermidis* などの Gram 陽性球菌である. なお, *Staphylococcus saprophyticus* は, 女性の尿路感染症で重要な起炎菌である.

解答 4

蛋白合成阻害薬は, マクロライド系, テトラサイクリン系, アミノグリコシド系, リンコマイシン系などに大別される. 4. クラリスロマイシンはマクロライド系薬である. 1. はペニシリン系で細胞壁合成阻害薬, 2. はグリコペプチド系で細胞壁合成阻害薬, 3. はポリペプチド系で細胞膜障害薬, 5. はキノロン系で核酸合成阻害薬である.

解答 5

5. *M. catarrhalis* は好気性の Gram 陰性球菌で硝酸塩還元試験陽性, DNase 陽性, 酪酸エステラーゼ陽性, ブドウ糖を分解できない. *M. catarrhalis* は肺炎, 気管支炎, 副鼻腔炎, 中耳炎などの起炎菌として重要である. 1. *A. hydrophila* と 4. *K. pneumoniae* はグラム陰性桿菌, 2. *B. anthracis* と 3. *C. diphtheria* はグラム陽性桿菌である.

解答 3

バイオセーフティの基本はリスクに応じた安全対策の実施である. 感染性微生物を4段階のリスク群に分類しており, おのおのに応じて取り扱いレベルがバイオセーフティレベル(BSL)1〜4として定められている. BSL3の真菌は 3. *H. capsulatum*, *Coccidioides immitis*, *Blastomyces dermatidis* などである. その他の選択肢は全て BSL 2 である. BSL は数字が大きくなるほど危険度も高くなる.

解答 2

ウイルスは特定の臓器・細胞を標的として感染するが, この性質を親和性もしくは指向性(トロピズム)という. 2. ロタウイルス, ノロウイルスは腸管, 1. EB ウイルスは B リンパ球, 3. ポリオウイルス, 5. 単純ヘルペスウイルス, 日本脳炎ウイルスは神経, 4. ライノウイルス, インフルエンザウイルスは呼吸器に親和性が高い.

解答 2

別冊 No.15 は, Gram 陽性に染まった大きな球菌(楕円形の酵母様), 仮性菌糸, 発芽(budding)が観察されることから, 2. *Candida* 属菌が推定される. 1. *Bacillus* 属と 3. *Cutibacterium* 属菌はグラム陽性桿菌, 4. *Nocardia* 属菌は放線菌状のグラム陽性桿菌, 5. *Pneumocystis* 属菌は人工培地での培養は困難である.

問題 78 細菌の遺伝に関する記述で正しいのはどれか.
1. 染色体は核膜内にある.
2. プラスミドは一本鎖 DNA である.
3. F プラスミドは薬剤耐性遺伝子である.
4. R プラスミドは形質転換によって伝達される.
5. 形質導入とはバクテリオファージを介した現象である.

解答 5

1. 細菌の染色体は核膜で覆われていない(原核生物). 遺伝子情報の伝達の仕組みとして, 接合, 形質導入, 形質転換が重要である. 2. 接合による伝達には二本鎖 DNA のプラスミドが関与し, 性(sex)を決定する 3. F(fertility:生殖)プラスミド, 薬剤耐性と関係する 4. R(resistance)プラスミドがある. 5. 形質導入はバクテリオファージ(DNA あるいは RNA)を介して遺伝子が伝達される.

問題 79 B 細胞で**誤っている**のはどれか.
1. 抗原提示細胞である.
2. 体液性免疫に関与する.
3. 抗体産生細胞に分化する.
4. 血中の分布は T 細胞より少ない.
5. コンカナバリン A〈Con A〉で幼若化が起こる.

解答 5

1. 樹状細胞, マクロファージ, B 細胞などが抗原提示細胞である. 5. ConA(concanavalin A)は T 細胞を活性化するマイトジェンとして働き, 幼若化が起こる. LPS(lipopolysaccharide)は B 細胞を, PWM(pokeweed mitogen)は T 細胞, B 細胞の両方を活性化するマイトジェンである.

問題 80 主要組織適合性遺伝子複合体〈MHC〉でクラス II 抗原を発現するのはどれか.
1. 血小板
2. 好中球
3. NK 細胞
4. 神経細胞
5. マクロファージ

解答 5

MHC クラス I 分子は, 全ての有核細胞および血小板に発現している. クラス II 分子は樹状細胞, 5. マクロファージ, B 細胞などの抗原提示細胞に限られる.

問題 81 抗原と抗体の結合で**誤っている**のはどれか.
1. 共有結合
2. 水素結合
3. 疎水結合
4. 分子間力
5. イオン結合

解答 1

2. F, O, N 原子の電気陰性度は, H 原子に比べ大きく, 例えば水分子では H がプラス側, O はマイナス側に帯電している. 水素結合とはプラスに帯電している H が, 別分子のマイナスに帯電している F, O, N と結合すること. 3. 疎水結合は非極性のアミノ酸の疎水残基が水を排除して集合する強固な結合のこと. 4. 分子間力は, 原子間に働く弱い引力(ファンデルワールス力)により蛋白質の分子の表面同士が密着すること. 5. イオン結合はアミノ酸残基が正と負に荷電しており, この残基間の電気的結合のことである.

問題 82 温度依存性蛋白はどれか. **2 つ選べ.**
1. ヘモペキシン
2. ハプトグロビン
3. パイログロブリン
4. Bence Jones 蛋白
5. α_1-アンチトリプシン

解答 3, 4

温度依存性蛋白とは, 温度の変化によってゲル化や白濁沈殿を生じる蛋白の総称. クリオグロブリンは血清の冷蔵保存で白濁やゲル化, 37℃で再溶解する可逆的変化を示す. 3. パイログロブリンは血清の 56℃, 30 分加温で白濁やゲル化を示し, 100℃でも再溶解しない不可逆性蛋白である. 4. Bence Jones 蛋白は 56〜60℃で混濁し, 100℃付近で再溶解する熱凝固性を示す.

問題 83 冷蔵保存した全血検体で検査可能なのはどれか.
1. 寒冷凝集反応
2. HBs 抗体検査
3. クリオグロブリン検査
4. 直接抗グロブリン試験
5. Donath-Landsteiner 反応

解答 2

1. 寒冷凝集反応や 3. クリオグロブリン検査は, 採血後検査開始まで 37℃を保つ. 4. 生体内で赤血球に IgG 抗体や補体の感作を確認する直接抗グロブリン試験では, 寒冷凝集素などが採血後に血球に付着しないように EDTA 加採血や 37℃を保つ. 5. Donath-Landsteiner 抗体は低温で血球に結合して, 温度上昇により補体を活性化して溶血を起こすので, 採血後 37℃を保つ.

問題 84 免疫グロブリンで正しいのはどれか.
1. IgA は 4 つの C_H ドメインを持つ.
2. IgD は胎盤通過性を持つ.
3. IgE は分子量が最も大きい.
4. IgG には 2 つのサブクラスが存在する.
5. IgM は補体の古典経路を活性化する.

解答 5

1. IgG, IgA, IgD には C_H1〜C_H3 の 3 つのドメイン, IgM, IgE には C_H1〜C_H4 の 4 つのドメインからなる定常部がある. 3. IgM は分子量が最も大きく, 2. IgG は胎盤通過性がある. 4. IgA には 2 つ, IgG には 4 つのサブクラスが存在する.

問題 85 補体系の検査結果を以下に示す.

検査項目	検査結果
CH_{50}	低下
C3	基準範囲内
C4	低下
C1q	基準範囲内
C1-INH 活性	低下

考えられるのはどれか.
1. 関節リウマチ
2. 膜性増殖性糸球体腎炎
3. 全身性エリテマトーデス
4. 溶連菌感染後急性糸球体腎炎
5. 遺伝性血管性浮腫〈遺伝性血管神経性浮腫〉

解答 5

補体は炎症マーカーであり, 感染症や炎症性疾患では CH_{50} が高値となる. 1. 関節リウマチでは CH_{50} が低下. 2. 膜性増殖性糸球体腎炎は CH_{50} と C3 が低下, C4 は正常. 3. 全身性エリテマトーデスや急性糸球体腎炎では CH_{50}, C4, C3 の全てが低下. 5. 遺伝性血管神経性浮腫は, CH_{50} と C4 が低下, C3 は正常で, C1-INH 活性が低下と正常で分類される.

問題 86 ABO 亜型で正しいのはどれか.
1. 後天性の変化である.
2. ABO 抗原が発現していない.
3. 遺伝子関連検査を必要とする.
4. 日本人では Bm 型が最も多い.
5. 体液に ABO 型物質を分泌しない.

解答 4

2. ABO 亜型は A, B 抗原の発現量が少なく, 4. ボンベイ (Bm) 型は H 抗原を発現していない. ABO 亜型は血清反応などで確認するが, 遺伝子検査を行うこともある.

問題 87 タイプⅡのクリオグロブリンが高頻度に認められる疾患はどれか.
1. HIV 感染症
2. HCV 感染症
3. 多発性骨髄腫
4. 原発性胆汁性胆管炎
5. 抗リン脂質抗体症候群

解答 2

3. 多発性骨髄腫ではモノクローナルな免疫グロブリンが増殖した M 蛋白が認められる. 4. 原発性胆汁性胆管炎では IgM 増加, 抗ミトコンドリア抗体が陽性となる. 5. 抗リン脂質抗体症候群は抗カルジオリピン抗体, 抗 β_2GPI 抗体, ループスアンチコアグラントが陽性となる.

問題 88 Ⅰ型アレルギーが関与するのはどれか. 2つ選べ.
1. 花粉症
2. 関節リウマチ
3. 接触性皮膚炎
4. アナフィラキシーショック
5. 特発性血小板減少性紫斑病

解答 1, 4

Ⅰ型は即時型で IgE 抗体が関与する. 5. 特発性血小板減少性紫斑病は細胞障害性のⅡ型. 2. 関節リウマチは免疫複合体型のⅢ型. 3. 接触性皮膚炎, 金属アレルギーは細胞性免疫を主体とする遅発型のⅣ型に分類される.

問題 89 Rh 血液型で正しいのはどれか.
1. 検査(試験管法)は 37℃で行う.
2. 日本人における RhD 陰性頻度は 10%である.
3. RhD 陰性の確認は直接抗グロブリン試験で行う.
4. RhD 陰性患者の赤血球輸血には RhD 陽性血を使用する.
5. 日本人において検出される不規則抗体で最も頻度が高いのは抗 E である.

解答 5

1. Rh 血液型の検査は, 室温で遠心後判定する. 2. 日本人の RhD 陰性頻度は 0.5%. 3. RhD 陰性確認は間接抗グロブリン試験で行う. 4. RhD 陰性患者には, RhD 陰性血の赤血球輸血を行う.

問題 90 令和 2(2020)年度傷病分類別医科診療医療費が最も多いのはどれか.
1. 新生物〈腫瘍〉
2. 呼吸器系の疾患
3. 循環器系の疾患
4. 腎尿路生殖器系の疾患
5. 筋骨格系及び結合組織の疾患

解答 3

2020 年度傷病分類別医科診療医療費が最も多いのは 3. 循環器系の疾患である. 続いて 1. 新生物(腫瘍), 5. 筋骨格系及び結合組織の疾患, 4. 腎尿路生殖器系の疾患, 2. 呼吸器系の疾患となっている.

問題 91　ノーマライゼーションで正しいのはどれか. **2 つ選べ**.
1. 社会的理解の促進
2. 住宅改修費の支給
3. 障害者手帳の交付
4. 心身機能の正常化
5. ユニバーサルデザインの導入

解答　1, 5

ノーマライゼーションとは，障害者が地域社会で健常者と共存して「普通の生活」が営めるように当該社会を物心両面から改善しようとする社会的志向である. 具体的には「バリアフリー」化を促進することである. 1. 社会的理解の促進は，健常者の意識上でのバリアを除去するため必要である. 5. ユニバーサルデザインの導入は，誰もが利用可能なように作られたデザインを導入することであり，ノーマライゼーションの考えに該当する.

問題 92　2021 年の我が国の統計で正しいのはどれか.
1. 死産数は前年より増加した.
2. 死亡数は前年より減少した.
3. 出生数は 100 万人を下回る.
4. 自然増減数はプラス値である.
5. 合計特殊出生率は 1.5 を上回る.

解答　3

厚生労働省資料によると，1. 2021 年の死産数は 1 万 6277 胎で，前年より 1001 胎減少している. 2. 2020 年の死亡数は 137 万 2755 人であり，2021 年は 143 万 9809 人と増加している. 3. 正しい. 出生数は 81 万 1604 人と過去最低を更新した. 4. 自然増減数は 62 万 8205 人の減少で，15 年連続の自然減少となっている. 5. 合計特殊出生率は 1.30 である.

問題 93　環境問題とその原因物質の組合せで正しいのはどれか.
1. 酸性雨 ―――――― 微小粒子状物質〈PM2.5〉
2. 大気汚染 ―――――― 二酸化炭素
3. 地球温暖化 ―――――― ダイオキシン
4. 地下水汚染 ―――――― 六価クロム
5. オゾン層破壊 ――――― 光化学オキシダント

解答　4

環境問題とその原因物質の組合せで正しいのは，4. 地下水汚染は六価クロムである. 1. 酸性雨は大気中の硫黄酸化物や窒素酸化物である. 2. 大気汚染は二酸化硫黄である. 3. 地球温暖化は二酸化炭素である. 5. オゾン層破壊はハロゲン系有機溶剤(フロンなど)である.

問題 94　産業保健における許容濃度の定義で正しいのはどれか.
1. 事務所内の空気環境を規定する濃度
2. 生物学的モニタリングで許容される生体内濃度
3. 毒性試験で動物に有害な影響が見られない最大投与濃度
4. 労働者に健康上の悪影響が見られないと判断される濃度
5. 作業環境管理の良否を判断する管理区分を決定するための濃度

解答　4

正答は 4 であるが，「この濃度までは許される」というわけではない. 1. 建築物衛生法の「建築物環境衛生管理基準」に従って当該特定建築物を維持管理する. 2. 生物学的モニタリングは，有害物質に曝露した作業者の体内における物質の濃度を評価する方法である. 3 は毒性試験の用語で，臨界濃度または閾値と呼ばれる. 5 は管理濃度と呼ばれ，作業場の評価判定に用いる.

問題 95　ヤング率〈縦弾性率〉が最も大きいのはどれか.
1. 筋(引っ張り)
2. 腱(引っ張り)
3. 大腸(円周方向)
4. 動脈(円周方向)
5. 肺胞(拡張方向)

解答　2

外部の力に対してどれだけ物質が変形するかを示す指標であり，ヤング率が高いほど物質は硬く，外部の力による変形が小さくなる. 生体組織の弾性はヤング率で表される. 選択肢の中で最も硬い組織は 2. 腱である.

問題 96　図の回路で点 A の電圧はどれか.

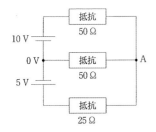

1. 2.5V
2. 3.0V

解答　3

各抵抗に流れる電流をキルヒホッフの法則を用いて計算すると，25 Ω の抵抗を流れる電流は 0 A となり電圧降下は起こらない. 従って A 点の電圧は 3. 5.0 V となる. 50 Ω の抵抗を流れる電流はそれぞれ 0.1 A となる.

3. 5.0V

4. 6.0V

5. 7.5V

問題 97 電圧増幅度がそれぞれ 4 倍, 10 倍, 100 倍の増幅器を直列に接続したとき総合した増幅度 [dB] はどれか.

1. 24

2. 32

3. 46

4. 66

5. 72

解答 5

電圧増幅度(A) = 出力電圧/入力電圧(倍)である. これをデシベル(dB)で表す場合は 20 LogA で計算する. 4 倍, 10 倍, 100 倍の増幅器はそれぞれ 12, 20, 40 dB となる. 増幅器を直列に接続した場合, デシベル表示は和で計算できるので 72 dB となる.

問題 98 ミクロショック対策を目的としているのはどれか. **2 つ選べ.**

1. 3P プラグ

2. 等電位接地

3. 無停電電源

4. CF 形装着部

5. 非接地配線方式

解答 2, 4

ミクロショックとは電流が心臓に直接流れることである. 2, 4 はどちらもミクロショック対策として正しい. 1. 3P プラグは基礎絶縁が壊れたときの漏れ電流に対する追加保護手段である. 5. 非接地配線方式はマクロショック対策である. 3. 無停電電源は停電を防ぐために一時的に電源を供給する仕組みである.

問題 99 情報の概念で**誤っている**のはどれか.

1. 情報の表現は 2 進数で行われる.

2. 情報量の単位はビットとバイトである.

3. 1 バイトは 8 ビットである.

4. 1 キロバイトは 1024 バイトである.

5. 2 バイトでは 10 万種類以上の文字が扱える.

解答 5

1. デジタル情報は 0 と 1 の 2 種類の数字だけを使った 2 進数を用いる. 2. 2 進数の 1 桁を 1 ビット(bit)と呼ぶ. 3. 1 バイト(byte)は 8 ビット. 4. 1 キロバイトは 1,024 バイトである. 5. 2 バイトは 16 ビットであり, $2^{16} = 65,536$ であることから 65,536 通りの情報まで表すことができる.

問題 100 コンピュータに接続した複数の端末を用いて処理を行うシステムはどれか. **2 つ選べ.**

1. 分散処理

2. バッチ処理

3. オンラインシステム

4. リアルタイムシステム

5. タイムシェアリングシステム〈TSS〉

解答 1, 5

1. 分散処理は複数の端末で計算処理することにより処理速度の向上と負荷軽減するシステム. 5. タイムシェアリングシステムは 1 台のコンピュータを複数の端末で同時に利用するシステムをいう. 2. バッチ処理は一定量のデータを集め一括処理する方法. これに対して定められた期限内(一般的には即時)に所定の処理を完了することをリアルタイム処理, そのシステムを 4. リアルタイムシステムという. 3. オンラインシステムはネットワークを介してデータ処理するシステムをいう.

〔午　後〕

問題 1 40 歳女性. 生しらうおの食歴がある. 皮膚病変(**別冊 No.1**)を別に示す.

考えられる寄生虫はどれか.

1. 鞭　虫

2. 肝吸虫

3. 顎口虫

4. 東洋毛様線虫

5. 日本海裂頭条虫

解答 3

皮膚幼線虫移行症の可能性が疑われる. 喫食歴から 3. 顎口虫が疑われる. 顎口虫はヒト体内では成虫に発育せず, 幼虫が皮下を移行する. 淡水魚やカエル, ヘビなどに寄生する第 3 期幼虫を経口的に摂取して感染する. かつては有棘顎口虫が多かったが, 最近は国内で 4 種以上の顎口虫がヒトの病原体と確認されている.

問題 2 病原体と染色法の組合せで正しいのはどれか.

1. マラリア ——————— Kinyoun 抗酸染色

2. 赤痢アメーバ ——————— Hematoxylin 染色

3. トキソプラズマ ——————— 墨汁染色

4. リーシュマニア ——————— Kohn 染色

5. クリプトスポリジウム ——— Giemsa 染色

解答 2

原虫症の診断に用いる一般的な染色法である. Giemsa 染色はマラリア原虫, リーシュマニア, トキソプラズマなど広く利用される. 赤痢アメーバにはさまざまな染色法があるが, ハイデンハイン鉄ヘマトキシリン(HIH)染色, ヨード染色, Kohn 染色などが用いられる. クリプトスポリジウムには Kinyoun 抗酸染色が有用である. ここでは厳密には正確な表現でないが, 選択肢 2 が正解と考えてよいだろう.

問題 3 嚢虫症をきたすのはどれか.
1. 多包条虫
2. 単包条虫
3. 無鉤条虫
4. 有鉤条虫
5. 日本海裂頭条虫

　条虫の終宿主への感染型幼虫を嚢虫(Bladder worm)と総称し，擬充尾虫，嚢尾虫(Cysticercus)，共尾虫，擬嚢尾虫，包虫(Echinococcus)などがある．人体内の嚢虫に起因するのが嚢虫症であり，広義には孤虫症，包虫症も含むが，嚢虫症の正式用語はCysticercosisであるので嚢尾虫(Cysticercus)による人体有鉤嚢(尾)虫症に限定されると解釈できる．従って正解は4. 有鉤条虫とするが，用語の定義に従えば選択肢 1, 2(エキノコックス症)も否定できない.
※厚生労働省の解答：4

問題 4 パニック値で**誤っている**のはどれか.
1. 基準は施設ごとに異なる.
2. 生理機能検査が含まれる.
3. 対応不可能な値のことである.
4. 生命に危険がある値のことである.
5. 報告方法はあらかじめ取り決めをしておく.

解答 3
　3. パニック値は，生命が危ぶまれるほど危険な状態にあることを示唆する検査値であり，すぐに治療などによって対応する必要がある．その他の選択肢は正しい.

問題 5 病院内において**不適切な行為**はどれか.
1. 診療放射線技師が腹部超音波検査を行った.
2. 倫理委員会の承認を受けた研究に残余検体を使用した.
3. 採血を行った際，患者の氏名に加えて生年月日を尋ねた.
4. ベッドサイド検査の際，患者確認のために患者情報をプリントアウトして持参した.
5. 医師の電話指示により，臨床検査技師が医師名で電子カルテを開いて検査オーダーを入力した.

解答 5
　2024年現在，医師の電子カルテの代行入力が認められているのは医師事務作業補助者のみである.

問題 6 尿試験紙による尿蛋白検査で正しいのはどれか.
1. 感度は 50-100 mg/dL である.
2. アスコルビン酸の影響を受ける.
3. 強アルカリ尿では偽陽性となる.
4. 蛋白の種類で反応性に差異はない.
5. 感度はスルホサリチル酸法より高い.

解答 3
　1. 尿試験紙の尿蛋白検査の感度は 15～30 mg/dL(1+ は 30 mg/dL)であり，4. 反応性はアルブミン以外の蛋白には低い．5. スルホサリチル酸法の感度は，5 mg/dL 程度である．2. アスコルビン酸の影響は受けないが，3. 強いアルカリ性では偽陽性となる.

問題 7 結核性髄膜炎でみられる脳脊髄液所見はどれか.
1. 膿　性
2. Cl 濃度低下
3. 蛋白細胞解離
4. 血糖と同程度の糖濃度
5. 好酸球優位の細胞増多

解答 2
　結核性髄膜炎の髄液所見は，細胞数の中等度増加，リンパ球優位である．生化学検査では，糖の低下，蛋白の増加，2. Cl の低下である．3. 蛋白細胞解離は，Guillain-Barré 症候群で認められる.

問題 8 PCR 法で正しいのはどれか.
1. Tm 値が低いと特異性が高くなる.
2. プライマー濃度は 10 μM 以上にする.
3. 増幅しにくい場合にはアニーリング温度を上げる.
4. プライマーの塩基配列は GC 含有量を 20% 前後にする.
5. アニーリング温度はプライマーの Tm 値以下に設定する.

解答 5
　Tm 値とは二本鎖 DNA の 50% が一本鎖 DNA に分かれるときの温度である．2. プライマー濃度は 0.1～0.6 μM が最適．3. 特異性を高めるにはアニーリング温度を高く，産物の増幅効率を高めるにはアニーリング温度を下げる．4. プライマーの塩基配列は GC 含有量 40～60% にする．5. 最適なアニーリング温度は，通常プライマーの Tm から 3～5℃ 低い温度.

問題 9 染色体で正しいのはどれか.
1. ヒト体細胞の染色体数は 23 である.
2. 染色体の両端部は動原体蛋白に覆われている.
3. 染色体中心部のくびれた DNA 領域をテロメアという.
4. ヌクレオソームは DNA 鎖とヒストン 8 量体から成る.
5. 1 本の染色体から複製された染色体を相同染色体と呼ぶ.

解答 4
　1. 正常なヒト体細胞には 23 対の染色体(計 46 本)がある. 2. 動原体(キネトコア)は中央部にあり, 複製された染色分体に結合する円盤型の蛋白質構造で, 細胞分裂時に姉妹染色分体を引き離す働きがある. 3. 染色体の中央のくびれた部分は, 染色分体同士が強固に接着しセントロメアといい, 末端部はテロメアという. 5. DNA 複製後にできる同じ遺伝情報をもつ 2 本の染色分体は姉妹染色体という.

問題 10 尿沈渣の無染色標本(**別冊 No.2**)を別に示す.
　　矢印で示した結晶はどれか.
1. 尿　酸
2. シスチン
3. ビリルビン
4. コレステロール
5. リン酸アンモニウムマグネシウム

解答 5
　別冊 No.2 はリン酸アンモニウムマグネシウム結晶である. 一般的に結晶の色調は無色から淡黄色調であり, 棒状, 封筒状, 羽状などの形態はさまざまである.

問題 11 一次救命処置〈basic life support：BLS〉に**含まれない**のはどれか.
1. 気道確保
2. 胸骨圧迫心マッサージ
3. 自動体外式除細動器〈AED〉の使用
4. 静脈路確保
5. 人工呼吸

解答 4
　Basic life support に含まれるのは, 4. 静脈路確保を除く 4 つの手技である. 静脈路確保は医療機関で行う行為であり, 二次救命処置(advanced life support)に含まれる.

問題 12 慢性腎不全で上昇するのはどれか.
1. 血清尿酸
2. 血清総蛋白
3. 糸球体濾過量
4. 血清エリスロポエチン
5. 血清活性型ビタミン D_3

解答 1
　糸球体濾過量が減少する病態である慢性腎不全では, 尿中への蛋白漏出, エリスロポエチン, 活性型ビタミン D の低下を伴う. 尿酸は, 排出不良に伴う上昇をみるのが普通である.

問題 13 診断の根拠になる自己抗体と疾患の組合せはどれか.
1. 抗平滑筋抗体 ——————— リウマチ熱
2. 抗ミトコンドリア抗体 —— 強皮症
3. 抗 CCP 抗体 ——————— Behçet 病
4. 抗 RNP 抗体 ——————— 混合性結合組織病〈MCTD〉
5. 抗 TSH 受容体抗体 ——— Sjögren 症候群

解答 4
　1. 自己免疫性肝炎では, 高力価の抗核抗体や抗平滑筋抗体, 2. 原発性胆汁性肝硬変では抗ミトコンドリア抗体, 3. 関節リウマチでは抗 CCP 抗体, 5. Basedow 病では抗 TSH 受容体抗体を認める. 他に強皮症(全身性硬化症)では抗セントロメア抗体, Sjögren 症候群は抗核抗体, 抗 SS-A, SS-B 抗体を認める.

問題 14 急性心筋梗塞発症時に血中濃度が**上昇しない**のはどれか.
1. ALP
2. CK-MB
3. LD
4. 心筋トロポニン T
5. 心臓型脂肪酸結合蛋白〈H-FABP〉

解答 1
　2. CK-MB, 3. LD, 4. 心筋トロポニン T, 5. H-FABP は急性心筋梗塞後に血中濃度が上昇するため, バイオマーカーとして用いられる.

問題 15 プリオン病はどれか.
1. Alzheimer 病
2. Creutzfeldt-Jakob 病

解答 2
　2. Creutzfeldt-Jakob 病はプリオン病として有名で, BSE(狂牛病)の変異種がヒトへの感染を来したことは, 記憶に新しい.
3. Guillain-Barré 症候群は自己免疫との関連が, 1. Alzheimer

3. Guillain-Barré 症候群

4. Parkinson 病

5. 進行性筋ジストロフィ

病と 4. Parkinson 病では，神経細胞への異常蛋白の蓄積が知られる．5. 進行性筋ジストロフィでは，筋肉を構成する蛋白質に関係して，遺伝子レベルで異常が生じることが知られている．

問題 16 標準 12 誘導心電図(**別冊 No.3**)を別に示す．考えられるのはどれか．

1. 高 K 血症
2. 高 Ca 血症
3. 高 Na 血症
4. 低 K 血症
5. 低 Ca 血症

解答 4

標準 12 誘導心電図(別冊 No.3)の胸部誘導 V_1 から V_4 にかけ U 波が出現し，肢誘導および V_5，V_6 では T 波と U 波の融合(TU 波)が認められ，QT 間隔が延長しているようにみえる．また，虚血性心疾患を疑うような T 波の平低化と ST 低下がみられることから，4. 低 K 血症が考えられる．

問題 17 トレッドミル負荷試験で正しいのはどれか．

1. 未治療の不安定狭心症は検査の適応である．
2. 目標心拍数を性別，身長と体重から求める．
3. 電極は安静 12 誘導心電図と同じ部位に付ける．
4. 患者が下肢の疲労で運動の中止を希望したら中止する．
5. 運動中止時，心電図記録を終了する．

解答 4

4. 患者が下肢の疲労で運動中止を希望し中止することは，トレッドミル負荷試験の中止基準に該当する(正)．1. 不安定狭心症に対する運動負荷試験は絶対禁忌である．2. 目標心拍数は 220 − 年齢から算出する．3. トレッドミル負荷試験は ML 誘導(Mason-Liker 誘導変法)を用いる．5. 運動中止後も心電図を記録し，経過観察する．

問題 18 健康成人の大気からミトコンドリアまでの酸素カスケード(**別冊 No.4**)を別に示す．
肺胞気−動脈血酸素分圧較差はどれか．

1. ①
2. ②
3. ③
4. ④
5. ⑤

解答 2

別冊 No.4 は，酸素カスケードは大気，吸入気，肺胞気，動脈血，細胞内ミトコンドリアの順に酸素分圧が階段状に低下していくことを表した図である．①吸入気から肺胞気，③吸入気から動脈血，④肺胞気からミトコンドリア，⑤動脈血からミトコンドリアを示しており，肺胞気−動脈血酸素分圧較差を表しているのは②である．

問題 19 クロージングボリューム〈CV〉測定における単一呼出曲線で正しいのはどれか．

1. 第 I 相の N_2 濃度は約 80% である．
2. 第 II 相は肺胞のみから呼出されるガスによる．
3. 第 III 相で認められる振動は計測用の管の共振によって発生する．
4. 第 IV 相の傾きは第 III 相の傾きよりも大きい．
5. 第 IV 相は CV 位から安静呼気位までに相当する．

解答 4

1. 第 I 相は N_2 濃度が 0% である．2. 第 II 相は死腔気と肺胞気の混合ガスである．3. 第 III 相で認められる振動は心拍によって発生する．5. 第 IV 相は CV 位から最大呼気位までに相当し，末梢気道の換気が悪いところから出てくる呼気であり，N_2 濃度が急峻に上昇する．つまり，4. 第 IV 相の傾きは第 III 相の傾きより大きくなる．

問題 20 二酸化炭素排出量が一定のとき動脈血二酸化炭素分圧と反比例の関係にあるのはどれか．

1. 一回換気量
2. 最大換気量
3. 死腔換気量
4. 肺胞換気量
5. 分時換気量

解答 4(1, 5)

二酸化炭素排泄量が一定のとき，4. 肺胞換気量と動脈血二酸化炭素分圧($PaCO_2$)は肺胞換気式より反比例の関係である．2. 最大換気量は 1 分間に行える最大の換気量であり，末梢気道や呼吸筋によって決まる．3. 死腔換気量が増えると肺胞換気量の低下を引き起こし $PaCO_2$ は上昇する．つまり比例関係である．$PaCO_2$ は肺胞換気量減少に由来するが，一回換気量や分時換気量の減少が肺胞換気量の減少を招き $PaCO_2$ 上昇を起こし，高炭酸ガス血症を引き起こすことを考えると，二酸化炭素排泄量が一定としたとき，1. 一回換気量や 5. 分時換気量も $PaCO_2$ と反比例の関係にある可能性も否定できないと考える．
※厚生労働省の解答：4

問題 21 筋萎縮性側索硬化症患者の萎縮が明らかな筋における針筋電図検査で認める所見はどれか．**2 つ選べ**．

1. 急速動員
2. 陽性鋭波
3. 完全干渉波形

解答 2, 4

筋萎縮性側索硬化症では広範な脱神経によって線維自発電位や 2. 陽性鋭波が生じる．また，4. 線維束自発電位は運動ニューロンの過敏状態で生じる．1. 急速動員，5. 短持続低振幅電位は筋原性疾患で認められ，神経原性疾患では 3. 完全干渉波形が得られなくなる．

4. 線維束自発電位

5. 短持続低振幅電位

問題 22 検査部位の皮膚温度が 30℃ と低い状態で検査を行う場合，神経伝導検査への影響で正しいのはどれか．

1. 刺激閾値が低下

2. 伝導速度が低下

3. 記録波形が多相化

4. 記録波形の振幅が低下

5. 記録波形の持続時間が短縮

解答 2

皮膚温が低いと 2. 神経伝導速度は低下し（温度が 1℃ 低下すると約 2 m/s あるいは 5% 遅くなる），4. 反応（波形の振幅）は大きくなる（誤）．検査前は検査範囲を十分温め（皮膚表面だけではなく神経も温まる必要がある），検査中の皮膚温は 32℃ 以上に保つことが肝要である．

問題 23 脳波の記録法で正しいのはどれか．**2 つ選べ．**

1. 電極配置は国際 10-20 法を基本とする．

2. 基準電極導出法は耳朶電極を基準とする．

3. 過呼吸賦活は 1 分間に 40～45 回で施行する．

4. 電極と頭皮との接触抵抗は記録に影響しない．

5. 時定数を上げると低周波ノイズが低減される．

解答 1，2

1. 電極配置は国際 10-20 法が用いられる．2. 基準電極導出法の基準電極は耳朶が用いられる．3. 過呼吸は 1 分間に 20～25 回で施行する．4. 電極と頭皮との接触抵抗は電極間でばらつきがあるとノイズが混入する．5. 時定数を下げることで低周波ノイズが軽減される．

問題 24 62 歳女性．慢性肝疾患のため通院中である．意識障害が出現し記録した脳波（**別冊 No.5**）を別に示す．

所見はどれか．

1. 三相波

2. 徐波群発

3. 棘徐波複合

4. 周期性同期性放電

5. ヒプスアリスミア

解答 1

別冊 No.5 の脳波は前頭部優位に大きな陽性の波形の前後に小さな陰性波形を認め，肝性昏睡などの意識障害時に現れる 1. 三相波を呈す．2. 徐波群発は徐波が集合して出現する．3. 棘徐波複合は棘波と徐波が結合し連続する．4. 周期性同期性放電は棘波，鋭波，徐波などが一定の周期で反復する．5. ヒプスアリスミアは高振幅徐波および棘波，鋭波が無秩序に認められる．

問題 25 心尖部長軸像のカラードプラ像（**別冊 No.6**）を別に示す．

最も考えられるのはどれか．

1. 僧帽弁狭窄症

2. 大動脈弁狭窄症

3. 心室中隔欠損症

4. 僧帽弁閉鎖不全症

5. 大動脈弁閉鎖不全症

解答 5

別冊 No.6 より，拡張期に僧帽弁の正常な開放に伴い左房から左室に向かう赤い血流シグナル（左室流入血流）と，大動脈弁から左室に向かう逆流性のモザイク血流シグナル（5. 大動脈弁閉鎖不全症）が観察される．選択肢 2～4 はいずれも収縮期の病態であり，本画像からは診断できない．1. 僧帽弁狭窄症は本画像からは否定的である．

問題 26 右側腹部超音波像（**別冊 No.7**）を別に示す．

最も考えられるのはどれか．

1. 水腎症

2. 腎結石

3. 腎囊胞

4. 尿管結石

5. 腎細胞癌

解答 2

別冊 No.7 は右側腹部縦断走査にて右腎臓（長軸像）を観察したものである．中心部高エコー内に音響陰影を伴う高輝度エコーが認められ，2. 腎結石が疑われる．腎盂や尿管の拡張はなく，1. 水腎症や 4. 尿管結石は認めない．3. 腎囊胞（円形の無エコー像）や 5. 腎細胞癌（腎内充実性腫瘤像）は認めない．

問題 27 乳房の超音波像（**別冊 No.8**）を別に示す．

正しいのはどれか．**2 つ選べ．**

1. 形状不整

2. 境界不明瞭

3. 内部無エコー

4. 縦横比 1.0 以上

5. 後方エコーの増強

解答 3，5

別冊 No.8 の乳腺像内に形状は整（1. 誤），境界明瞭（2. 誤），内部無エコー（3. 正）で後方エコーの増強（5. 正）を伴う病変を認め，囊胞性病変が疑われる．4. 縦横比は「腫瘤の低エコー部分の最大縦径÷横径」で，0.7 を基準とし悪性で高い傾向にある．画像の囊胞性病変は横径が縦径より大きく縦横比は 1.0 以下である．

問題 28 MRI 検査で**誤っている**のはどれか.
1. T2 強調画像では水は高信号に描出される.
2. T1 強調画像では脂肪は高信号に描出される.
3. MR アンジオグラフィ〈MRA〉には造影剤を要する.
4. 拡散強調画像では超急性期脳梗塞巣の描出が可能である.
5. T2* 強調画像は T2 強調画像より出血・石灰化の検出に鋭敏である.

解答 3

T1 強調画像は 2. 脂肪や粘度の高い物質は高信号を示す. T2 強調画像では 1. 水や脂肪は高信号を示す. 3. MRA は非造影の撮像が基本であり(誤), 撮像法によっては造影剤を用いる. 4. 拡散強調画像では(超)急性期脳梗塞や腫瘍で高信号を示す. 5. T2* 強調画像は T2 強調画像に比べ, 出血や石灰化の病変検出に優れる.

問題 29 ビリルビンで正しいのはどれか.
1. 尿中には非抱合型が排泄される.
2. 抱合型はタウリンと結合している.
3. 抱合型は非抱合型より酸化されやすい.
4. 非抱合型は抱合型より光に対して不安定である.
5. δ ビリルビンは抱合型にグロブリンが結合している.

解答 4

1. 2. ビリルビンは肝臓でグルクロン酸抱合され抱合型ビリルビンとなり尿中に排泄される. 3. 非抱合型は特に光に対して不安定であり, 酸化されやすい. 5. δ ビリルビンは抱合型にアルブミンが結合したビリルビンである.

問題 30 加水分解酵素はどれか.
1. ALP
2. AST
3. CK
4. γ-GT
5. LD

解答 1

1. ALP は有機リン酸モノエステルを加水分解する酵素である. 2. AST, 3. CK, 4. γ-GT は転移酵素, 5. LD は酸化還元酵素である.

問題 31 アルドステロンの作用はどれか.
1. 骨形成
2. 脂質合成
3. Na 再吸収
4. 血糖値低下
5. 心拍数上昇

解答 3

アルドステロンは腎臓に作用し, 3. Na と水の再吸収を促進することで血漿量を増加させ, 血圧上昇をもたらす. その他の選択肢とホルモンの組合せ例として, 1. 骨形成はエストロゲン, 2. 脂質合成, 4. 血糖値低下はインスリン, 5. 心拍数上昇はアドレナリンなどが挙げられる.

問題 32 高エネルギー化合物で最も高いエネルギーをもつのはどれか.
1. ATP
2. ピロリン酸
3. アセチル CoA
4. クレアチンリン酸
5. ホスホエノールピルビン酸

解答 5

リン酸基の加水分解により $-25\,kJ/mol$ 以上の自由エネルギーを放出するものを高エネルギー化合物と呼ぶ. 2. ピロリン酸はリン酸結合を有するが高エネルギー化合物ではない. その他, 1. ATP(to ADP)は $-31\,KJ/mol$, 3. アセチル CoA は $-32\,KJ/mol$, 4. クレアチンリン酸は $-43\,KJ/mol$, 5. ホスホエノールピルビン酸は $-62\,KJ/mol$ である.

問題 33 蛋白質の含有率が最も高いのはどれか.
1. HDL
2. IDL
3. LDL
4. VLDL
5. カイロミクロン

解答 1

1. HDL が蛋白質を最も多く含有する. これとは反対に 5. カイロミクロン中の蛋白質は最も少なく, トリグリセリドを最も多く含有する.

問題 34 必須アミノ酸はどれか.
1. アラニン
2. グリシン
3. チロシン
4. プロリン
5. ロイシン

解答 5

必須アミノ酸はヒトが体内で合成できないものである. 9 種類あり, バリン, ロイシン, イソロイシン, メチオニン, リジン, フェニルアラニン, トリプトファン, スレニオン(トレオニン), ヒスチジンである.

問題 35 尿酸で正しいのはどれか.
1. 血漿中で酸化作用を持つ.
2. 血漿中濃度は朝より夜に高い.
3. 酵素法試薬ではウレアーゼが用いられる.
4. 核酸のピリミジン塩基の最終代謝産物である.
5. 血漿中の尿酸の溶解度は約 7.0 mg/dL である.

問題 36 血中薬物濃度測定で検体に全血を用いるのはどれか. **2つ選べ.**
1. ジゴキシン
2. タクロリムス
3. シクロスポリン
4. メトトレキサート
5. フェノバルビタール

問題 37 過剰症を起こすビタミンはどれか. **2つ選べ.**
1. チアミン
2. レチノール
3. リボフラビン
4. アスコルビン酸
5. カルシフェロール

問題 38 Child-Pugh スコアに使用されるのはどれか. **2つ選べ.**
1. ALT
2. γ-GT
3. アルブミン
4. コリンエステラーゼ
5. プロトロンビン時間

問題 39 血中アンモニア濃度で正しいのはどれか.
1. 成人では性差がある.
2. 溶血検体で低値を示す.
3. 消化管出血により上昇する.
4. 採血後室温で放置すると低下する.
5. 動脈血のアンモニア濃度は静脈血より高い.

問題 40 LD で正しいのはどれか.
1. 2量体である.
2. LD_5 は赤血球に多く含まれる.
3. 半減期が最も長いのは LD_1 である.
4. 健常人血清では LD_3 の割合が最も高い.
5. LD_1 は M 型のサブユニットで構成される.

問題 41 酵素活性測定の酵素と基質の組合せで正しいのはどれか.
1. ALP ——— 4-ニトロフェノール
2. ALT ——— L-グルタミン
3. AST ——— ピリドキサルリン酸
4. CK ——— N-アセチルシステイン
5. α-アミラーゼ —— 4,6-エチリデン-4-ニトロフェニル-マルトヘプタシド

解答 5
2. 尿酸は朝高く夜間低くなる日内変動があり, 性差がある. また, 1. 生体内で尿酸・ビリルビンは強力な抗酸化作用を持つ. 3. 尿酸の測定にはウリカーゼを用い, ウレアーゼは尿素窒素測定に使用する. 4. 核酸塩基の構成物質であるプリン塩基は尿酸に, ピリミジン塩基はアンモニアと二酸化炭素にそれぞれ分解される.

解答 2, 3
免疫抑制薬であるタクロリムス・シクロスポリンはともに分配係数(疎水性指標)が非常に高く, 強力な脂溶性物質である. この理由により, これらの薬剤は血漿ではなく赤血球に多く存在するため, 測定には全血を使用する.

解答 2, 5
脂溶性ビタミン(ビタミン A, D, E, K)は体内に蓄積されやすく, このうちビタミン A, D, K(K の報告は稀)は過剰症を引き起こす. 選択肢のそれぞれは, 1. チアミン(ビタミン B_1), 2. レチノール(ビタミン A), 3. リボフラビン(ビタミン B_2), 4. アスコルビン酸(ビタミン C), 5. カルシフェロール(ビタミン D)である.

解答 3, 5
Child-Pugh スコアでは, 肝性脳症の有無, 腹水の有無, 血清ビリルビン値, 血清アルブミン値, PT-INR 値の5つを評価する.

解答 3
血中アンモニア濃度には 1. 性差がなく, 2. 溶血で正誤差となる. 3. 消化管出血時は, 血液由来の蛋白が腸内細菌により分解され, 発生したアンモニアが血中に取り込まれてアンモニア濃度が上昇する. また, 4. 採血後に室温放置すると赤血球の代謝によりアンモニア濃度が上昇するため, 採血後は氷冷し, 速やかに冷却遠心して測定する. 5. 動脈血のアンモニア濃度は静脈血の1/3である.

解答 3
1. LD は4量体であり, H型, M型のサブユニットの組合せで5種類のアイソザイムが存在する. LD_1 は5. H型のサブユニットのみで構成され, 心筋や赤血球中に多く含まれ, 3. 半減期が最も長い. 4. 健常人血清では LD_2 の比率が最も高い. なお, M型サブユニットは冷蔵で不安定である.

解答 5
1. ALP 測定の基質は 4-ニトロフェニルリン酸で, 4-ニトロフェノールは分解産物である. 2. ALT は L-アラニンと 2-オキソグルタル酸から L-グルタミン酸とピルビン酸を生成する(可逆反応). 3. AST は L-アスパラギン酸と 2-オキソグルタル酸からオキサロ酢酸と L-グルタミン酸を生成する(可逆反応). 4. CK はクレアチンと ATP からクレアチンリン酸と ADP を生成する(可逆反応). なお, JSCC 勧告法の試薬中には N-アセチルシステインが含まれるが, これは直接反応には関与しない.

問題 42 尿細管機能の評価に**用いられない**のはどれか.

1. システチン C
2. α_1-ミクログロブリン
3. β_2-ミクログロブリン
4. 肝臓型脂肪酸結合蛋白〈L-FABP〉
5. N-アセチルグルコサミニダーゼ〈NAG〉

解答 1

1. シスタチン C はクレアチニンと同様に糸球体機能評価に用いられる. 他の選択肢はそれぞれ, 2. α_1-ミクログロブリン, 3. β_2-ミクログロブリンは近位尿細管再吸収機能評価, 4. L-FABP は近位尿細管細胞障害, 5. NAG は尿細管全般障害の指標である.

問題 43 eGFR で正しいのはどれか.

1. 採尿が必要である.
2. 算出に年齢を用いる.
3. 基準範囲に性差がある.
4. 尿細管機能を評価する.
5. 検査前に絶食が必要である.

解答 2

eGFR は 4. 尿細管機能ではなく, 糸球体機能を示す GFR を推算するための式であり, 次のように計算する.
$$eGFR\,(mL/min/1.73\ m^2) = 194 \times Cre^{-1.094} \times Age^{-0.287}\,(\times 0.739)$$
算出には, 血中クレアチニン濃度, 2. 年齢, 性別の情報が必要である. 女性の場合は括弧内の数値を乗するため, 3. 基準範囲に性差はない.

問題 44 糖尿病精査のため来院した患者の検査結果で糖尿病型を示すのはどれか. **2 つ選べ.**

1. HbA1c 7.1%
2. 随時血糖値 210 mg/dL
3. グリコアルブミン 21.5%
4. 75 g 経口ブドウ糖負荷試験 1 時間血糖値 220 mg/dL
5. 75 g 経口ブドウ糖負荷試験 2 時間血糖値 180 mg/dL

解答 1, 2

現在, 日本糖尿病学会が指定する, 糖尿病の検査値基準は, 早朝空腹時血糖値 126 mg/dL 以上, 75 g 経口ブドウ糖負荷試験 2 時間値 200 mg/dL 以上, 随時血糖値 200 mg/dL 以上, HbA1c 6.5% 以上, の 4 つである.

問題 45 子宮体癌で正しいのはどれか.

1. 扁平上皮癌が多い.
2. 好発年齢は 30 歳代である.
3. 我が国の患者数は減少傾向にある.
4. エストロゲンの長期投与がリスクとなる.
5. ヒトパピローマウイルス感染に関係する.

解答 4

子宮体部に発生する 1. 子宮体癌の多くは腺癌であり, 子宮内膜を発生母地とすることから子宮内膜癌とも呼ばれる. 食生活の欧米化など, ライフスタイルの変化に伴い, 3. 我が国の患者数は増加傾向にある. 5. 子宮頸癌と異なり, ヒトパピローマウイルスとの因果関係はなく, 2. 高齢女性に発症し, 閉経後の 50〜60 歳代に好発する. また, 未産婦や不妊症, 4. エストロゲンの長期投与がリスクとなる.

問題 46 自然尿検体の Papanicolaou 染色標本の弱拡大写真(**別冊 No.9A**)と強拡大写真(**別冊 No.9B**)を別に示す.

考えられるのはどれか.

1. 円柱上皮細胞
2. 尿路上皮細胞
3. デコイ細胞
4. 尿路上皮癌細胞
5. リンパ腫細胞

解答 4

別冊 No.9 は自然尿の Papanicolaou 染色標本の弱拡大(A)・強拡大(B)の像で, 出血性背景に結合性の低下した異型細胞が多数出現している. 核の大小不同をみる異型細胞は N/C 比が高く, クロマチン粗顆粒状であることから 4. 尿路上皮癌細胞の像である.

問題 47 成人男性の剖検時の臓器重量で正常範囲内なのはどれか.

1. 脳 ——————— 700 g
2. 甲状腺 ——————— 100 g
3. 心 臓 ——————— 300 g
4. 肝 臓 ——————— 500 g
5. 脾 臓 ——————— 400 g

解答 3

1. 脳の重量は 1,200〜1,400 g, 内分泌臓器として最大である 2. 甲状腺の重量は 10〜20 g, 3. 心臓の重量は 250〜300 g 程度であるが, 心不全などで心肥大をきたすと 2 倍に達することもある. 人体で最も大きい臓器である 4. 肝臓の重量は 1,200〜1,500 g で, その他, 肺は 400〜600 g, 5. 脾臓は 100〜150 g, 腎臓は心臓の約半分で 120〜150 g である.

問題 48 中和処理が必要な脱灰液はどれか. **2 つ選べ.**

1. エチレンジアミン四酢酸〈EDTA〉
2. 塩 酸

解答 2, 4

無機酸である 2. 塩酸, 4. 硝酸や迅速脱灰液であるプランク・リクロ(Plank-Rychlo)液などの強酸を含む脱灰液で脱灰処理した場合, 組織の膨化や染色性の影響を防ぐために中和処理が必要となる. 中和処理は, 5% 硫酸ナトリウムや 5% 硫酸リチウ

3. ギ 酸
4. 硝 酸
5. トリクロロ酢酸

問題49 Nissl 小体が染まる色素はどれか.

1. アニリン青
2. クレシル紫
3. クリスタル紫
4. アゾカルミン G
5. ルクソール・ファスト青

問題50 最も感度が高い免疫組織化学染色法はどれか.

1. 直接法
2. 間接法
3. ポリマー法
4. ABC 法〈アビジン・ビオチン・酵素複合体法〉
5. PAP 法〈ペルオキシダーゼ・抗ペルオキシダーゼ法〉

問題51 染色法と病原体の組合せで正しいのはどれか.

1. PAS 反応 ——————— アスペルギルス
2. DOPA 反応 ————— B 型肝炎ウイルス(HBs 抗原)
3. Kossa 反応 ————— 抗酸菌
4. Berlin blue 染色 —— クリプトコッカス
5. mucicarmine 染色 —— ヘリコバクター・ピロリ

問題52 細胞診検体で抗凝固剤を添加するのはどれか.

1. 膵 液
2. 髄 液
3. 胆 汁
4. 体腔液
5. 十二指腸液

問題53 キシレンの性質で**誤っている**のはどれか.

1. 引火性
2. 水溶性
3. 生殖毒性
4. 皮膚刺激性
5. 呼吸器有毒性

問題54 H-E 染色標本(**別冊 No.10**)を別に示す.
この臓器はどれか.

1. 胃
2. 食 道
3. 大 腸
4. 肺
5. 膀 胱

問題55 病理解剖で正しいのはどれか.

1. 手術室で行う.

ム,5％ミョウバンに 12～24 時間浸漬し,その後十分に水洗し脱灰液を除く処理が必要となる.

解答 2

Nissl 小体とは神経細胞の細胞体内および樹状突起内にみられる,粗面小胞体と非結合リボソームの集塊で,色質,虎斑物質とも表現される.Nissl 小体の証明には塩基性色素である 2. クレシル紫を用いた Nissl 染色や Klüver-Barrera 染色が用いられる.

解答 3

一次抗体に直接標識物質を結合させる 1. 直接法は,感度は劣るが蛍光抗体法で汎用されている.2. 間接法は,二次抗体に標識物質を結合させる手法のため,染色工程は増えるが,感度は高まる.さらに多くの標識物質を結合させる手法として 5. PAP 法,4. ABC 法,3. ポリマー法があり,デキストランやアミノ酸からなるポリマーに酵素と二次抗体が多数標識されているポリマー法が最も高感度法であることから,多くの施設で利用されている.

解答 1

代表的な真菌染色法として,Grocott 染色,Gridley 染色があり,1. PAS 反応でもアスペルギルスは赤紫色となる.また,4. クリプトコッカスの検出には,莢膜が陽性となる Alcian blue 染色や mucicarmine 染色が用いられる.2. B 型肝炎ウイルスの染色法としては orcein 染色,Victoria blue 染色や免疫組織化学染色等が用いられる.結核菌を代表とする 3. 抗酸菌の証明には,Ziehl-Neelsen 染色やローダミン B・オーラミン O 重染色が用いられる.ヘリコバクター・ピロリの染色法は,Giemsa 染色や Warthin-Starry 染色,免疫組織化学染色などが用いられる.

解答 4

消化器系の検体である 1. 膵液や 3. 胆汁,5. 十二指腸液は検体中の消化酵素によって細胞の融解や変性が起こりやすいため,採取後は消化酵素が働かないように低温で保存し,できる限り早く処理を行う.2. 髄液は蛋白質含有量が少なく,細胞が壊れやすいため,低速遠心(700～1,000 回転,5～10 分)で集細胞を行う.4. 体腔液検体は採取する試験管に少量の抗凝固剤(ヘパリン,EDTA,二重シュウ酸塩など)を入れる.しかし,細胞診標本作製マニュアル(体腔液)では体腔液検体は,抗凝固剤を入れることよりも採取後ただちに処理することを推奨している.

解答 2

キシレンは毒物及び劇物取締法にて,医薬用外劇物に指定される物質で,有機溶剤中毒予防規則でも第 2 種に該当する.1. 引火性,3. 生殖毒性,4. 皮膚刺激性,5. 呼吸器有毒性があるため使用時は局所排気装置またはプッシュ・プル型換気装置を用いなければならない.キシレンは水よりも軽いが,蒸気密度はかなり大きい.また,2. 疎水性で水には溶けにくいが,有機溶媒に可溶で,エタノール,エーテル,アセトンとよく混ざる.

解答 1

別冊 No.10 は,1. 胃の H-E 染色像である.胃は粘膜上皮,粘膜固有層,粘膜筋板,粘膜下組織,固有筋層,漿膜から構成され,別冊 No.10 では,胃小窩と胃底腺がみられる.胃小窩の粘膜上皮は背の高い単層円柱上皮で,胃底腺には腺頸部,腺体部,腺底部を認めることから胃と判断できる.

解答 2

1. 病理解剖は大学内または病院内に設けられた解剖室において実施される.病理解剖は医療行為の一端で,臨床医の依頼に基

2. 疾患の治療効果を判定する.
3. 遺族の承諾を得る必要はない.
4. 医師であれば誰でも行うことができる.
5. 犯罪との関係が疑われる死体を対象とする.

問題 56 うっ血と**関係ない**のはどれか.
1. 偽　膜
2. 心臓病細胞
3. チアノーゼ
4. にくずく肝
5. ガムナ・ガンディ〈Gamna-Gandy〉結節

問題 57 下肢静脈血栓が原因で塞栓症が起こる動脈はどれか.
1. 下行大動脈
2. 腎動脈
3. 前大脳動脈
4. 肺動脈
5. 腹腔動脈

問題 58 免疫組織化学染色で正しいのはどれか.
1. ホルマリン固定パラフィン包埋切片は使用できない.
2. 内因性ペルオキシダーゼ活性の阻害に過酸化水素加メタノールを用いる.
3. 一次抗体反応後は洗浄して十分に乾燥させる.
4. 二次抗体は一次抗体と同じ動物種の抗血清を用いる.
5. ジアミノベンチジンでは赤色に発色される.

問題 59 骨髄血塗抹 May-Giemsa 染色標本(**別冊 No.11**)を別に示す.
　診断に有用な表面抗原はどれか.
1. CD4
2. CD13
3. CD25
4. CD34
5. CD38

問題 60 疾患とその原因の組合せで正しいのはどれか.
1. 赤芽球癆 ──────── ヒトパルボウイルス B19 感染
2. 再生不良性貧血 ──── エリスロポエチン欠乏
3. 遺伝性球状赤血球症 ── α グロビン遺伝子異常
4. 自己免疫性溶血性貧血 ── 補体制御因子欠損
5. ビタミン B₁₂ 欠乏性貧血 ── 直腸切除

づき, 3. 死亡した患者の遺族の承諾を得た上で行われる. 4. 病理解剖を実施しようとする者は, 解剖を行う地の保健所長の許可が必要となる. ただし, 厚生労働大臣から死体解剖資格認定を得た者が解剖する場合は不要となる. 5. 犯罪との関係が疑われる死体を対象とする解剖は司法解剖といい, 刑事訴訟法に基づいて行われる.

解答 1
うっ血とは静脈系を中心に血液が多くなることで, 静脈の閉塞や心不全によって静脈血の戻りが悪くなり, 血液が静脈にたまる状態をいい, その際に皮膚や口唇などにみられる暗紫色様の皮膚色変化を 3. チアノーゼと呼ぶ. 左心不全のときに起こる肺うっ血では, 2. 心臓病細胞が出現し, 右心不全で起こる肝うっ血では 4. にくずく肝がみられる. また, 脾臓の慢性うっ血では, 5. Gamna-Gandy 結節がみられる. 1. 偽膜とは, びらんを起こした粘膜表面などに, フィブリンや白血球が凝固し, 壊死に陥った上皮とともに形成された膜様物のことをいう.

解答 4
長期臥床などで下肢の静脈に血液が固まってしまい血栓が形成される下肢静脈血栓は, 血流に乗って右心房, 右心室へと流れることがあり, さらに 4. 肺動脈まで流れて, 塞栓症を起こす. 静脈血栓塞栓症はエコノミークラス症候群とも呼ばれ, 飛行機だけではなく, 震災時の避難など狭い空間で長時間にわたってあまり動かず, 同じ姿勢をとり続けることで発症する.

解答 2
免疫組織化学染色は, 凍結切片や 1. ホルマリン固定パラフィン包埋切片に使用することができる. 2. 内因性ペルオキシダーゼ活性の阻害には, 過酸化水素加メタノールや過酸化水素水, 過ヨウ素酸水溶液などが用いられる. 3. 染色工程中の切片乾燥は, 偽陰性や非特異的反応の原因となるため, 湿潤箱中で行わなければならない. 4. 二次抗体は一次抗体の動物種に対する抗体で, 一次抗体の宿主動物種とは異なる動物種で産生された抗体を使用する必要がある. 5. 発色基質として最も利用されているジアミノベンチジン(DAB)は, 茶褐色を呈する.

解答 5
別冊 No.11 では, (車軸状の丸い核と好塩基性の強い細胞質を有し, 核周明庭が目立つとともに核が細胞質の一方に偏っている)形質細胞が著増しているのが観察され, 一部, 大型のややひょうたん型の異型細胞も認められる. 形質細胞が腫瘍性に増殖する多発性骨髄腫である. 本疾患の悪性細胞においては 5. CD38 が高発現しており, その検出の診断的意義は高い.

解答 1
赤芽球癆は, 骨髄中の赤芽球が著減し, 正球性正色素性貧血を呈する疾患である. 後天的要因として重要なのが, ヒトパルボウイルス B19 感染と薬剤である. ヒトパルボウイルス B19 は赤血球 P 抗原を受容体とし, 赤芽球系前駆細胞を直接障害すると考えられている. 3. 遺伝性球状赤血球症は膜蛋白の先天性異常により赤血球膜表面積が内容物に対して減少し球状をとり, 赤血球脆弱性が増す溶血性疾患である. 他の選択肢は後天性赤血球異常である.

問題 61 ヘモグロビン酸素解離曲線(**別冊 No.12**)を別に示す.

矢印の方向に曲線が移動したとき患者の状態で正しいのはどれか.

1. 体温上昇
2. 激しい運動
3. $PaCO_2$ 上昇
4. 代謝性アシドーシス
5. 2,3-ジフォスフォグリセリン酸〈DPG〉濃度低下

問題 62 凝固反応でリン脂質を必要とするのはどれか. **2 つ選べ.**

1. 第 X 因子活性化
2. 第 XI 因子活性化
3. フィブリン安定化
4. プロトロンビン活性化
5. プレカリクレイン活性化

問題 63 APTT の延長を認めないのはどれか.

1. 血友病 B
2. 血小板無力症
3. 第 XI 因子欠損症
4. ビタミン K 欠乏症
5. 抗リン脂質抗体症候群

問題 64 緩衝食塩溶液の希釈系列に検体 A(ヘパリン血)を滴下後 37℃ で 2 時間静置した. その溶血度(%)と食塩濃度(%)の関係(**別冊 No.13**)を別に示す.

考えられるのはどれか.

1. 鉄欠乏性貧血
2. 巨赤芽球性貧血
3. 再生不良性貧血
4. 遺伝性球状赤血球症
5. 自己免疫性溶血性貧血

問題 65 異常所見と疾患の組合せで正しいのはどれか.

1. Auer 小体 ――――― 急性リンパ芽球性白血病
2. Döhle 小体 ――――― 伝染性単核球症
3. Russell 小体 ――――― 多発性骨髄腫
4. 核の過分節 ――――― 重症感染症
5. 偽 Pelger 核異常 ―― 巨赤芽球性貧血

問題 66 *BCR-ABL1* 融合遺伝子が検出されるのはどれか. **2 つ選べ.**

1. 原発性骨髄線維症
2. 真性赤血球増加症
3. 本態性血小板血症
4. 慢性骨髄性白血病
5. 急性リンパ性白血病

解答 5

ヘモグロビン酸素解離曲線は S 字曲線で,横軸が酸素分圧,縦軸がヘモグロビン酸素飽和度である. 1. 体温上昇,乳酸の蓄積(2. 激しい運動, 4. 代謝性アシドーシス), 3. $PaCO_2$ 上昇により右に移動し,同じ酸素分圧でも酸素飽和度が低下し,より多くの酸素がヘモグロビンから離れて組織に供給されることになる. 2,3-DPG の増加はブドウ糖代謝の亢進・酸素を必要とする状態を示し,同曲線を右にシフトさせる. 別冊 No.12 では曲線は左にシフトしており,正答は 5. (2,3-DPG 濃度低下)である.

解答 1, 4

1. 第 X 因子活性化, 4. プロトロンビン活性化はともにリン脂質上で,関連凝固因子,Ca イオンが複合体を形成することで進行する. ホスファチジルセリン(PS)は強い陰性荷電を有しており,通常は細胞膜の内層に位置しているが,細胞が活性化されると外層へ移動する. この PS が凝固反応を支えるリン脂質の本体と考えられている.

解答 2

APTT は,PT とともに代表的凝固スクリーニング検査であり,内因系および共通系の凝固因子活性を総合的に評価することができる. 内因系凝固因子・共通系凝固因子の異常,von Willebrand 病などで APTT は延長し,選択肢 1 および 3～5 も同様である. 2. 血小板無力症は先天性の血小板機能低下症であり,凝固系には問題ないため,APTT は正常である.

解答 1

別冊 No.13 は赤血球浸透圧抵抗試験の結果である. 低張食塩水に対する浸透圧抵抗をみるものであり,健常検体と比べ低張食塩水に対する抵抗が減弱している場合は右側に曲線が,増強している場合は左側に曲線が存在することになる. 赤血球の表面積/容積比によって規定され,比が小さいとき,すなわち赤血球が球状のとき(4. 遺伝性球状赤血球症)に抵抗性が低下し,比が大きいとき,すなわち赤血球の厚さが薄いとき(1. 鉄欠乏性貧血)に抵抗性が増強する.

解答 3

3. Russell 小体は多発性骨髄腫の異常形質細胞において認められ,粗面小胞体の内部で免疫グロブリンが結晶様となった封入体とされている. 急性骨髄性白血病で認める 1. Auer 小体,重症感染症で認める 2. Döhle 小体,巨赤芽球性貧血で認める 4. 核の過分節,骨髄異形成腫瘍(WHO 分類第 5 版)で認める 5. 偽 Pelger 核異常は,全て,診断的価値が高いものである.

解答 4, 5

フィラデルフィア染色体(Ph 染色体)は 4. 慢性骨髄性白血病の 90%以上, 5. 急性リンパ性白血病の約 20%の症例で見出される腫瘍特異的な染色体異常である. 9 番染色体長腕(9q34.1)に座位する *ABL1* 遺伝子と 22 番染色体長腕(22q11.2)に座位する *BCR* 遺伝子との相互転座により *BCR-ABL1* 融合遺伝子が形成され,その検出の診断的価値は高い.

問題67 3種類の濃度の ADP を用いた血小板凝集能検査(透過光法)の結果(**別冊 No.14**)を別に示す. **誤っている**のはどれか.

1. A では,血小板凝集の解離が認められる.
2. A では,プロスタサイクリンが放出されている.
3. B では,トロンボキサン A₂ が放出されている.

$$\text{トロンボキサン A}_2$$

3. B では,トロンボキサン A_2 が放出されている.
4. B では,二次凝集が認められる.
5. C では,血小板同士がフィブリノゲンを介して凝集している.

解答 2

血小板凝集能検査の基礎を問うている.別冊 No.14 の A では一度できた血小板凝集が解離している.B では,変曲点を経て,二次凝集が起きている.C では,強い血小板凝集が惹起され,透過光度も高い.トロンボキサン A_2 は血小板活性化とともに産生され,その活性化を増幅するが,血管内皮細胞で産生されるプロスタサイクリンは血小板活性化を抑制する.

問題68 メチシリン耐性黄色ブドウ球菌〈MRSA〉で**誤っている**のはどれか.

1. *mecA* 遺伝子を保有する.
2. 院内感染型と市中感染型がある.
3. 治療にはバンコマイシンが用いられる.
4. 判定にはセフォキシチンが用いられる.
5. 基質拡張型 β-ラクタマーゼ〈ESBL〉を産生する.

解答 5

1. MRSA はペニシリン結合蛋白の PBP2' を獲得しており,これは *mecA* 遺伝子に基づいて産生される.2. 院内感染型(hospital-associated:HA)と市中感染型(community-associated:CA)に区分される.3. 治療にはバンコマイシンやリネゾリドなどが使用される.4. メチシリン耐性の判定には,セフォキシチンとオキサシリンを用いる.5. ESBL を産生するのは *E. coli* や *K. pneumoniae* などの腸内細菌目細菌である.

問題69 皮膚病変部より分離した真菌のスライド培養のラクトフェノールコットンブルー染色標本(**別冊 No.15**)を別に示す.
考えられるのはどれか.

1. *Aspergillus* 属
2. *Exophiala* 属
3. *Microsporum* 属
4. *Mucor* 属
5. *Trichophyton* 属

解答 3

別冊 No.15 は,先端が尖った紡錘形の大分生子が豊富で,菌糸の側壁で単純性に形成されていることから,3. *Microsporum* 属菌が推定される.1. *Aspergillus* 属菌,2. *Exophiala* 属菌,4. *Mucor* 属菌は大分生子を形成しない.5. *Trichophyton* 属菌は腸詰め様(*T. rubrum*)あるいは棍棒状(*T. tonsurans*)の大分生子である.

問題70 *Acinetobacter* 属で正しいのはどれか.**2つ選べ**.

1. 運動性を有する.
2. ブドウ糖を発酵する.
3. 偏性好気性菌である.
4. グラム陽性桿菌である.
5. チトクロムオキシダーゼテスト陰性を示す.

解答 3, 5

Acinetobacter 属菌は 3. 偏性好気性の 4. グラム陰性球桿菌で 1. 鞭毛をもたない.2. ブドウ糖非発酵,5. チトクロームオキシダーゼテスト陰性,カタラーゼテスト陽性,硝酸塩還元テスト陰性である.人工呼吸器関連性肺炎,尿路あるいは血管の留置カテーテル汚染による感染など医療関連感染症の原因菌として重要である.「薬剤耐性アシネトバクター感染症」は五類感染症に指定されている.

問題71 単毛菌はどれか.**2つ選べ**.

1. *Burkholderia cepacia*
2. *Campylobacter jejuni*
3. *Klebsiella pneumoniae*
4. *Pseudomonas aeruginosa*
5. *Vibrio cholerae*

解答 4, 5

単毛性(極毛性)の鞭毛を持つ細菌には,4. *P. aeruginosa*,5. *V. cholerae*(ビブリオ属菌)などがある.1. *B. cepacia* や *S. maltophilia* などは極多毛菌(叢毛菌),2. *C. jejuni* は両毛菌または極毛菌,*Proteus* 属菌のほか,多くの腸内細菌目細菌や *Bacillus cereus* などは周毛菌である.3. *K. pneumoniae* や *Shigella* 属菌は鞭毛を持たない.2. *C. jejuni* は極毛菌の場合もあるが,2つ選べでは選択肢 4,5 の優先度が高いと判断した.

問題72 病原菌と選択分離培地の組合せで正しいのはどれか.

1. *Mycoplasma pneumoniae* —— PPLO 寒天培地
2. *Neisseria gonorrhoeae* —— SS 寒天培地
3. *Pseudmonas aeruginosa* —— WYOα 寒天培地
4. *Shigella sonnei* —— NAC 寒天培地
5. *Vibrio parahaemolyticus* —— CIN 寒天培地

解答 1

目的菌と選択分離培地は頻出問題である.正しい組合せを以下に示す.

2. *Neisseria gonorrhoeae* ——————— Thayer-Martin 寒天培地
3. *Pseudomonas aeruginosa* ——— NAC 寒天培地
4. *Shigella sonnei* —————————— SS 寒天培地
5. *Vibrio parahaemolyticus* ——— TCBS 寒天培地

問題73 毒素型食中毒の病原体で正しいのはどれか.

1. *Campylobacter jejuni*

解答 4

細菌性食中毒は毒素型と感染型に大別される.毒素型食中毒は,食物中で増殖した細菌が産生した毒素が食物中に蓄積され,

2. *Listeria monocytogenes*
3. *Shigella dysenteriae*
4. *Staphylococcus aureus*
5. *Vibrio parahaemolyticus*

問題74 *Serratia marcescens* が陰性を示すのはどれか.

1. VP 反応
2. IPA 反応
3. DNase 試験
4. 運動性テスト
5. リジン脱炭酸試験

問題75 DNA ウイルスはどれか. **2つ選べ.**

1. B 型肝炎ウイルス
2. ムンプスウイルス
3. サイトメガロウイルス
4. ヒト免疫不全ウイルス
5. インフルエンザウイルス

問題76 カタラーゼテストで使用するのはどれか.

1. 過酸化水素水
2. 水酸化カリウム
3. α-ナフトール・アルコール
4. *p*-ジメチルアミノベンツアルデヒド
5. テトラメチルパラフェニレンジアミン塩酸塩

問題77 培養に用いる検体で適切なのはどれか.

1. 室温保存された髄液
2. 唾液成分のみの喀痰
3. 尿バックから採取された尿
4. ホルマリン処理された組織
5. 冷蔵保存された血液培養ボトル

問題78 高水準消毒薬はどれか. **2つ選べ.**

1. 過酢酸
2. ポビドンヨード
3. クロルヘキシジン
4. グルタルアルデヒド
5. 次亜塩素酸ナトリウム

問題79 抗炎症性サイトカインはどれか.

1. インターロイキン-1(IL-1)
2. インターロイキン-6(IL-6)
3. インターロイキン-8(IL-8)
4. インターロイキン-10(IL-10)
5. 腫瘍壊死因子-α(TNF-α)

問題80 ABO 血液型が後天的変化を示す原因はどれか.

1. 血友病
2. 赤芽球癆
3. 鉄欠乏性貧血
4. 急性骨髄性白血病

これを摂取することで引き起こされる. 4. *S. aureus*, *Clostridium botulinum*, *Bacillus cereus* などが原因菌となる. 潜伏期は短い. 感染型食中毒は, 細菌が混入した食物を摂取後, 腸管内で細菌が増殖して発症する. 1. *C. jejuni*, 2. *L. monocytogenes*, 3. *S. dysenteriae*, 5. *V. parahaemolyticus*, *Salmonella* 属菌, *Yersinia* 属菌などが原因である.

解答 2

S. marcescens は日和見感染症の原因菌であり, 尿路感染症, 呼吸器感染症, 血管カテーテル感染症などを引き起こす. 健常者に感染を引き起こすことはまれである. 生化学反応で陰性を示すのは, 2. IPA 反応, インドール反応である. 他の選択肢は陽性であるが, 特に 3. DNase 陽性とシモンズクエン酸培地に発育することが本菌の特徴である.

解答 1, 3

ウイルスは DNA もしくは RNA のどちらか一方の核酸をもつ. DNA か RNA かの問題は頻出である. 医学的に重要な DNA ウイルスは, 痘瘡, アデノ, ヒトパピローマ, パルボウイルス B19, 1. B 型肝炎ウイルス, そしてヒトヘルペスウイルス (HHV)-1〜8(単純ヘルペスウイルス 1&2, 水痘帯状疱疹ウイルス, EB ウイルス, 3. サイトメガロウイルスを含む)の 5+8 の 13 種類である.

解答 1

カタラーゼテストは細菌が 1. 過酸化水素を分解する酵素を産生するか否かを調べる. スライドグラス上に 3% 過酸化水素水を滴下し, 爪楊枝(白金耳は偽陽性あり)を用いて少量の菌を接触させて, 気泡(酸素)発生の有無を観察する. 赤血球中にカタラーゼが存在するので, 血液寒天培地上の集落を用いる場合は, 血液寒天成分の採取による偽陽性に注意を要する.

解答 1

微生物検査の結果は, 患者から採取・提出される検体の質に影響される. 採取部位の消毒, コンタミネーションの防止, 適切な採取容器, 保存や輸送の温度などである. 検体採取後, すぐに検査を実施すること大切であるが, やむを得ず保存する場合は, 冷蔵が一般的である. ただし, 1. 髄液は, 室温または孵卵器(髄膜炎菌が低温で死滅しやすい), 5. 血液培養ボトルは室温で保存する.

解答 1, 4

消毒薬は高・中・低水準に分類される. 高水準消毒薬は 1. 過酢酸, 4. グルタルアルデヒド(グルタラール), オルトフタルアルデヒド(フタラール)などである. 中水準消毒薬は, 2. ポビドンヨード, 5. 次亜塩素酸ナトリウム, 消毒用エタノールなど. 低水準消毒薬は, 3. クロルヘキシジングルコン酸塩や塩化ベンザルコニウムなどである.

解答 4

サイトカインは免疫担当細胞が活性化して, 機能を発揮するために分泌する. マクロファージは 5. TNF-α, 1. IL-1, NK 細胞は IFN-γ を産生. 2. IL-6 は B 細胞の抗体産生細胞への分化, 3. IL-8 は好塩基球遊走能の亢進に働く. 一方, TH2 細胞が分泌する IL-4, 4. IL-10 はマクロファージの活性化を抑制する.

解答 4

慢性・急性の白血病では A 抗原, B 抗原の減弱が報告されている. 細菌感染患者などにみられる後天性 B は細菌由来の deacetylase が A 型抗原決定基(N-アセチルガラクトサミン)に作用してアセチル基が切られ, ガラクトサミンになる. これが B 抗原決定基とみなされる(B 型の抗原決定基はガラクトース).

5. 自己免疫性溶血性貧血

問題81 カラム凝集像(**別冊 No.16**)の結果を別に示す.

考えられるのはどれか. **2つ選べ.**

1. 亜　型
2. 新生児
3. キメラ
4. 寒冷凝集素
5. 不規則抗体

別冊 No.16 の ABO 型オモテ検査は B 型,ウラ検査は AB 型,Rh のコントロールは陰性で,Rho(D)陽性である.1. A 亜型や抗 A 抗体の消失などが考えられる.2. 新生児では A,B 抗原の発現量は少ないが,検査では陽性を示す.未熟児では部分凝集を示すことがある.一方,抗 A,抗 B 抗体は生後 4〜6 カ月頃まで検出できない.4. 寒冷凝集素や5. 不規則抗体を認める場合はウラ検査が陽性となる.3. キメラは 1 人のヒトが血液型が異なる赤血球をもつので,オモテ検査で部分凝集を示す.

問題82 不規則抗体同定検査で正しいのはどれか.

1. 赤血球試薬は AB 型赤血球を使用する.
2. 生理食塩液法で可能性の高い抗体を推定する.
3. 可能性の高い抗体の推定は量的効果を考慮する.
4. 否定できない抗体は陽性反応を示した赤血球から推定する.
5. 不規則抗体スクリーニングで陽性となった検査方法で実施する.

1. 試薬は O 型赤血球を使用.2. 不規則抗体や交差適合試験は,37℃で反応する臨床的に意義のある抗体を検出する間接抗グロブリン試験を用いる.3. 可能性の高い抗体は,陽性を示した血球が抗原表のいずれかの抗原パターンと一致する.4. 陰性を示した血球抗原については,量的な効果を考慮して否定できない抗体を推定する.

問題83 日本人の新生児血小板減少症の原因で最も多いものはどれか.

1. 抗 HPA-1a 抗体
2. 抗 HPA-2b 抗体
3. 抗 HPA-3a 抗体
4. 抗 HPA-4b 抗体
5. 抗 HPA-5b 抗体

HPA は主に血小板に発現する抗原系で,母児間の血小板型不適合で母親が産生した抗血小板抗体が胎児へ移行し,胎児の血小板を破壊する新生児血小板減少症を引き起こす.HPA の抗原頻度は人種差があり,原因抗体は日本人では HPA-4b 抗体,次に HPA-3 抗体によるものが多く,欧米では HPA-1a 抗体によるものが圧倒的に多い.

問題84 遅発性溶血性輸血反応の原因となるのはどれか.

1. 抗 A
2. 抗 Jk^a
3. 抗 Le^b
4. 抗 N
5. 抗 Xg^a

1. 異型輸血の場合の抗 A 抗体は A 抗原と反応して重篤な即時型溶血性輸血反応を起こす.3. 抗 Le^b や 4. 抗 N は室温で反応することが多く副反応は少ない.5. 抗 Xg^a は間接抗グロブリン法で検出されるが,溶血性輸血反応を起こすことがなく臨床的な意義は低い.

問題85 ABO 血液型で正しいのはどれか.

1. 抗原は糖蛋白である.
2. Landsteiner の法則に従わない.
3. 遺伝子は第 9 染色体上に存在する.
4. 日本人の約 20%が抗 A 陽性である.
5. 赤血球 1 個当たりの抗原量は出生時に最も多い.

1. A,B,H 抗原は糖鎖構造で遺伝子産物である糖転移酵素により合成される.4. 日本人は A 型 40%,O 型 30%,B 型 20%,AB 型 10%の割合であるので,抗 A 抗体保有者は 50%程度.5. A,B 抗原量は出生時はやや少なく,5〜7 歳で成人量に達する.

問題86 腫瘍マーカーと疾患の組合せで正しいのはどれか.

1. AFP ——————————— 大腸癌
2. CA125 ————————— 乳　癌
3. CA15-3 ————————— 膵　癌
4. PIVKA-Ⅱ ——————— 卵巣癌
5. ProGRP ——————— 肺小細胞癌

1. AFP は肝癌,2. CA125 は卵巣癌・子宮癌,3. CA15-3 は乳癌,4. PIVKA-Ⅱ は肝癌にそれぞれ特異的な腫瘍マーカーである.

問題87 血小板製剤で正しいのはどれか. **2つ選べ.**

1. 使用前に加温する.
2. 放射線を照射する.
3. 暗所で静置保存する.

血小板製剤は 1. 室温(20〜24℃程度)で振盪保存する.5. 有効期限は 4 日間である.3. 外観チェックとして,製剤を蛍光灯にかざしてゆっくり攪拌して 4. 渦巻き状のスワーリングを確認する.

4. スワーリングが観察される.

5. 有効期間は採血後 7 日間である.

問題88 貯血式自己血採血の対象と**ならない**のはどれか.

1. 妊娠 30 週
2. 年齢 75 歳
3. 体重 40 kg
4. HBs 抗原陽性
5. Hb 値 9.5 g/dL

解答 5

自己血採血は年齢・体重の制限はなく,感染症が陽性でも採血ができる. 5. Hb 値は 11 g/dL 以上,Ht 33％以上が望ましい. 全身的な細菌感染患者は適応から除外される.

問題89 イムノクロマト法による抗原検査が**行われない**のはどれか.

1. EB ウイルス
2. RS ウイルス
3. ロタウイルス
4. インフルエンザウイルス
5. 新型コロナウイルス〈SARS-CoV-2〉

解答 1

感染症分野でイムノクロマト法による POCT(point of care testing)検査として検出できるウイルスは,呼吸器感染症では,2. RS ウイルス,4. インフルエンザウイルス(A 型と B 型),5. SARS-CoV-2,アデノウイルス,ヒトメタニューモウイルスなどがあり,腸管感染症では,3. ロタウイルス,ノロウイルスなどがある.

問題90 食中毒の原因菌と原因食品の組合せで正しいのはどれか.

1. ウェルシュ菌 ―――――――― シチュー
2. 腸炎ビブリオ ―――――――― はちみつ
3. ボツリヌス菌 ―――――――― 生魚介類
4. 黄色ブドウ球菌 ――――――― 生 肉
5. カンピロバクター ―――――― おにぎり

解答 1

食中毒の原因菌と原因食品の組合せで正しいのは,1. ウェルシュ菌とシチューの組合せである. 2. 腸炎ビブリオは生魚介類,3. ボツリヌス菌ははちみつ,4. 黄色ブドウ球菌はおにぎり,5. カンピロバクターは生鶏肉が正しい組合せとなる.

問題91 要介護認定の申請先はどれか.

1. 主治医
2. 市区町村
3. 都道府県
4. 介護認定審査会
5. 介護老人保健施設

解答 2

要介護などの状態にあるかどうか,あるとすればどの程度かを確認するために,市区町村が要介護認定を行う.

問題92 医療法に基づいて設置されるのはどれか.

1. 保健所
2. 保険薬局
3. 特定機能病院
4. 特別養護老人ホーム
5. 精神保健福祉センター

解答 3

医療法に基づいて設置されるのは,特定機能病院,地域医療支援病院,臨床研究中核病院の 3 病院がある.

問題93 感染症法に基づく入院勧告の対象となるのはどれか.

1. 麻 疹
2. コレラ
3. マラリア
4. エボラ出血熱
5. 後天性免疫不全症候群〈AIDS〉

解答 4

感染症法に基づく入院勧告の対象となるのは,一類または二類感染症である. 1. 麻疹は五類感染症,2. コレラは三類感染症,3. マラリアは四類感染症,4. エボラ出血熱は一類感染症,5. 後天性免疫不全症候群(AIDS)は五類感染症である.

問題94 三次予防はどれか.

1. 職業訓練
2. 保健指導
3. 予防接種
4. 人間ドック
5. 新生児マススクリーニング

解答 1

三次予防とは,ADL,QOL 向上や社会復帰を目的とするものである. 1. 職業訓練は三次予防,2. 保健指導は一次予防,3. 予防接種は一次予防,4. 人間ドックは二次予防,5. 新生児マススクリーニングは二次予防である.

問題 95 滅菌装置で正しいのはどれか.

1. プラズマ滅菌装置はカテーテル類の滅菌に使用される.
2. 乾熱滅菌装置の滅菌条件は 140℃, 3 時間以上である.
3. 酸化エチレンガス〈EOG〉滅菌装置は高温滅菌法である.
4. 熱を用いる滅菌では, 湿熱よりも乾熱の方が滅菌効率が良い.
5. 高圧蒸気滅菌装置〈オートクレーブ〉の滅菌条件は 1.5 気圧, 15 分間である.

解答 1

1 は正しい. 2. 乾熱滅菌は一般的に 160℃ 以上である. 3. EOG 滅菌は低温の滅菌方法である. 4. 滅菌効率は湿熱の方が温度が低く, 効率よく滅菌できる. 5. 15 分間のオートクレーブの滅菌条件は 2 気圧, 121℃ である.

問題 96 生体組織の商用交流における導電率の大小関係で正しいのはどれか.

1. 角 質 ＞ 真 皮
2. 血 清 ＞ 全 血
3. 骨 髄 ＞ リンパ液
4. 細胞膜 ＞ 細胞内液
5. 脂 肪 ＞ 筋組織

解答 2

設問が「商用交流における」となっているので, 低周波帯における導電率と考える. 水分を多く含むほど導電率は高く, 血液＞骨格筋＞脂肪の順になる. 細胞膜はインピーダンスが高いので低周波帯の電流は細胞を避けて細胞間質中を流れる. 正しい大小関係は 2. 血清＞全血となる.

問題 97 電気工学に関する関係式で**誤っている**のはどれか.

1. 仕 事 ＝ 仕事率 × 時 間
2. 仕事率 ＝ 電 圧 × 電 流
3. 電 圧 ＝ 電 流 × 抵 抗
4. 電 流 ＝ 電気量 × 時 間
5. 電気量 ＝ 静電容量 × 電 圧

解答 4

電気量 ＝ 電流 × 時間で表されるため, 4 が誤っている. 電気量は電荷とも呼ばれ, コンデンサでは電荷 ＝ 静電容量 × 電圧の関係にあるため 5. 電気量 ＝ 静電容量 × 電圧は正しい. 電気工学における仕事を電力量, 仕事率を電力と呼び, 1. 仕事 ＝ 仕事率 × 時間で表される.

問題 98 ME 機器の BF 形着部を表す医療機器関連図記号はどれか.

1.
2.
3.
4.
5.

解答 3

選択肢はそれぞれ, 1. 保護接地(大地), 2. クラス II 機器, 3. BF 形装着部, 4. CF 形装着部, 5. 注意を表す. これらの図記号は国際規格である IEC(International Electrotechnical Commission)を引用する形で JIS に記載されており, 共通の図記号として使用されている.

問題 99 図のフローチャートを開始から終了まで実行して s に 1 から 3 までの整数の和を得たい.
　①に入る記号はどれか.

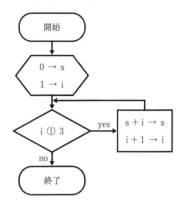

1. <
2. ≦
3. =
4. >
5. ≧

問題 100 分光光度計から得られる吸光度で正しいのはどれか. **2 つ選べ**.

1. 0 から 1 の値をとる.
2. 透過率の逆数で表す.
3. 混濁によって減少する.
4. 溶液の濃度に比例する.
5. 溶液の光路長に比例する.

解答 2

　フローチャートの図記号は次のように統一されている. ⬭ は, はじめと終わりの端子, ⬡ は準備記号, ◇ は判断, ▭ は処理である. 1 から 3 までの整数の和を得るためには, i に 3 より大きい整数が入った場合終了となる条件とする. よって 2. ≦ が入る.

解答 4, 5

　透過率（T）を使用して吸光度（A）を表す場合は A = −log10（T/100）であるため, 1. 吸光度は 1 より大きい値をとりうる. 分光光度計の吸光度は Lambert-Beer の法則に従い, 吸光度＝モル吸光係数×光路長×濃度で表される. よって 4. 溶液の濃度, 5. 光路長に比例する.

第 70 回臨床検査技師国家試験　別冊

A　　　　　　　　　　　　　　　B

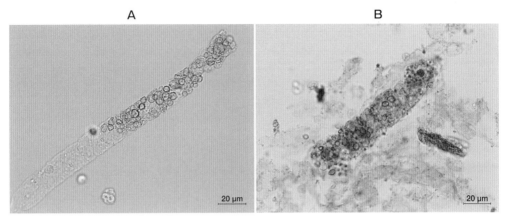

No.1　写真（午前：問題 10）

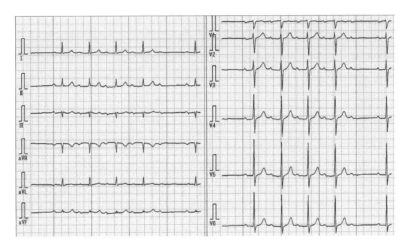

No.2　図（午前：問題 17）

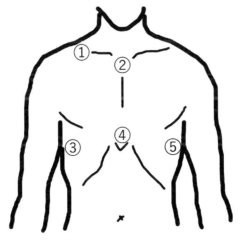

No.3　図（午前：問題 18）

第 70 回臨床検査技師国家試験　別冊

A

測定項目（単位）	実測値	予測値	実測値/予測値（%）
VC（L）	2.13	3.58	59.5
FEV$_1$%（%）	90.1	—	—
RV（L）	1.58	2.58	61.2
FRC（L）	2.18	3.91	55.8
TLC（L）	3.70	6.35	58.3
DLco（mL/min/mmHg）	2.90	15.13	19.2
DLco/VA（mL/min/mmHg/L）	1.170	4.166	28.1

B

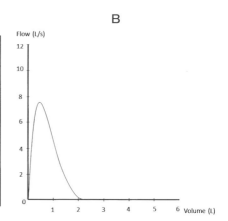

No.4　図（午前：問題 20）

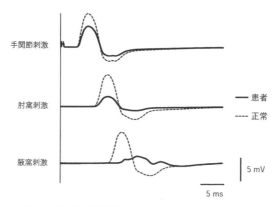

No.5　図（午前：問題 22）

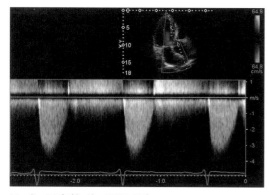

No.6　写真（午前：問題 25）

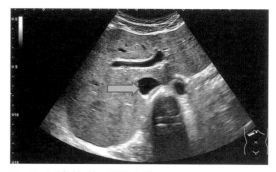

No.7　写真（午前：問題 26）

第 70 回臨床検査技師国家試験　別冊

弱拡大　A　　強拡大　B

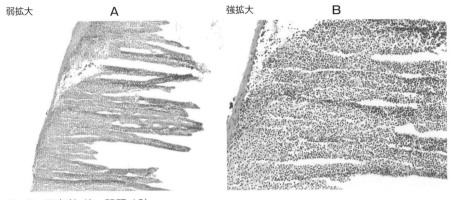

No.8　写真（午前：問題 46）

A　　　B

消化前　　　消化後

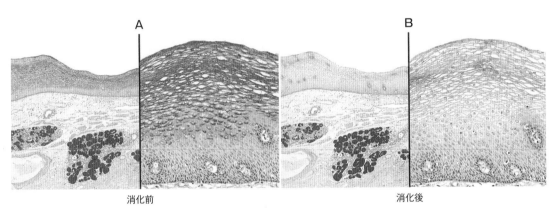

No.9　写真（午前：問題 49）

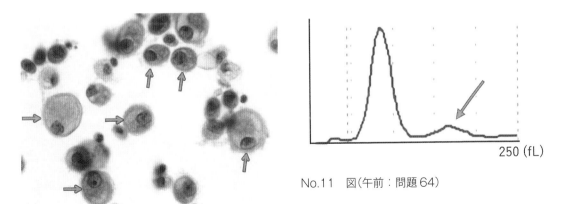

No.10　写真（午前：問題 50）

250 (fL)

No.11　図（午前：問題 64）

第70回臨床検査技師国家試験　別冊

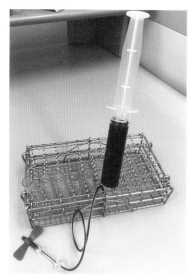

No.12　写真（午前：問題65）

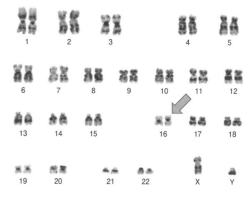

〔結果〕46, XY, inv (16) (p13.1q22)

No.13　写真（午前：問題67）

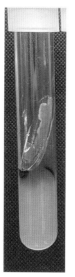

No.14　写真（午前：問題71）

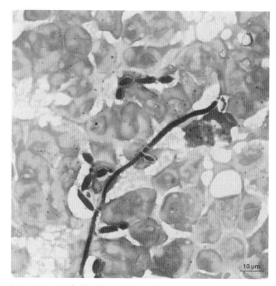

No.15　写真（午前：問題77）

第 70 回臨床検査技師国家試験　別冊

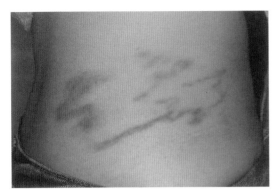

No.1　写真（午後：問題 1）

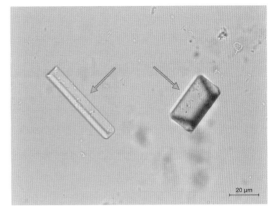

No.2　写真（午後：問題 10）

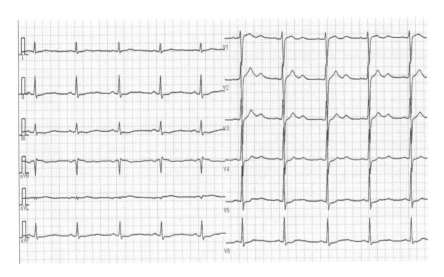

No.3　図（午後：問題 16）

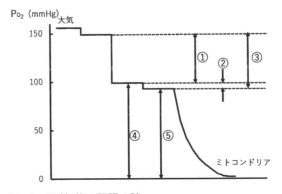

No.4　図（午後：問題 18）

第70回臨床検査技師国家試験　別冊

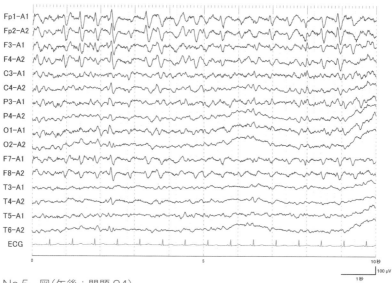

No.5　図（午後：問題24）

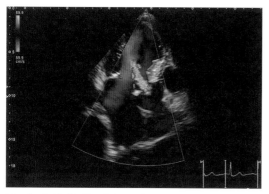

No.6　写真（午後：問題25）

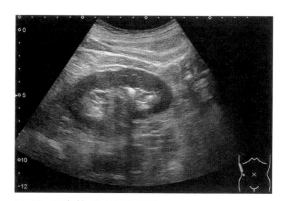

No.7　写真（午後：問題26）

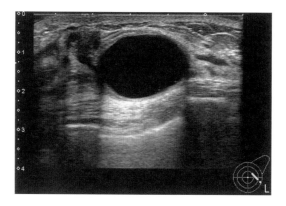

No.8　写真（午後：問題27）

第 70 回臨床検査技師国家試験　別冊

弱拡大　　A　　　強拡大　　B

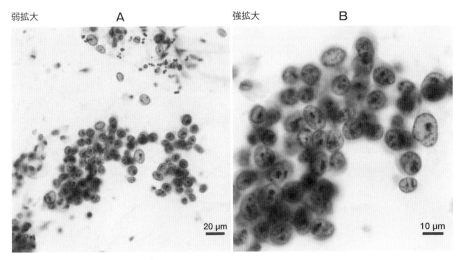

No.9　写真（午後：問題 46）

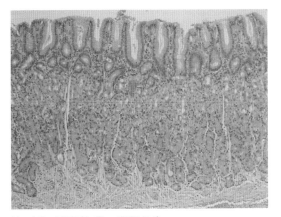

No.10　写真（午後：問題 54）

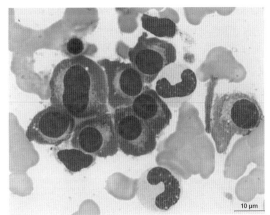

No.11　写真（午後：問題 59）

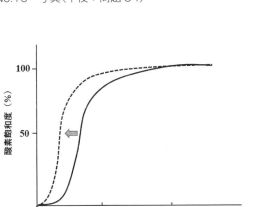

No.12　図（午後：問題 61）

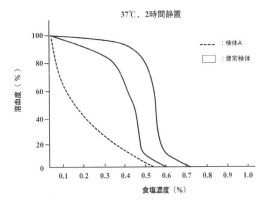

No.13　図（午後：問題 64）

第70回臨床検査技師国家試験　別冊

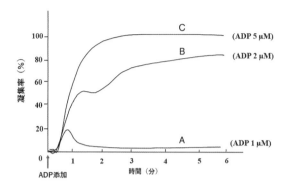

No.14　図(午後：問題67)

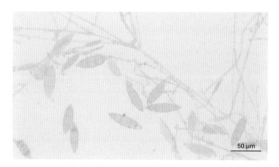

No.15　写真(午後：問題69)

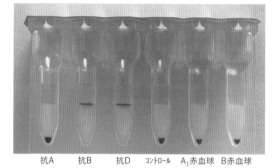

抗A　　抗B　　抗D　　コントロール　A₁赤血球　B赤血球

No.16　写真(午後：問題81)

2023

2023年

第69回臨床検査技師国家試験

（2023年2月15日実施）

別冊(白黒およびカラー図譜)は33～41ページにあります.

※厚生労働省の発表
・本試験は受験者数5,002名，合格者数3,880名，合格率は77.6%.
・〈午後の部〉第31問を「複数の選択肢を正解として採点する」，〈午後の部〉第82問「3通りの解答を正解として採点する」としている.

23年

〔午　前〕

問題1 EDTA-2K採血管で採取した血漿を用いた場合，測定値が血清より高くなるのはどれか.
1. ALP
2. Ca
3. CRP
4. Mg
5. TP

解答 5
　EDTA-2K採血管で採取された血漿には，血液凝固にかかわる凝固因子やフィブリノゲンが含まれる．これらは血清には含まれない蛋白質である．よって，血清より高くなるのは5. TPである．1. Zn^{2+}がALP活性中心から外れる．また，ALPはMg^{2+}の存在下で働くため低下する．2. Caおよび4. Mgはキレートにより低下する．3. CRPは変化しない．

問題2 パニック値として報告すべきなのはどれか.
1. K　7.0 mmol/L
2. Na　130 mmol/L
3. LD　300 U/L
4. 血小板数　50万/μL
5. ヘモグロビン　15.0 g/dL

解答 1
　1. K 7.0 mmol/Lが該当する．パニック値が設定されている主なものとして，Na，K，Caなどの電解質，血糖，クレアチニン，白血球数，血小板数などがある．以下に各解答肢のパニック値を示す．1. K：2.5 mmol/L以下，6.5 mmol/L以上．2. Na：120 mmol/L以下，160 mmol/L以上．3. LD：パニック値は設定されていないことが多い．4. 血小板数：4万/μL以下．5. ヘモグロビン：5 g/dL以下．

問題3 クレアチニン(酵素法)の内部精度管理図($\bar{x}$管理図)を示す.
原因として最も考えられるのはどれか.

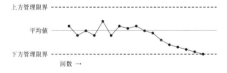

1. 第1試薬と第2試薬を逆にして測定した.
2. 管理試料を半分の溶解液量で溶解した.
3. 標準物質の濃度を2倍にして測定した.
4. 使用期限が切れた試薬で測定した.
5. 未熟な技量のスタッフが測定した.

解答 4
　クレアチニンは比較的安定な物質である．内部精度管理図では回数の増加に伴い，数値の変化に一定の傾向(徐々に低下)をもった系統誤差を認める．検査試薬の劣化が考えられるため，解答肢では4. 使用期限が切れた試薬で測定した. が該当する．1, 2, 3は偶発誤差，5は技術誤差であり，数値の変化に一定の傾向はない.

問題4 尿沈渣の無染色標本(**別冊No.1A**)及びSternheimer染色標本(**別冊No.1B**)を別に示す.

解答 4
　別冊No.1A・No.1Bの成分は，4. 上皮円柱である．別冊No.1Aの円柱内の成分は黄色調で角張があることから，尿細管上

この構造物はどれか.

1. 硝子円柱
2. 顆粒円柱
3. 脂肪円柱
4. 上皮円柱
5. 赤血球円柱

問題 5 人獣共通感染症をきたすのはどれか.

1. 蟯　虫
2. ズビニ鉤虫
3. 三日熱マラリア原虫
4. ガンビアトリパノソーマ
5. エキノコックス〈多包条虫〉

問題 6 61 歳の女性.有機農業従事者.腹痛で来院し,虫卵検査を行った.糞便の直接塗抹標本(**別冊 No.2**)を別に示す.

考えられるのはどれか.

1. 回虫卵
2. 鉤虫卵
3. 条虫卵
4. 鞭虫卵
5. 横川吸虫卵

問題 7 コンパニオン検査の特徴について正しいのはどれか.**2つ選べ**.

1. 薬局で個人購入できる.
2. 疾患の重症度を評価できる.
3. 分子標的薬の有効性を予測できる.
4. ベッドサイドで結果を評価できる.
5. 医薬品の副作用リスクを評価できる.

問題 8 標準予防策に追加の感染予防策が必要な感染症はどれか.

1. 梅　毒
2. B 型肝炎
3. C 型肝炎
4. 帯状疱疹
5. HIV 感染症

問題 9 培養検査で検出された細菌が起炎菌である可能性の最も高い検体はどれか.

1. 便
2. 喀　痰
3. 髄　液
4. 自然尿
5. 鼻咽頭粘液

問題 10 臥位に比べて座位で採血したときに高値となる血清成分はどれか.

1. 尿　酸
2. 尿素窒素
3. アルブミン
4. ナトリウム

皮細胞に鑑別できる.円柱内に認める尿細管上皮細胞が 3 個以上の場合は上皮円柱とする.Sternheimer 染色では円柱基質は,青色調を呈し,尿細管上皮細胞は淡赤紫色から濃赤紫色を呈する.

解答 5

　1,2,3 はヒトを固有宿主とする寄生虫で,生活史の中でヒト以外の動物宿主を必要としない.5. エキノコックス(多包条虫)は本来イヌ科動物の寄生虫で,ヒトが虫卵を摂取すると体内で幼虫が発育する人獣共通感染症を起こす.アフリカトリパノソーマのうち,4. ガンビアトリパノソーマは主にヒトの病気(HAT)を起こす病原体で,家畜動物への感染はまれとされている.

解答 1

　別冊 No.2 の虫卵は,中等度大(40～50 μm),黄褐色の卵殻で,ほぼ正円形である.卵殻の外周には蛋白膜が確認できる.以上の形態的特徴をもつのは 1. 回虫卵だけである.2. 鉤虫卵と 5. 横川吸虫卵は小型で無色の卵殻である.4. 鞭虫卵は岐阜提灯様の卵殻が特徴である.大きさからは 3. 条虫卵との鑑別が必要だが,条虫卵には蛋白膜がない.

解答 3, 5

　コンパニオン検査は,主に後天的に変化の生じた組織・体細胞(固形腫瘍,造血器腫瘍)を対象に,その遺伝子異常の有無を検査することで,3. 有効な分子標的薬の選択に利用されている.また,先天的な生殖細胞系列遺伝子を検査することで,有効な薬剤の選択,5. 医薬品副作用リスクの評価にも利用されつつある.1,2,4 はコンパニオン検査の特徴ではない.

解答 4

　標準予防策に加えて行うのは,感染経路別の予防策で,①空気感染(4. 水痘・帯状疱疹,結核,麻疹),②飛沫感染(インフルエンザ,COVID-19,百日咳など),③接触感染(MRSA 感染症,感染性胃腸炎,偽膜性大腸炎など)の 3 つが重要である.1. 梅毒と 5. HIV 感染症は性感染症,2. B 型肝炎と 3. C 型肝炎は血液感染である.

解答 3

　血液,3. 髄液など,本来無菌である検体から菌が検出された場合は起炎菌である可能性が高い.1. 便,2. 喀痰,4. 自然尿,5. 鼻咽頭粘液には常在菌が混入していることが多く,検出菌量,白血球数(膿性),菌種などから起炎菌か否かを判定する.

解答 3

　座位・立位では重力で血液が下肢に移動,血管内の水分や小分子成分が血管外に漏出し,濃縮した血液が採血される.臥位では血液の成分が均等になるため,座位より薄い血液となる.血液細胞(赤血球),蛋白(総蛋白,3. アルブミン),脂肪(総コレステロール)など,粒子の大きな成分は血管壁を通過しにくいため高値となる.解答肢としては 3. アルブミンが該当する.1. 2. 4. 5 は小分子成分で該当しない.

5. クレアチニン

問題 11 WPW 症候群に合併しやすいのはどれか.
1. 心室頻拍
2. 心房細動
3. 心房粗動
4. 房室ブロック
5. 発作性上室頻拍

解答 5

WPW 症候群は房室結節と心房心室間に存在する副伝導路(Kent 束)を介したリエントリー回路が発生することにより, 5. 発作性上室頻拍を引き起こす. また, 心房細動を合併すると過度な心室頻脈上昇となり, 心室細動や突然死につながる可能性がある.

問題 12 *BRCA1/2* の病的変異が検出されるのはどれか.
1. Lynch 症候群
2. 家族性大腸腺腫症
3. Li-Fraumeni 症候群
4. von Hippel-Lindau 病
5. 遺伝性乳がん卵巣がん症候群

解答 5

5. 遺伝性乳がん卵巣がん症候群では *BRCA1/2* に変異が認められる. 発症前の遺伝学的検査や分子標的薬に対するコンパニオン検査としても実施されることがある. 1. Lynch 症候群の原因遺伝子ではミスマッチ修復遺伝子の異常, 2. 家族性大腸腺腫症では *APC* 遺伝子変異, 3. Li-Fraumeni 症候群では *TP53* 変異, 4. von Hippel-Lindau 病では *VHL* 変異が報告されている.

問題 13 汎血球減少症を呈するのはどれか. **2 つ選べ.**
1. 腎性貧血
2. 鉄欠乏性貧血
3. 巨赤芽球性貧血
4. 再生不良性貧血
5. 自己免疫性溶血性貧血

解答 3, 4

末梢血において, 赤血球, 白血球, 血小板の 3 系統全ての血球成分が減少した状態を汎血球減少症という. 骨髄が低形成を示す疾患である 4. 再生不良性貧血がその代表である. ビタミン B_{12} および葉酸の欠乏により生じる 3. 巨赤芽球性貧血では赤血球の減少が目立つが, その無効造血は全ての血球系において認められ, 汎血球減少症を呈しうる.

問題 14 末期慢性腎不全で認められるのはどれか. **2 つ選べ.**
1. 低リン血症
2. 低カリウム血症
3. 低カルシウム血症
4. 低ナトリウム血症
5. 低マグネシウム血症

解答 3, 4

末期慢性腎不全では体液の恒常性が保持できず血中電解質のバランスが崩れる. ビタミン D 代謝異常により, 3. 低カルシウム血症, 水分を保持する働きが高くなり, 4. 低ナトリウム血症を引き起こす. また, リン, カリウム, マグネシウムを尿中に十分排出できず, 1. 高リン血症, 2. 高カリウム血症, 5. 高マグネシウム血症を引き起こす.

問題 15 メタボリックシンドロームの診断基準に含まれるのはどれか. **2 つ選べ.**
1. 総コレステロール 220 mg/dL 以上
2. トリグリセライド 150 mg/dL 以上
3. HDL コレステロール 40 mg/dL 未満
4. LDL コレステロール 140 mg/dL 以上
5. Non-HDL コレステロール 170 mg/dL 以上

解答 2, 3

メタボリックシンドロームの診断基準に含まれる脂質異常には, 2. トリグリセライド 150 mg/dL 以上, 3. HDL コレステロール 40 mg/dL 未満がある. 脂質検査項目の 1. 総コレステロール, 4. LDL コレステロール, 5. Non-HDL コレステロールは含まれない.

問題 16 シールドルームで行うことが望ましい検査はどれか.
1. 聴力検査
2. 筋電図検査
3. 心音図検査
4. 超音波検査
5. 熱画像検査

解答 2

2. 筋電図検査や脳波検査はシールドルームで行うことが望ましい. 1. 聴力検査は防音室など雑音の少ない場所で行う. 3. 心音図検査は雑音のない適温・適湿の部屋で行う. 4. 超音波検査はモニタの反射が少ない明るさに調整でき, 適温・適湿が保てる部屋で行う. 5. 熱画像検査は検査室内の温度と湿度を常に一定に保つ.

問題 17 心電図波形(**別冊 No.3**)を別に示す.
試みるべき対処法として正しいのはどれか.
1. アースの接続を確認する.
2. 患者に力を抜いてもらう.
3. 電動ベッドの電源を抜く.
4. 電極と誘導コードの接続を確認する.

解答 2

心電図波形に混入するアーチファクトには, 筋電図混入, 交流障害, 基線の動揺などがある. 別冊 No.3 の心電図波形には筋電図の混入を認めるため, 2. 患者に力を抜いてもらうことにより除去する. また, 交流障害が混入した場合は 1. アース接続の確認, 3. 電動ベッドの電源を抜く, 4. 電極と誘導コードの接続の確認により除去を試みる.

5. 記録の間，患者に呼吸を止めてもらう．

問題 18 動脈管開存症に特徴的な心雑音はどれか．

1. 連続性雑音
2. 収縮後期雑音
3. 全収縮期雑音
4. 拡張期逆流性雑音
5. 収縮期駆出性雑音

解答 1

動脈管開存症は大動脈と肺動脈をつなぐ胎児期の交通路(動脈管)が出生後も開存している状態である．太い動脈管は左右短絡を認め，肺動脈領域(胸骨左縁上部)に心雑音を聴取する．また，肺動脈圧増大により心雑音が収縮期(Ⅰ-Ⅱ音間)を超え拡張期(Ⅱ-Ⅰ音間)にまでおよび，1. 連続性雑音を呈する．

問題 19 フローボリューム曲線(**別冊 No.4**)を別に示す．1 秒量は 1.08 L であった．
1 秒率 [%] に最も近いのはどれか．

1. 30
2. 35
3. 40
4. 45
5. 50

解答 2

フローボリューム曲線より FVC(努力肺活量)が明らかに 3 L 以上かつ 3.25 L(3 L から 4 L の 4 分の 1)未満であることが読み取れる．1 秒率 [%] は 1 秒量/FVC であるため，(1.08÷3.0)と(1.08÷3.25)の間，つまり 36% 未満，33.2% 以上となるため，一番近い 1 秒率 [%] は 2. 35% である．

問題 20 体プレチスモグラフによる機能的残気量の測定原理はどれか．

1. Boyle-Charles の法則
2. Dalton の法則
3. Fick の法則
4. Henry の法則
5. Lambert-Beer の法則

解答 1

体プレチスモグラフによる機能的残気量の測定原理は 1. Boyle-Charles の法則(気体の圧力・体積・温度にかかわる法則)を用いたものである．2. 混合気体と各成分気体の圧力にかかわる法則，3. 物質の拡散にかかわる法則，4. 溶媒に溶ける気体の物質量と圧力にかかわる法則，5. 物質の吸光度は光路の長さと物質の濃度に比例するという法則である．

問題 21 呼吸商を求めるのに必要なのはどれか．2 つ選べ．

1. 呼吸数
2. 酸素摂取量
3. 肺胞換気量
4. 分時換気量
5. 二酸化炭素排出量

解答 2，5

呼吸商は体内で栄養素(炭水化物，蛋白質，脂質)が分解されてエネルギーに変換するまでの 2. 酸素摂取量($\dot{V}_{O_2}$)に対する 5. 二酸化炭素排出量($\dot{V}_{CO_2}$)の体積比のことである．尿中の窒素量から糖質と脂質のみの呼吸商，非蛋白質呼吸商も計算できる．

問題 22 運動単位を構成するのはどれか．2 つ選べ．

1. Ⅰa 線維
2. 骨格筋細胞
3. γ 運動ニューロン
4. 下位運動ニューロン
5. 上位運動ニューロン

解答 2，4

4. 1 つの下位運動ニューロンとそれに支配された 2. 複数の骨格筋細胞群を運動単位と呼ぶ．1. Ⅰa 線維は知覚神経である．3. γ 運動ニューロンは主に錘内筋を支配している．5. 上位運動ニューロンは中枢神経である．

問題 23 脳波の記録法で正しいのはどれか．

1. 時定数は 0.1 秒が標準である．
2. T₆ は右側頭葉の後方に相当する．
3. 脳死判定では測定感度は 20 μV/mm で記録する．
4. てんかん発作が起きたときは直ちに記録を中止する．
5. サンプリング周波数 200 Hz で高域は 120 Hz まで正しく記録できる．

解答 2

2. T₆ は右後側頭部に相当する．1. 時定数は 0.3 秒が標準である．3. 法的脳死判定での測定は 10 μV/mm と 2 μV/mm の感度で記録する．4. 脳波検査中にてんかん発作が起きたら，患者の安全を確保しそのまま記録を続ける．5. サンプリング周波数 200 Hz では，100 Hz 以上の周波数で折り返し現象が出現する．

次の文を読み 24，25 の問いに答えよ．

78 歳の男性．心不全患者の左室流入血流速波形と計測値(**別冊 No.5**)を別に示す．

問題 24 この波形の記録に用いたのはどれか．

1. 組織ドプラ法

解答 3

別冊 No.5 は左室流入血流速波形(LVIF)で，左室拡張機能評価に用いられる指標である．心尖部長軸断面または心尖部四腔断面

2. カラードプラ法
3. パルスドプラ法
4. パワードプラ法
5. 連続波ドプラ法

問題 25 この波形はどれか.
1. 正常パターン
2. 弛緩障害パターン
3. 偽正常化パターン
4. 拘束パターン
5. 判定不可能

問題 26 頸動脈超音波検査の右総頸動脈長軸像(**別冊 No.6**)を別に示す.
　内中膜複合体厚〈IMT〉の計測方法として正しいのはどれか.
1. ①
2. ②
3. ③
4. ④
5. ⑤

問題 27 下腹部正中横走査と右縦走査による女性骨盤腔の超音波像(**別冊 No.7**)を別に示す.
　矢印で示すのはどれか.
1. 腟
2. 子　宮
3. 直　腸
4. 膀　胱
5. 卵　巣

問題 28 標準純音聴力検査の骨導聴力検査において音が直接伝わるのはどれか.
1. 外耳道
2. 鼓　膜
3. 耳小骨
4. 内　耳
5. 蝸牛神経

問題 29 グリコアルブミン〈GA〉について正しいのはどれか.
1. 鉄欠乏性貧血で高値になる.
2. 基準範囲は 6.2% 以下である.
3. 約 2 か月間の血糖値の平均を反映する.
4. バリンに安定的に糖が結合したものである.
5. 透析患者の血糖コントロールの指標に適している.

問題 30 血漿血糖値が高い順に並んでいるのはどれか.
1. 静脈 ＞ 動脈 ＞ 毛細血管
2. 静脈 ＞ 毛細血管 ＞ 動脈
3. 動脈 ＞ 静脈 ＞ 毛細血管
4. 動脈 ＞ 毛細血管 ＞ 静脈

を描出し，3. パルスドプラ(PW)法を用いて，サンプルポイントを拡張早期の僧帽弁前尖部に設定し記録する．PW 法の特徴はサンプルポイント内の血流を検出できるが，繰り返し周波数の制限から，高速血流計測には適さない．

解答 4
　左室流入血流速波形は E 波(急速流入波)と A 波(心房収縮期波)より構成され，波形パターンにより，正常，左室弛緩障害，偽正常化，拘束型に分類される．正常は E 波：70～100 cm/sec，A 波：45～70 cm/sec，E/A：1～2，E 波減速時間(DT)は 160～240 msec. 症例は E/A：4.41 と高値で DT 短縮より，4. 拘束パターンを呈する．

解答 3
　頸動脈超音波像における内中膜複合体の厚さ(IMT)は動脈硬化の指標となる．別冊 No.6 は頸動脈長軸像(左)とその血管壁後壁の拡大像(右)になる．血管壁は 3 層構造として描出され，血管内腔と接する部分から順に，1 層目の高エコーと 2 層目の低エコーの層を合わせたものが IMT で，3 層目は外膜となる．したがって 3. ③が IMT となる．

解答 5
　別冊 No.7 の B モード像は膀胱充満法にて女性骨盤腔を観察したものである．下腹部正中横走査で矢印にて示されている 5. (右)卵巣の他，卵巣より腹側(前面)には 4. 膀胱が，内側には 2. 子宮が描出されている．また，下腹部右縦走査でも矢印の(右)卵巣とその腹側(前面)に膀胱が描出されており，卵巣内には卵胞が多数認められる．

解答 4
　標準純音聴力検査では，音の伝導経路である気導と骨導の 2 種類の聴覚閾値を計測できる．それぞれの音の伝導経路は次の通り．気導聴力検査：気導受話器からの音→外耳道→鼓膜→耳小骨→内耳．骨導聴力検査：骨導受話器からの音→頭蓋骨→内耳．内耳(蝸牛)に伝わった音(振動)は活動電位に変換され蝸牛神経へ送られる．

解答 5
　透析患者では赤血球寿命の変化が引き起こされるため，HbA1c よりも影響を受けにくいグリコアルブミン(GA)のほうが，5. 血糖コントロールの指標に適している．それ以外の選択肢は HbA1c に関する記述である．

解答 4
　グルコースは末梢の毛細血管より組織に吸収されるため，その濃度は，4. 動脈血＞毛細管血＞静脈血となる．

23年

5. 毛細血管 ＞ 静脈 ＞ 動脈

問題31 アポリポ蛋白と主要機能の組合せで**誤って**いるのはどれか.

1. A-I —————— LCAT の活性化
2. B-100 —————— VLDL の分泌
3. B-48 —————— カイロミクロンの分泌
4. C-Ⅲ —————— LPL の活性化
5. E —————— LDL 受容体との結合

解答 4

4. LPL の活性化に働くアポリポ蛋白は，アポリポ蛋白 C-Ⅱ である.

問題32 Michaelis-Menten の式について正しいのはどれか. **2つ選べ**.

ただし，〔S〕は基質濃度，Vmax は最大反応速度，Km は Michaelis 定数とする.

1. Km 値＜＜〔S〕のとき1次反応に近似する.
2. 初速度法による〔S〕測定は0次反応領域で行う.
3. Km 値が大きいほど酵素と基質の親和性は大きい.
4. Km 値は反応速度が Vmax の 1/2 を示す〔S〕である.
5. 終点分析法による〔S〕測定には Vmax が大きい酵素を使用する.

解答 4, 5

通常の酵素反応において，初速度は〔S〕と比例（1次反応）し，〔S〕が高くなるにつれ反応速度は漸近的に一定に近づく（0次反応）. Michaelis-Menten の式 V＝Vmax〔S〕/（Km＋〔S〕）より，Km 値が著しく小さいときには V＝Vmax に近づき，0次反応となる.〔S〕が Km 値の場合，式に代入すると，V＝1/2×Vmax となるため，Km 値は反応速度が Vmax の 1/2 を示す〔S〕であり，その値が小さいことは酵素と基質の親和性が大きいことを意味する. 初速度法による酵素活性測定は0次反応領域で行うが，〔S〕測定は〔S〕と反応速度が比例する1次反応領域で行う. 終点分析法では，反応を終了させるため，Vmax が大きい酵素を用いる.

問題33 血中濃度が低下するとテタニーを生じるのはどれか.

1. Na^+
2. Ca^{2+}
3. Cl^-
4. HCO_3^-
5. $H_2PO_4^-$

解答 2

テタニーは 2. 低 Ca 血症によって引き起こされる.

問題34 **誤っている**のはどれか.

1. 妊娠糖尿病ではインスリン抵抗性が低い.
2. HbA1c の生成にはアマドリ転移が関与する.
3. 腎臓の糖排泄閾値は 160〜180 mg/dL である.
4. ムタロターゼはグルコースの α 型から β 型への変換を行う.
5. SGLT2〈Sodium-glucose co-transporter 2〉は近位尿細管に存在する.

解答 1

1. 妊娠糖尿病は，胎盤の作用によるインスリンの働きの抑制や分解によって引き起こされる.

問題35 グリセロール骨格構造を含むのはどれか. **2つ選べ**.

1. レチノール
2. アラキドン酸
3. トリグリセライド
4. スフィンゴミエリン
5. ホスファチジルエタノールアミン

解答 3, 5

グリセロール1分子に3分子の脂肪酸が結合したものが 3. トリグリセライド，2分子の脂肪酸および1分子のエタノールアミンリン酸が結合したものが 5. ホスファチジルエタノールアミンである.

問題36 実効線量を表す単位はどれか.

1. Bq
2. $C \cdot kg^{-1}$
3. eV
4. Gy
5. Sv

解答 5

1. Bq：放射線量，2. $C \cdot kg^{-1}$：照射線量，3. eV：エネルギー，4. Gy：吸収線量，5. Sv：等価線量および実効線量の単位.

問題 37 塩基性アミノ酸はどれか. **2 つ選べ.**
1. プロリン
2. アルギニン
3. ヒスチジン
4. メチオニン
5. トリプトファン

解答 2, 3
　塩基性アミノ酸は選択肢の 2. アルギニン, 3. ヒスチジンの他にリシンが知られている. 4. メチオニンは含硫アミノ酸, 5. トリプトファンは芳香族アミノ酸である. 1. プロリンは他のアミノ酸と異なり, 二級アミノ酸という特徴をもつ.

問題 38 溶液 A を 30 倍希釈して吸光度を測定したとき, 0.300 であった.

　この物質の測定波長におけるモル吸光係数を $6{,}000\,\mathrm{L\cdot mol^{-1}\cdot cm^{-1}}$ とすると, 溶液 A の濃度は何 mmol/L か.

　ただし, 使用した光路長は 1.0 cm とする.
1. 　　0.15
2. 　　1.5
3. 　　15
4. 　　150
5. 　1,500

解答 2
　ランバート・ベールの式：吸光度＝モル吸光係数$(\mathrm{L\cdot mol^{-1}\cdot cm^{-1}})$×濃度$(\mathrm{mol/L})$×光路長$(\mathrm{cm})$に, 与えられた数値を代入すると, $0.3＝6{,}000×$濃度$×1.0$ となる. ここから測定した溶液(溶液 A を 30 倍希釈したもの)の濃度 $5×10^{-5}\,(\mathrm{mol/L})$ が得られ, 溶液 A の濃度は $5×10^{-5}×10^{3}×30＝1.5\,(\mathrm{mmol/L})$ となる.

問題 39 MALDI-TOF-MS による物質測定で正しいのはどれか.
1. 分子量の大きい物質ほど早く飛行する.
2. 飛行速度は物質の電荷の影響を受けない.
3. 測定対象物質は大気圧の空気中を飛行する.
4. イオン化はレーザーのパルス照射により行う.
5. タンデム質量分析装置は 2 台の質量分析部を並列に接続する.

解答 4
　MALDI-TOF-MS では, パルスレーザーの照射によりイオン化させた物質を真空中で飛行させ, 質量と電荷(m/z)の違いによる飛行時間の差を利用し物質の質量を求める. 分子量の小さい物質ほど早く飛行し, その速度は物質の電荷の影響を受ける. 5. タンデム質量分析装置は, 2 台の質量分析部を直列に接続した装置である.

問題 40 ALP アイソザイムについて**誤っている**のはどれか.
1. 胎盤型は耐熱性である.
2. 骨型は成人よりも小児で高い.
3. 小腸型は高脂肪食で上昇する.
4. 高分子肝型は閉塞性黄疸で上昇する.
5. 免疫グロブリン結合型は電気泳動で最も陽極側に検出される.

解答 5
　ALP アイソザイムは, セルロースアセテート膜による電気泳動で陽極側から検出される順に $\mathrm{ALP_1}$, $\mathrm{ALP_2}$……$\mathrm{ALP_6}$ と分類されている. 免疫グロブリン結合型は $\mathrm{ALP_6}$ と称され, 陰極側に泳動される.

問題 41 二重の膜構造を有するのはどれか. **2 つ選べ.**
1. 核
2. ゴルジ体
3. リソソーム
4. ミトコンドリア
5. ペルオキシソーム

解答 1, 4
　真核細胞の中で, 二重の膜構造をとっている構造体は, 1. 核, 4. ミトコンドリア, 葉緑体である.

問題 42 血中 LD/AST 比が 1 のとき, 最も考えられるのはどれか.
1. 白血病
2. 急性肝炎
3. 心筋梗塞
4. 多発性筋炎
5. 溶血性貧血

解答 2
　LD と AST の臓器・組織特異性の違いから, その比(LD/AST)を算出することで, 損傷臓器・組織の推定に役立つ. 1. 白血病, 5. 溶血性貧血は 20 以上, 3. 心筋梗塞, 4. 多発性筋炎は 5〜20, 2. 急性肝炎では 5 以下となる.

23 年

問題 43 欠乏すると巨赤芽球性貧血を引き起こすのはどれか. **2 つ選べ.**
1. 葉　酸
2. ビタミン B_6
3. ビタミン B_{12}
4. ビタミン C
5. ビタミン K

解　答 1, 3
　欠乏すると巨赤芽球性貧血を引き起こすのは 1. 葉酸, 3. ビタミン B_{12} となる. その他の選択肢のビタミンの欠乏症について, 2. ビタミン B_6 はペラグラ様症候群, 舌炎, 4. ビタミン C は壊血病, 5. ビタミン K は新生児メレナなどである.

問題 44 ビタミン B_6 の誘導体を補酵素とするのはどれか.
1. ALP
2. AMY
3. AST
4. LD
5. γ-GT

解　答 3
　3. AST はビタミン B_6 の誘導体であるピリドキサルリン酸を補酵素とする. ALT も同様である.

問題 45 子宮頸部擦過細胞診の Papanicolaou 染色標本(**別冊 No.8**)を別に示す.
　Bethesda システムによる判定はどれか.
1. NILM
2. LSIL
3. HSIL
4. Squamous cell carcinoma
5. Adenocarcinoma

解　答 3
　別冊 No.8 は, 好中球を主体とした炎症性背景に出現する高度異形成または上皮内癌を考える細胞像である. 出現している異型細胞は核クロマチン濃染し, 傍基底細胞相当で核の細胞質に対する面積比ないし容積比(N/C 比)が 8 割以上あり, 一部核に緊満感を認める. Bethesda システムでは, 非腫瘍性所見を 1. NILM, HPV 感染や軽度異形成細胞が出現する軽度扁平上皮内病変を 2. LSIL, 中等度異形成, 高度異形成, 上皮内癌が出現する高度扁平上皮内病変を 3. HSIL に分類している.

問題 46 病理解剖の目的として正しいのはどれか. **2 つ選べ.**
1. 人体の正常な構造を明らかにすること.
2. 犯罪との関係が疑われる死体を調べること.
3. 災害で亡くなった人の死因を明らかにすること.
4. 生前に行われた治療の効果を明らかにすること.
5. 病気で亡くなった人の死因を明らかにすること.

解　答 4, 5
　1. 人体の正常な構造を明らかにする解剖は, 医学教育などで用いられる系統解剖という. また, 2. 犯罪との関係が疑われる死体を調べる解剖は司法解剖, 3. 災害で亡くなった人の死因を明らかにする解剖を行政解剖という. 病理解剖は医療行為の一端で, 臨床医の依頼に基づき, 死亡した患者家族の承諾を得たうえで行われ, 病気の本態や 4. 生前に行われた治療の効果, 5. 病気で亡くなった人の死因を明らかにするために行われる.

問題 47 H-E 染色標本(**別冊 No.9A**)とパラフィンブロックの肉眼写真(**別冊 No.9B**)を別に示す.
　H-E 染色標本にみられる問題の原因はどれか.
1. ホルマリン固定不足
2. パラフィン浸透不足
3. 薄切の面出し不足
4. 切片の伸展不足
5. 染色時の切片剝離

解　答 3
　薄切時にはパラフィンブロック内に埋もれた組織片の全面が露出するまでパラフィンを削る粗削りが必要で, その後, 本削り用の刃で薄切し染色用の切片とする. 別冊 No.9B のパラフィンブロックの光沢のある領域が, 3. 薄切の面出し不足となっている部分で, 結果, 別冊 No.9A の H-E 染色像で白く抜けている部分が広範囲に存在している.

問題 48 気管支の特殊染色標本(**別冊 No.10**)を別に示す.
　染色法はどれか.
1. Nile blue 染色
2. Berlin blue 染色
3. Alcian blue 染色
4. Victoria blue 染色
5. toluidine blue 染色

解　答 3
　別冊 No.10 は, 気管支に対する 3. Alcian blue 染色の写真である. Alcian blue 染色は上皮性粘液細胞が分泌するムチンや間質組織の構成成分であるプロテオグリカンなどの, 酸性ムコ物質の検出を目的とした染色法である. 写真では気管軟骨の基質主成分であるコンドロイチン硫酸や気管支粘膜の杯細胞(スルフォムチン), 気管支腺(シアルムチン)が青色に染色されている.

問題 49 甲状腺濾胞細胞で産生されるのはどれか.
1. カルシトニン
2. パラトルモン

解　答 4
　1. 甲状腺傍濾胞細胞から分泌されるペプチドホルモンで, カルシウム代謝調節ホルモンの 1 つである. 2. 副甲状腺から分泌

3. ソマトスタチン
4. サイログロブリン
5. 甲状腺刺激ホルモン

され，カルシトニンやビタミン D とともに，血液中や体液中のカルシウム濃度を一定に保つために働く．3. 膵臓のランゲルハンス島(δ 細胞)や消化管の内分泌細胞(δ 細胞)などから分泌され，インスリンとグルカゴンの分泌を抑制したり，消化管におけるグルコースの吸収を抑制する．4. 甲状腺濾胞細胞のみで合成される糖蛋白で甲状腺ホルモンの貯蔵型として甲状腺濾胞内に貯えられている．5. 下垂体前葉の甲状腺刺激ホルモン分泌細胞から分泌され，甲状腺ホルモンの分泌を調節する．

問題50 平滑筋で構成されるのはどれか．
1. 心　筋
2. 舌　筋
3. 横隔膜
4. 表情筋
5. 子宮筋層

解答 5
不随意筋である1. 心筋と，随意筋である2. 舌筋，3. 横隔膜は，横紋筋で構成され，4. 表情筋は横紋筋の随意筋と不随意筋の両方を合わせもつ特殊な筋肉である．平滑筋は消化管，気管，血管，尿管，5. 子宮筋層など内臓の筋肉を構成している．

問題51 血栓の誘因と**なりにくい**のはどれか．
1. 喫　煙
2. 悪性腫瘍
3. 心房細動
4. 脂質異常症
5. ビタミン K 欠乏

解答 5
血栓とは血管内において形成される凝血塊のことで，血栓によって生じる病態を総称して血栓症という．血栓症の危険因子となる病態があり，1. 喫煙，2. 悪性腫瘍，3. 心房細動，4. 脂質異常症などがある．5. ビタミン K 欠乏状態では，ビタミン K 依存性凝固因子の産生が低下し，その結果，出血傾向を呈する．

問題52 我が国における肺の悪性腫瘍のうち最も頻度が高いのはどれか．
1. 腺　癌
2. 小細胞癌
3. 大細胞癌
4. 扁平上皮癌
5. 悪性中皮腫

解答 1
原発性肺癌には代表的組織型(1. 腺癌，2. 小細胞癌，3. 大細胞癌，4. 扁平上皮癌)4 種類があり，肺癌の組織型の大多数を占めている．我が国では腺癌が最も多く半数以上を占め，扁平上皮癌，小細胞癌，大細胞癌の順に続く．5. 悪性中皮腫は中皮細胞から発生する悪性腫瘍で，肺癌に比べるとその頻度は 1% 以下とまれな腫瘍である．

問題53 遺伝子解析の際に推奨される脱灰液はどれか．
1. 3%塩酸水溶液
2. 5%硝酸水溶液
3. 5%トリクロロ酢酸水溶液
4. エチレンジアミン四酢酸〈EDTA〉液
5. プランク・リクロ〈Plank-Rychlo〉液

解答 4
十分に固定された組織でも，脱灰処理によって組織傷害が少なからず生じることから，各種脱灰液の影響などを考慮しなければならない．1. 3%塩酸水溶液，2. 5%硝酸水溶液，3. 5%トリクロロ酢酸水溶液，5. プランク・リクロ(Plank-Rychlo)液などの酸を用いた脱灰法では，DNA の断片化が顕著である．しかし，キレート剤を用いた中性脱灰法である4. エチレンジアミン四酢酸(EDTA)液では，断片化の少ない DNA の抽出が可能となり，遺伝子解析の際に推奨されている．

問題54 細胞診検査材料のうち，最も低速遠心で集細胞法を行うのはどれか．
1. 尿
2. 胸　水
3. 膵　液
4. 髄　液
5. 胆　汁

解答 4
集細胞法を用いる細胞診検査材料には，1. 尿や，体腔液である2. 胸水，腹水，心嚢液などがある．その他に，消化酵素を多く含んでいるため細胞変性を起こしやすい3. 膵液や，5. 胆汁などの液状検体は，採取後，直ちに低温で保存しなければならない．また，蛋白成分が少なく細胞変性が起こりやすい4. 髄液は低速での遠心操作が必要となる．

問題55 急性炎症で特徴的にみられる現象はどれか．**2つ選べ**．
1. 好中球浸潤
2. リンパ球浸潤
3. 血漿成分の滲出
4. 組織構築の改変
5. 線維芽細胞の増殖

解答 1，3
急性炎症では好中球の働きが活発となり，1. 好中球浸潤が現れ，さらに血管透過性の亢進により3. 血漿成分の滲出が起きる．反対に炎症が慢性的に持続している状態の慢性炎症では，2. リンパ球浸潤や形質細胞浸潤を認める．

問題 56 静脈血が流れているのはどれか. **2 つ選べ**.
1. 大動脈
2. 肺動脈
3. 臍帯動脈
4. 気管支動脈
5. 総腸骨動脈

解答 2, 3

　酸素が少なく二酸化炭素を多く含む血液を静脈血といい，静脈血は全身から心臓へ戻る大静脈や，心臓から肺へ向かう 2. 肺動脈に流れている．また，胎児循環では臍帯静脈に動脈血が流れ，胎児は酸素を母体の血液から受け取っている．それに対し，胎児から胎盤に血液を送るのは 3. 臍帯動脈で静脈血が流れている．

問題 57 H-E 染色のエオジン液に加えるのはどれか.
1. 塩　酸
2. 酢　酸
3. 硫　酸
4. アンモニア
5. 炭酸リチウム

解答 2

　酸性色素であるエオジンは負(−)に荷電し，正(＋)に荷電する組織蛋白質に親和する．しかし，組織蛋白質は一般的に等電点が低く，中性領域ではより多くが負(−)に荷電するため，そのままでは負(−)に荷電するエオジンとは斥力が働き，エオジンが組織蛋白質へは親和しにくい．そこで酢酸を用いて酸を加えると，蛋白質中のリジンなどのアミノ基(NH_2)が正(＋)にイオン化し(NH_3^+)，負(−)に荷電するエオジンがより親和しやすくなり，すなわち好酸性が増大する．そのためエオジン染色液へは，通常 2. 酢酸が添加される．

問題 58 縦隔に**含まれない**臓器はどれか.
1. 肺
2. 気　管
3. 胸　腺
4. 食　道
5. 心　臓

解答 1

　縦隔とは特定の臓器を表す言葉ではなく，左右の肺にはさまれた区域を縦隔という．1. 肺は縦隔に含まれず，縦隔には 2. 気管・気管支，3. 胸腺，4. 食道，5. 心臓，大血管(大動脈，大静脈，肺動脈，肺静脈)がある．

問題 59 正しいのはどれか.
1. B リンパ球は胸腺で成熟する.
2. 髄外造血は胎生期に認められる.
3. 免疫グロブリンは肝臓で合成される.
4. エリスロポエチンは骨髄で産生される.
5. トロンボポエチンは脾臓で産生される.

解答 2

　骨髄以外の部位に生じる造血を髄外造血と称する．造血は，胎生初期には卵黄嚢で，次いで肝臓・脾臓で営まれ，出生時にはほぼ骨髄での造血のみとなる．以後，髄外造血は病的と考えられる．1. 胸腺で成熟するのは T リンパ球である一方，3. 免疫グロブリンは形質細胞で産生される．4. エリスロポエチンは腎臓で，5. トロンボポエチンは主に肝臓で産生される．

問題 60 血液塗抹標本の染色法について**誤っている**のはどれか.
1. 正常赤芽球は PAS 染色で陰性となる.
2. 鉄染色は鉄芽球性貧血の診断に有用である.
3. May-Giemsa 染色は細胞形態の観察に適する.
4. 成熟好中球はペルオキシダーゼ染色で陽性となる.
5. 特異的エステラーゼ染色はフッ化ナトリウムで阻害される.

解答 5

　血液像の特殊染色のなかでエステラーゼ染色は重要であるが，アセテートやブチレートのような短鎖のエステルを基質とする非特異的エステラーゼ染色と，ナフトール AS-D クロロアセテートのような長鎖のエステルを基質とする特異的エステラーゼ染色が用いられる．単球系の細胞は非特異的エステラーゼ染色が陽性となるが，フッ化ナトリウムにより阻害される．

問題 61 赤血球沈降速度が遅延するのはどれか. **2 つ選べ**.
1. 関節リウマチ
2. 真性赤血球増加症
3. ネフローゼ症候群
4. 原発性マクログロブリン血症
5. 先天性無フィブリノゲン血症

解答 2, 5

　赤血球沈降速度(赤沈)は赤血球が沈んでいく速さを観察する検査である．赤血球の表面は豊富なシアル酸の存在により陰性に荷電しており，反発のため凝集しにくい状態にある．しかし，血漿中に陽性荷電を有するフィブリノゲンが増加すると，赤血球同士の反発が減弱し，それに伴う凝集能・連銭形成能亢進により赤沈が促進する．また，赤血球同士の距離が離れ，反発力が低下するため，貧血のときには赤沈が亢進する．その逆，つまり，5. フィブリノゲンの減少，2. 赤血球増多では，赤沈は遅延する．

問題 62 自動血球計数測定値の誤差要因とその影響の組合せで正しいのはどれか. **2 つ選べ**.
1. 寒冷凝集素 ——————— 赤血球数偽低値
2. 巨大血小板 ——————— 血小板数偽高値

解答 1, 5

　自動血球計数装置の進歩はめざましいが，病的な検体においては，血球数の偽高値・偽低値が起こりうることを銘記すべきである．通常，自動血球計数器では，凝集した赤血球は赤血球として測定されない．したがって，1. 寒冷凝集素により赤血球凝集が

3. 破砕赤血球 —————— 血小板数偽低値
4. 有核赤血球 —————— 白血球数偽低値
5. クリオグロブリン —————— 白血球数偽高値

惹起されると赤血球数は偽低値となる．また，5. クリオグロブリンが存在し粒子状物が形成されると，3 系統全ての血球数の偽高値の原因となりうる．

問題 63 引きガラス(ウェッジ)法での末梢血液塗抹標本の作製について**誤っている**のはどれか．
1. 大型細胞は引き終わりに分布しやすい．
2. 塗抹後は速やかに温風で十分に乾燥させる．
3. 塗抹の厚さは引きガラスの角度に影響される．
4. 塗抹スピードが速いと塗抹面の長さは短くなる．
5. 血球形態への影響を避けるため採血後速やかに作製する．

解答 2

光学顕微鏡による血液像の観察は，血液学的検査の基本である．その際に適切な標本を作製することが重要である．スライドガラス上に塗抹された試料は速やかに冷風によって乾燥させる．乾燥のためにドライヤーを使用する場合も温風を当てないようにする．乾燥温度を高くすると，赤血球の溶血，染色性の変化を認めることが知られている．

問題 64 末梢血細胞の May-Giemsa 染色標本(**別冊 No.11A**)とフローサイトメトリの所見(**別冊 No.11B**)を別に示す．
考えられるのはどれか．
1. 急性単球性白血病
2. 急性リンパ性白血病
3. 成人 T 細胞白血病
4. 慢性骨髄単球性白血病
5. 慢性リンパ性白血病

解答 5

写真(別冊 No.11A)では，2 個のリンパ系統の細胞とともに，グンプレヒト(Gumprecht)の核影を認める．これは塗抹標本作製時に細胞質が壊れ，核のみを認めるものであり，慢性リンパ性白血病などのリンパ系疾患でよく認められる．フローサイトメトリー(別冊 No.11B)の結果では，CD19，CD20，CD23 に加え，CD5 が陽性であるとともに，免疫グロブリン軽鎖のクローナリティ(この場合は λ 鎖)が認められる．典型的な慢性リンパ性白血病の検査所見である．

問題 65 骨髄芽球に当てはまるのはどれか．**2 つ選べ**．
1. 核小体を認める．
2. N/C 比が小さい．
3. 二次顆粒を認める．
4. 細胞質は好塩基性が強い．
5. 核クロマチン構造が粗剛である．

解答 1，4

骨髄芽球は，顆粒球系統の未熟な細胞であり，通常は骨髄にのみ存在し，末梢血中に出現した場合は異常である．少数でも，末梢血に本細胞を認めた場合には急性骨髄性白血病など重大な疾患を疑う必要がある．核は 2. N/C 比が大きく，5. 核クロマチン構造は繊細であり，1. 核小体を認める．また，4. 細胞質は好塩基性が強く，3. 二次顆粒を認めない．

問題 66 フィブリノゲンについて正しいのはどれか．**2 つ選べ**．
1. 急性炎症で上昇する．
2. 血中で最も高濃度の蛋白質である．
3. トロンビン時間法により測定される．
4. 3 種類のペプチド鎖が 3 量体になった構造である．
5. プラスミンで分解されると D ダイマーが遊離する．

解答 1，3

フィブリノゲンは凝固蛋白質であるとともに急性相蛋白質であり，1. 炎症性疾患で増加する．フィブリノゲン値の測定法としては，3. トロンビン添加時の凝固時間測定を基本とするトロンビン時間法が用いられる．同法は機能的なフィブリノゲン測定法であり，フィブリノゲンが存在していても，フィブリノゲン異常症では低値となる．

問題 67 正しいのはどれか．
1. ヘムには 3 価の鉄原子が含まれる．
2. 鉄は血漿中でトランスフェリンに結合している．
3. 赤血球における ATP 供給はクエン酸回路による．
4. ヘモグロビンの酸素飽和性は pH が上昇すると減少する．
5. 健常成人のヘモグロビンの約 50% をヘモグロビン A2 が占める．

解答 2

鉄原子は，赤血球の酸素運搬など極めて重要な役割を担っている．体内には鉄が 3〜4 g 存在しているが，70% は赤血球に含まれるヘモグロビン鉄であり，赤血球由来の大量の鉄をリサイクルする一方，能動的な排出機構がなく，いわゆる半閉鎖系で利活用されている．2. 血漿を含めた体内での移動は鉄単独ではなくトランスフェリンと結合して行われる．

問題 68 世代時間が最も長いのはどれか．
1. *Bacillus cereus*
2. *Escherichia coli*

解答 3

細菌や細胞が 1 回の分裂にかかる時間を世代時間(generation time)と呼ぶ．培養条件を最適にした場合，多くの細菌の世代時間は約 20〜30 分である．3. *Mycobacterium tuberculosis* のよう

3. *Mycobacterium tuberculosis*

4. *Staphylococcus aureus*

5. *Vibrio parahaemolyticus*

な発育の遅い菌は 12〜20 時間かかる.

問題 69 多剤耐性結核菌の判定に**用いない**のはどれか.

1. アミカシン
2. イソニアジド
3. リファンピシン
4. レボフロキサシン
5. ストレプトマイシン

解 答 5

多剤耐性結核菌(MDR-TB)は,結核菌に対して最も有効な薬剤とされる 2. イソニアジド,3. リファンピシンの両剤に対して同時に耐性を獲得している結核菌である.さらに,MDR-TB のうちニューキノロン系薬(4. レボフロキサシン,フルオロキノロンなど)の 1 種類以上に耐性,かつ二次抗結核薬である 1. アミカシン,カナマイシン,カプレオマイシンのどれかに耐性をもつものは,超多剤耐性結核菌(XDR-TB)と定義されている.

問題 70 腸管感染症患者の下痢便の Gram 染色標本(**別冊 No.12**)を別に示す.

矢印で示すのはどれか.

1. *Aeromonas hydrophila*
2. *Campylobacter jejuni*
3. *Helicobacter pylori*
4. *Vibrio parahaemolyticus*
5. *Yersinia enterocolitica*

解 答 2

下痢便の Gram 染色標本(別冊 No.12)で Gram 陰性らせん状の桿菌が観察されることから,2. *Campylobacter jejuni* が推定される.3. *Helicobacter pylori* もらせん菌であるが下痢症ではなく,胃潰瘍や十二指腸潰瘍を起こす.1. *Aeromonas hydrophila*,4. *Vibrio parahaemolyticus*,5. *Yersinia enterocolitica* は下痢症の原因菌となるが,全て Gram 陰性桿菌である.

問題 71 カルバペネム系抗菌薬が有効なのはどれか.

1. メチシリン耐性黄色ブドウ球菌〈MRSA〉
2. バンコマイシン耐性腸球菌〈VRE〉
3. 多剤耐性緑膿菌〈MDRP〉
4. 多剤耐性アシネトバクター〈MDRA〉
5. 基質拡張型 β-ラクタマーゼ〈ESBL〉産生大腸菌

解 答 5

5. 基質拡張型 β-ラクタマーゼ(ESBL)産生大腸菌は,ペニシリナーゼに属する β-ラクタマーゼが,その基質分解範囲を拡大して第 3,4 世代のセファロスポリンをも加水分解して,あたかも強力なセファロスポリナーゼを有するように振る舞う.一方,カルバペネム系薬および β- ラクタマーゼ阻害薬(クラブラン酸)との合剤,セファマイシン系薬(セフメタゾールやセフォキシチン)には感性を示す.

問題 72 真菌に分類されるのはどれか.**2つ選べ**.

1. *Chlamydia trachomatis*
2. *Cryptococcus neoformans*
3. *Nocardia asteroides*
4. *Pneumocystis jirovecii*
5. *Treponema pallidum*

解 答 2,4

真菌に分類される微生物は,2. *Cryptococcus neoformans* や *Candida albicans* などの酵母,*Aspergillus fumigatus* のような糸状菌,ニューモシスチス肺炎の病原体である 4. *Pneumocystis jirovecii* などである.*P. jirovecii* は栄養型や嚢子で存在しており,以前は原虫と考えられていたが,分子遺伝学的研究により,真菌であることが判明した.1. *Chlamydia trachomatis*(偏性細胞寄生性菌),3. *Nocardia asteroides*,5. *Treponema pallidum* は全て細菌である.

問題 73 培地と使用目的の組合せで正しいのはどれか.**2つ選べ**.

1. Bordet-Gengou 培地 ——— 選択分離
2. Cary-Blair 培地 ——— 性状確認
3. King A 培地 ——— 検体輸送
4. LIM 培地 ——— 選択増菌
5. Mueller-Hinton 寒天培地 ——— 薬剤感受性検査

解 答 1,5

培地は使用目的によって検体輸送,分離,選択分離,増菌,選択増菌,性状確認,薬剤感受性検査,保存用などに分けられる.1. Bordet-Gengou 培地は分離用,2. Cary-Blair 培地は検体輸送用,3. King A 培地は性状確認用,4. LIM 培地は腸内細菌目細菌の性状確認用,5. Mueller-Hinton 寒天培地は薬剤感受性検査用である.したがって,本来であれば正しいのは 5. のみであるが,「2つ選べ」に従うと 1. も選択するしかない.

問題 74 WHO が提唱している手指衛生のタイミングに**含まれない**のはどれか.

1. 無菌操作の前
2. 患者に触れる前
3. 患者に触れた後
4. 患者周辺の物品に触れる前
5. 体液に曝露された可能性のある場合

解 答 4

WHO が提唱している手指衛生の 5 つのタイミングは,1. 清潔/無菌操作の前(患者の体内への微生物侵入を防ぐため),2. 患者に触れる前(手指を介した病原微生物の伝播から患者を守る),3. 患者に触れた後(患者の病原微生物から医療従事者と医療環境を守る),4. 患者周辺の環境や物品に触れた後(同上),5. 体液に曝露された可能性のある場合(同上)である.

問題 75 細菌と毒素の組合せで**誤っている**のはどれか.

1. *Clostridium tetani* ——— 神経毒素
2. Enterohemorrhagic *Escherichia coli* 〈EHEC〉
——————————— ベロ毒素
3. *Staphylococcus aureus* —— エンテロトキシン
4. *Streptococcus pyogenes* —— 毒素性ショック症候群毒素
5. *Vibrio parahaemolyticus* — 耐熱性溶血毒

解答 4

4. *Streptococcus pyogenes* が産生する毒素には,溶血毒素のストレプトリジン O とストレプトリジン S,発赤毒のディック毒素(SpeA,SpeB,SpeC)などがある.4. 毒素性ショック症候群毒素(TSST-1)を産生するのは,*Staphylococcus aureus* である.

問題 76 ハートインフュージョンブイヨンで培養した菌の染色標本(**別冊 No.13**)を別に示す.
　　染色法はどれか.

1. Giménez 染色
2. Hiss 法
3. Leifson 法
4. Neisser 法
5. Wirtz 法

解答 3

染色標本(別冊 No.13)で赤色の菌体と赤色の鞭毛が観察される.したがって,鞭毛を染色する 3. Leifson 法である.1. Giménez 染色(ヒメネス染色)は *Legionella* 属菌,2. Hiss 法は莢膜,4. Neisser 法はジフテリア菌の異染小体,5. Wirtz 法は芽胞の染色に使用される.

問題 77 血中薬物濃度測定による治療薬物モニタリング〈TDM〉の対象となるのはどれか.

1. アンピシリン
2. イミペネム
3. エリスロマイシン
4. ゲンタマイシン
5. セファゾリン

解答 4

TDM は,臨床薬物動態学の観点から血中の薬物濃度を測定することで,その薬物の治療効果(有効性)や副反応(安全性)を確認しながら,適切な薬物投与を行うことが目的である.TDM が必要な抗菌薬は,4. ゲンタマイシンやアルベカシンなどのアミノグリコシド系薬,バンコマイシンやテイコプラニンなどのグリコペプチド系薬である.

問題 78 ウイルスと疾患の組合せで正しいのはどれか.

1. コクサッキーウイルス ——————— 尿道炎
2. サイトメガロウイルス ——————— 手足口病
3. デングウイルス ——————————— 肺　炎
4. ヒトパルボウイルス ——————— 伝染性紅斑
5. ヒト RS ウイルス ——————————— 脳　炎

解答 4

ウイルスとその疾患名は頻出問題である.1. コクサッキーウイルスは,手足口病,ヘルパンギーナ,無菌性髄膜炎.2. サイトメガロウイルスは間質性肺炎,脳炎,網膜炎,肝炎.3. デングウイルスは蚊に媒介されるデング熱(熱性疾患)やデング出血熱.4. ヒトパルボウイルスは伝染性紅斑.5. ヒト RS ウイルスは急性呼吸器感染症の原因である.

問題 79 主要組織適合性遺伝子複合体〈MHC〉について正しいのはどれか.

1. 第 9 染色体短腕上に存在する.
2. ヘルパー T 細胞はクラス I 分子と反応する.
3. CD4 分子の結合部位は β_2 ドメインに存在する.
4. クラス I 分子の発現は抗原提示細胞に限局される.
5. β_2-ミクログロブリン遺伝子は多型性に富んでいる.

解答 3

1. 主要組織適合性遺伝子複合体(MHC)分子をコードする遺伝子群は第 6 染色体の短腕に存在する.2. 外来性抗原の提示は,MHC クラス II 分子が結合して CD4$^+$ ヘルパー T 細胞に認識される.4. クラス II 分子の HLA-DR,HLA-DQ,HLA-DP の発現は,樹状細胞,マクロファージ,B 細胞などの抗原提示細胞に限られる.5. 第 15 染色体に存在する β_2-ミクログロブリン以外の MHC 分子は多型性に富んでいる.

問題 80 B 細胞はどれか.

1. CD3 陽性細胞
2. CD4 陽性細胞
3. CD8 陽性細胞
4. CD19 陽性細胞
5. CD56 陽性細胞

解答 4

1. CD3 陽性は T 細胞全般,2. CD4 陽性はヘルパー T 細胞,3. CD8 陽性は細胞障害性 T 細胞,5. CD56 陽性は NK 細胞に発現している.

問題 81 間接(受身)凝集反応で**検出できない**のはどれか.

解答 5

間接(受身)凝集反応とは担体表面に抗原を吸着させ,対応する

1. HBs 抗体
2. HCV 抗体
3. HTLV-1 抗体
4. マイコプラズマ抗体
5. Donath-Landsteiner 抗体

問題 82 間接蛍光抗体法による抗核抗体検査所見(**別冊 No.14**)を別に示す.

この所見から考えられるのはどれか.

1. CREST 症候群
2. Sjögren 症候群
3. 薬剤誘発性ループス
4. 混合性結合組織病〈MCTD〉
5. 全身性エリテマトーデス〈SLE〉

問題 83 抗ミトコンドリア抗体が検出されるのはどれか.

1. 重症筋無力症
2. 慢性甲状腺炎
3. Goodpasture 症候群
4. 原発性胆汁性胆管炎
5. 特発性血小板減少性紫斑病

問題 84 抗体を精製する方法で**ない**のはどれか.

1. 塩　析
2. ゲル濾過
3. イオン交換クロマトグラフィ
4. 塩化セシウム密度勾配遠心分離法
5. アフィニティカラムクロマトグラフィ

問題 85 受血者と供血者の血液型を以下に示す.

血液型	ABO	Rh	Kidd	Duffy	Diego
受血者	A 型	DccEE	Jk(a + b −)	Fy(a + b −)	Di(a − b +)
供血者	A 型	DCCEE	Jk(a − b +)	Fy(a + b +)	Di(a + b +)

輸血を行った場合，受血者が産生する可能性のある不規則抗体はどれか.

1. 抗 c，抗 Jk^b，抗 Fy^b，抗 Di^b
2. 抗 C，抗 Jk^a，抗 Fy^a，抗 Di^a
3. 抗 C，抗 Jk^b，抗 Fy^b，抗 Di^a
4. 抗 D，抗 Jk^a，抗 Fy^a，抗 Di^a
5. 抗 E，抗 Jk^b，抗 Fy^a，抗 Di^a

問題 86 緊急輸血が必要な患者が搬送された.

血液型の確定ができない状況下で使用する輸血用血液製剤と血液型の組合せで正しいのはどれか.

1. 赤血球製剤 —————— A 型 RhD 陽性
2. 赤血球製剤 —————— O 型 RhD 陽性
3. 赤血球製剤 —————— AB 型 RhD 陽性
4. 血漿製剤 —————— B 型 RhD 陰性
5. 血漿製剤 —————— O 型 RhD 陰性

問題 87 輸血検査の内部精度管理で，確認する必要性が**低い**項目はどれか.

抗体を凝集反応で検出する方法である．逆に抗体を担体に吸着させ，対応する抗原を検出することを逆間接(逆受身)凝集反応という．5. Donath-Landsteiner 試験は溶解反応である．

解答 1

別冊 No.14 の染色パターンは centromere 型(散在斑紋型)で，1. CREST 症候群にみられる．speckled 型(斑紋型)で，SS-A/SS-B 抗体が推定される場合は 2. Sjögren 症候群，抗 U1RNP 抗体が推定される場合は 4. 混合性結合組織病(MCTD)と関連する．homogeneous 型(均質型)で抗ヒストン抗体が推定される場合は 3. 薬剤誘発性ループスが考えられる．peripheral 型(辺縁型)は 5. 全身性エリテマトーデス(SLE)と関連する．

解答 4

1. 重症筋無力症では抗アセチルコリンレセプター抗体，2. 慢性甲状腺炎では抗甲状腺ペルオキシダーゼ抗体，抗サイログロブリン抗体，3. Goodpasture 症候群では抗基底膜抗体，5. 特発性血小板減少性紫斑病では抗血小板抗体が関連する．

解答 4

ヒトや動物の血清，融合細胞の培養上清に含まれる抗体は，単独あるいは複数の方法を組合せて精製する．抗体の濃度は 280 nm で吸光度を測定して，1 mg/mL の抗体濃度の吸光度は約 1.4 である．4. 塩化セシウム密度勾配遠心分離法は，塩化セシウムの溶液を遠心分離し，遠心力と分散力によって遠心管中に密度勾配を作り出して，密度の異なる DNA の分離を行う．

解答 3

免疫反応では，受血者が保有しない抗原が輸血されるとその抗原に対する抗体を産生する．したがって，供血者が陽性の抗原で，受血者が保有しない 3. C，Jk^b，Fy^b，Di^a 抗原に対応する抗体を産生する可能性がある．

解答 2

赤血球製剤は O 型 RhD 陰性が望ましい．しかし，日本人の RhD 陰性頻度は 0.5% であるので，O 型 RhD 陽性を使用する．血漿は AB 型製剤が望ましく，RhD は陽性でも陰性でも問題はない．

解答 1

2. 検査室室温が低い場合は，寒冷凝集素の影響を受ける可能

1. 検査室気圧
2. 検査室室温
3. 検査室湿度
4. 恒温槽の温度
5. 判定用遠心機の回転数

問題88 ABO 血液型について**誤っている**のはどれか.
1. ABO 血液型は Landsteiner の法則に従う.
2. ABO 遺伝子は第9染色体長腕に存在する.
3. 新生児や乳児の ABO 血液型抗原量は少ない.
4. 抗 A および抗 B 抗体の産生は胎児期に始まる.
5. 獲得性 B は A 抗原が後天的に変化したものである.

問題89 Th2 細胞が産生するサイトカインはどれか. **2つ選べ**.
1. インターロイキン 2
2. インターロイキン 4
3. インターロイキン 10
4. インターロイキン 12
5. インターフェロン γ

問題90 特定原材料として食品への表示が義務付けられているのはどれか. **2つ選べ**.
1. 米
2. 卵
3. 小　麦
4. さ　ば
5. 大　豆

問題91 統合失調症で入院が必要と診断されたが, 本人が入院を拒んだため, 父親の同意によって入院させた.
　　この場合の入院形態はどれか.
1. 応急入院
2. 措置入院
3. 任意入院
4. 医療保護入院
5. 緊急措置入院

問題92 保健所の業務はどれか. **2つ選べ**.
1. 医療計画の策定
2. 乳幼児健康診査
3. 障害者手帳の交付
4. 医療機関への立入検査
5. 食中毒発生時の原因調査

問題93 公的医療保険の給付対象に**含まれない**のはどれか.
1. 禁煙治療
2. 人工透析

性がある. 3. 検査室湿度が低いとスライド法の ABO 型オモテ検査で, 乾燥しやすくなり, 凝集像の確認に影響が出る可能性がある. 4. 恒温槽の温度は不規則抗体検査や交差適合試験の間接グロブリン試験の重要な反応条件である. 5. 遠心機の回転数や回転時間は凝集反応に影響がある.

解答 4
　3. 新生児の A・B 抗原量は十分に発現しておらず, 生後2〜4年までに成人レベルになる. 4. 抗 A, B 抗体は, 生後3〜6カ月から産生されるが, 2歳ぐらいまで検出できない事例もある.

解答 2, 3
　Th1 細胞はインターフェロン γ, Th2 細胞は 2. インターロイキン 4, 3. インターロイキン 10 を産生する. 活性化したマクロファージは 4. インターロイキン 12 を産生, NK 細胞は 5. インターフェロン γ を産生して, マクロファージの殺菌能を亢進する.

解答 2, 3
　特定原材料として食品への表示が義務付けられているのは, 卵, 乳, 小麦, えび, かに, 落花生, そばの7品目のみである. 特定原材料に準ずるものとしてできるだけ表示をすることが推奨されているのは, あわび, いか, いくら, オレンジ, キウイフルーツ, カシューナッツ, アーモンド, 牛肉, くるみ, ごま, さけ, さば, 大豆, 鶏肉, バナナ, 豚肉, まつたけ, もも, やまいも, りんご, ゼラチンの21品目(2019年に1品目追加された)がある.

解答 4
　1. 応急入院とは急速を要し, 家族などの同意が得られない場合に行われる入院のことである. 2. 措置入院とは自傷他害の恐れがあると認められた患者に対し行われる入院のことである. 3. 任意入院とは患者本人の同意を得て行われる入院のことである. 4. 医療保護入院とは任意入院が行われる状態でない場合に, 家族などの同意を得て行われる入院のことである. 5. 緊急措置入院とは自傷他害の恐れがあり, 急速な入院が必要な際に適用される措置入院のことである.

解答 4, 5
　1. は都道府県が策定する. 2. は母子保健法による市町村保健センターの業務である. 3. 障害者手帳は身体障害者手帳, 療育手帳, 精神障害者保健福祉手帳の3種の手帳を総称した一般的な呼称であり, 身体障害者手帳は都道府県知事・指定都市および中核市の市長が交付する. 療育手帳は都道府県知事・指定都市の市長・児童相談所を設置する中核市の市長が交付する. 精神障害者保健福祉手帳は都道府県知事・指定都市の市長が交付する. 4, 5 は保健所の業務である.

解答 5
　医療保障とは, 国民が傷病の際に必要な医療を効果的に受けられることを保証する制度であり, 日本では, 原則として全ての国民が何らかの公的医療保険に加入している. 被保険者は保険者に保険料を収めることで, 傷病の際に保健医療機関を通して医療の

3. 帝王切開

4. 訪問看護

5. 予防接種

給付を受け，残りの医療費を自己負担で支払う．具体的な公的医療保険の給付の例として，1. 禁煙治療，2. 人工透析，3. 帝王切開，4. 訪問看護などがある．医療機関でかかる費用には，先進医療や治療でないものなど健康保険が適用されないものもあり，健康診断や人間ドック，5. 予防接種など，病気予防のために行うものには健康保険が適用されない．再検査，精密検査の場合は，健康保険が適用される．

問題 94 水道水質基準において，人の健康の保護のため「検出されないこと」と規定されているのはどれか．

1. ヒ 素
2. フッ素
3. 大腸菌
4. アルキル水銀
5. シアン化合物

解答 3

水道水質基準において，人の健康の保護のため「検出されないこと」と規定されているのは 3. 大腸菌である．環境基準において，人の健康の保護のため「検出されないこと」と規定されているのは 4. アルキル水銀，5. シアン化合物である．1. ヒ素，2. フッ素は，環境基準において，人の健康の保護のため「基準値以下であること」と規定されている．

問題 95 100 Ω の負荷につながれた装置の消費電力が 100 W であった．

この装置の負荷を 200 Ω に変えたときの消費電力 [W] はどれか．

1. 25
2. 50
3. 100
4. 200
5. 400

解答 2，4

同じ装置（電圧は変化しないものとする）につなぐ抵抗の負荷が 100 Ω から 200 Ω へ 2 倍になるため，流れる電流は 1/2 になる．消費電力(W) = 電圧(V) × 電流(A)であるから消費電力も 1/2 の 50 W になる．ただし，この装置が定電流装置であった場合は，電圧が 2 倍，電流は維持されるため，消費電力は 200 W になる．このため，選択肢を 1 つに絞ることができず，不適切問題と考える．
※厚生労働省の解答：2

問題 96 医用電気機器のクラス別分類で正しいのはどれか．

1. クラス I 機器の追加保護手段は補強絶縁である．
2. クラス I 機器とは B 型装着部を持つ機器のことである．
3. クラス II 機器には保護接地線が必要である．
4. クラス II 機器は 2P プラグで使用することができる．
5. 内部電源機器は外部電源と接続できない．

解答 4

医用電気機器の電撃に対する保護手段はクラス I，II，内部電源の 3 つに分類され，追加保護手段について，1. クラス I 機器は保護接地，3. クラス II 機器は補強絶縁である．クラス II 機器は 2P プラグで使用できる．内部電源機器を外部電源と接続するときは，クラス I または II の要求事項を満たす必要がある．B 型装着部は，漏れ電流の規制に関する分類の 1 つで，装着部により B 型，BF 型，CF 型の 3 つに分類される．

問題 97 静止画の標準的なファイル拡張子はどれか．**2 つ選べ．**

1. CSV
2. FLV
3. JPEG
4. MP3
5. TIFF

解答 3，5

静止画のファイル拡張子には，3. JPEG，5. TIFF の他に PNG，GIF などがある．1. CSV はカンマ区切りのテキストファイル，2. FLV は動画ファイル，4. MP3 は音声ファイルである．

問題 98 医療情報システムで保健医療情報交換の標準規格はどれか．

1. DICOM
2. HL7
3. ICD11
4. JLAC10/11
5. PACS

解答 2

保健医療情報交換の国際標準規格は 2. HL7 である．HL7 は Health Level Seven の略で，特定の部門やシステムに特化したものでなく，施設間・システム間での臨床情報や管理情報を交換するための規格になっている．1. DICOM は画像通信や方法について定めた国際標準規格，3. ICD11 は国際疾病分類の第 11 版，4. JLAC10/11 は日本の臨床検査項目分類コード，5. PACS は医療用画像管理システムのことである．

問題 99 37℃の媒質中における音速［m/s］として**誤っている**のはどれか.

1. 空　気： 350
2. 脂　肪： 900
3. 水： 1,480
4. 血　液：1,570
5. 頭蓋骨：4,080

解答 2

　生体内の音速は, 組織の密度や弾性率, 水分含量, 温度などによって異なる. 肝臓, 脂肪, 脳, 筋肉などは 1,500 m/s 程度であり, 水中の音速に類似する. したがって, 誤っているのは 2. 脂肪である. 脂肪は比較的密度が低く, 弾性率も低いため, 音速が遅くなる. 一方, 骨は比較的密度が高く, 弾性率も高いため, 音速が速くなる.

問題 100 物理量の変化が電気抵抗の変化として現れるトランスデューサはどれか. **2つ選べ.**

1. サーミスタ
2. ストレインゲージ
3. 熱電対
4. フォトダイオード
5. ホール素子

解答 1, 2

　1. サーミスタは温度変化に対し電気抵抗が変化する. 2. ストレインゲージは力を加えることによる歪みにより電気抵抗が変化する. 3. 熱電対は温度を起電力に, 4. フォトダイオードは光を起電力に, 5. ホール素子は磁場を起電力に変換するトランスデューサである.

〔午　後〕

問題 1 尿沈渣の無染色標本(**別冊 No.1**)を別に示す. 矢印が示す構造物はどれか.

1. 尿　酸
2. シスチン
3. ビリルビン
4. リン酸カルシウム
5. シュウ酸カルシウム

解答 2

　別冊 No.1 の結晶は 2. シスチンである. 特徴は無色の六角板状の形状を呈する. 酸性尿で認められ, 確認方法は, 塩酸, 水酸化カリウム, アンモニア水で溶解する.

問題 2 結核性髄膜炎において, 髄液の測定値が低値となるのはどれか. **2つ選べ.**

1. 圧
2. 糖
3. 蛋　白
4. クロール
5. アデノシンデアミナーゼ

解答 2, 4

　結核性髄膜炎の検査所見において, 1. 圧は増加, 2. 糖は低下, 3. 蛋白は増加, 4. クロールは低下, 5. アデノシンデアミナーゼは増加する.

問題 3 PCR 法の原理で正しいのはどれか.

1. 熱変性は 60℃前後で行う.
2. 2 種類のプライマーを用いる.
3. 増幅反応は 50 サイクル前後で行う.
4. 伸長反応は 3′→5′方向に相補鎖を合成する.
5. 定量 PCR 法では標的 DNA 量が多いほど Ct 値が大きい.

解答 2

　PCR 法はセンス鎖およびアンチセンス鎖からなる 2. 2 種類のプライマーを用いる. 1. 熱変性は 94～95℃で行う. 3. 増幅反応は 30 サイクル前後で行う. 4. 伸長反応は 5′→3′方向に相補鎖を合成する. 5. 定量 PCR 法は標的 DNA 量が多いほど Ct 値が小さい(PCR サイクル数が少ない状態で反応が立ち上がる).

問題 4 出生児における染色体異常のうち最も発生数が多いのはどれか.

1. 13 トリソミー
2. 18 トリソミー
3. 21 トリソミー
4. 45,X
5. 47,XXY

解答 3

　3. 21 トリソミー(ダウン症候群)は 21 番染色体が 3 本認められる染色体の数的異常である. 発症率は 500～1,000 人に 1 人とされている. 1. 13 トリソミー(パトウ症候群)は 5,000～12,000 人に 1 人, 2. 18 トリソミー(エドワーズ症候群)は 3,500～8,500 人に 1 人とされる. また, X 染色体が 1 本少ない 4. 45,X(ターナー症候群)は出生女児の 2,500 人に 1 人, 男性で X 染色体が 1 本多い 5. 47,XXY(クラインフェルター症候群)は男性の 700～2,000 人に 1 人とされる.

問題 5 嚢虫症をきたすのはどれか.

1. 小形条虫
2. 無鉤条虫

解答 3

　条虫の生活史で幼虫期に嚢虫(Cysticercus)を経るのはテニア科条虫であり, 2. 無鉤条虫か 3. 有鉤条虫が該当する. 人体内で虫卵から嚢虫に発育するのは有鉤条虫である.

3. 有鉤条虫

4. 日本海裂頭条虫

5. クジラ複殖門条虫〈大複殖門条虫〉

問題 6 77 歳の男性．西日本在住．農作業で虫に刺されたため診療所を受診し，マダニ咬症と診断された．3 日後に 39℃ の発熱があり再診した．

考えられる疾患はどれか．

1. 日本脳炎

2. 発疹チフス

3. ツツガムシ病

4. デング出血熱

5. 重症熱性血小板減少症候群〈SFTS〉

解答 5

節足動物媒介性の発熱性疾患に関する知識が問われている．1. 日本脳炎と 4. デング出血熱は蚊媒介性のウイルス感染症で，2. 発疹チフスはシラミが媒介するリケッチア感染症，3. ツツガムシ病はダニの幼虫であるツツガムシが媒介するオリエンティア感染症である．マダニが媒介する発熱性疾患は選択肢中で 5. 重症熱性血小板減少症候群〈SFTS〉だけである．

問題 7 滲出性胸水の所見はどれか．

1. 無色透明

2. 比重 1.010

3. 細胞数 50/μL

4. LD 比（胸水/血清）0.8

5. 蛋白比（胸水/血清）0.2

解答 4

滲出液の一般的な所見は以下である．1. 色調は黄色から赤色．混濁は著明．2. 比重は 1.018 以上．3. 細胞数は多数．4. LD 比（胸水/血清）は 0.6 以上．5. 蛋白比（胸水/血清）は 0.5 以上．

問題 8 真核生物における mRNA の開始コドンはどれか．

1. AUG

2. CUG

3. GUC

4. UAC

5. UAG

解答 1

真核生物 mRNA の開始コドンは 1. AUG（メチオニン）である．開始コドンは蛋白質の合成開始を指定するコドンである．mRNA の塩基配列で 3 つの塩基（コドン）は 1 つのアミノ酸をコードする．この関係を遺伝暗号と称する．なお，2. CUG（ロイシン）は例外的に開始コドンとなることがある．3. GUC はバリン，4. UAC はチロシンをコードする．5. UAG は終止コドンである．

問題 9 尿定性試験紙法でアスコルビン酸による**影響がない**のはどれか．

1. 潜　血

2. 蛋　白

3. 亜硝酸塩

4. ブドウ糖

5. ビリルビン

解答 2

尿定性試験紙法でアスコルビン酸の影響を受ける選択肢は，1. 潜血，3. 亜硝酸塩，4. ブドウ糖，5. ビリルビンの 4 つである．

問題 10 発現蛋白の機能亢進により発がん性を発揮するのはどれか．

1. *APC*

2. *BRCA1*

3. *MYC*

4. *RB1*

5. *TP53*

解答 3

1. *APC*，2. *BRCA1*，4. *RB1*，5. *TP53* の発現蛋白は一般的にがん抑制遺伝子と考えられている．3. *MYC* は，腫瘍においては，主に遺伝子増幅が認められる．

問題 11 ペルオキシダーゼに対する抗好中球細胞質抗体〈MPO-ANCA〉が陽性となるのはどれか．

1. Behçet 病

2. 全身性強皮症

3. 結節性多発動脈炎

4. 顕微鏡的多発血管炎

5. 多発性筋炎・皮膚筋炎

解答 4

4. 顕微鏡的多発血管炎は，ANCA 関連血管炎の臨床発現と考えられている．膠原病の類型である．2. 全身性強皮症，5. 多発性筋炎・皮膚筋炎では，多彩な自己抗体を検出する．一方，1. Behçet 病，3. 結節性多発動脈炎では関連する自己抗体は認められない．

問題 12 急性期の過換気症候群で低下するのはどれか．

解答 2

過呼吸では排出 CO_2 が増加するため，2. $Paco_2$ の低下は即時に現れ，3. 動脈血 pH は上昇する．この状態が継続すると代謝

1. HCO_3^-
2. $Paco_2$
3. 動脈血 pH
4. 血清カリウム
5. 血清ナトリウム

性の補整が始まるため，その他の電解質も変化するが，急性期には変化しない.

問題 13 深夜に血中濃度が高値を示すのはどれか.

1. カテコールアミン
2. 成長ホルモン 〈GH〉
3. 副甲状腺ホルモン 〈PTH〉
4. 卵胞刺激ホルモン 〈FSH〉
5. 副腎皮質刺激ホルモン 〈ACTH〉

解答 3，(2)

内分泌系検査には日内変動を呈するものが多く，1. カテコールアミン，5. 副腎皮質系のホルモン(ACTH)など日中活動時に増加するもの，2. 成長ホルモン(GH)，3. 副甲状腺ホルモン(PTH)など夜間に増加するものは有名である. 4. 卵胞刺激ホルモン(FSH)など性ホルモンは日内より性周期との関連が重要である. 2. GH は昼夜より，睡眠と関連することから，正答は 3 としたが，2 も誤りとは言えないと考える.
※厚生労働省の解答：2

問題 14 伝音性難聴を呈するのはどれか. **2 つ選べ.**

1. 中耳炎
2. 耳垢塞栓
3. 聴神経腫瘍
4. 突発性難聴
5. メニエール 〈Ménière〉病

解答 1，2

伝音性難聴は外耳から中耳までの障害による聴力低下で，1. 中耳炎，2. 耳垢塞栓がこれに当たる. 一方，4. 突発性難聴(原因不明)，5. メニエール病(内リンパ水腫)はいずれも内耳の障害により，3. 聴神経腫瘍は内耳と脳の間の神経の圧迫により聴力低下を来し，これら内耳以後が原因の症状は感音性難聴と呼ばれる.

問題 15 自己免疫疾患はどれか.

1. Alzheimer 病
2. 重症筋無力症
3. Creutzfeldt-Jakob 病
4. 進行性多巣性白質脳症
5. 筋萎縮性側索硬化症 〈ALS〉

解答 2

神経・筋肉系の疾患で，自己免疫を原因とするものといえば，抗アセチルコリン受容体(AChR)抗体や抗筋特異的受容体型チロシンキナーゼ(MuSK)抗体が原因の 2. 重症筋無力症であったが，最近は多発性硬化症，ギラン・バレー症候群，フィッシャー症候群，慢性炎症性脱髄性多発神経炎(CIDP)，多巣性運動ニューロパチー，クロウ・フカセ症候群，HTLV-1 関連脊髄症(HAM)を加え，8つの病態が関係するとされる. 3. Creutzfeldt-Jakob 病と 4. 進行性多巣性白質脳症は感染症，それ以外は変性疾患に分類される.

問題 16 冠動脈の左前下行枝が灌流する左室壁はどれか. **2 つ選べ.**

1. 下　　壁
2. 後　　壁
3. 側　　壁
4. 心尖部
5. 前壁中隔

解答 4，5

主な冠動脈である左前下行枝(LAD)と左回旋枝(LCX)，および右冠動脈(RCA)の心筋支配領域は以下の通りである. LAD：前壁中隔(基部～心尖部)と側壁(LCX も関与)，LCX：後壁(基部～中部 RCA も関与)と側壁(LAD も関与)，RCA：後方中隔～下壁(基部～中部)，後壁(基部～中部 LCX も関与)と右室.

問題 17 標準 12 誘導心電図(**別冊 No.2**)を別に示す. 認められる所見はどれか. **2 つ選べ.**

1. 右脚ブロック
2. 左脚ブロック
3. 前壁中隔梗塞
4. 房室ブロック
5. 心室性期外収縮

解答 2，4

心電図波形(別冊 No.2)から 2. 左脚ブロックにより刺激伝導系であるプルキンエ線維を介さない心筋伝導による幅広い QRS 波形を認める. また，各誘導とも PQ 時間は著明に延長し，4. 房室ブロック(Ⅰ度房室ブロック)所見を認める.

問題 18 右足の足関節上腕血圧比 〈ABI〉の算出に用いるのはどれか.

1. 左上腕収縮期血圧
2. 右上腕収縮期血圧
3. 左右の上腕収縮期血圧の平均
4. 左右の上腕収縮期血圧のうち高い方

解答 4

足関節上腕血圧比(ABI)は 4. 左右の上腕収縮期血圧のうち高い方と左右それぞれの足関節収縮期血圧の比によって両側の ABI が算出される(左右の上腕収縮期血圧の高い方/右および左の足関節収縮期血圧). ただし，腕にシャントを形成している場合など，一側の上腕血圧しか計測できない場合は，計測可能な側の上腕収縮期血圧を用いる.

5. 左右の上腕収縮期血圧のうち低い方

問題 19 パルスオキシメータで測定できるのはどれか. **2つ選べ**.
1. 体温
2. 呼吸数
3. 脈拍数
4. 動脈血酸素飽和度
5. 動脈血二酸化炭素分圧

解答 3, 4

パルスオキシメータでは血液中の酸化ヘモグロビンと還元ヘモグロビンの吸光波長の差を利用し, 4. 動脈血酸素飽和度が算出される. また, 光は血液以外の組織など各層で吸収を受けるが, 動脈血層は脈動により厚みの変動から透過する光の量も変化する. その変動を捉えることで 3. 脈拍数も測定できる.

問題 20 1回呼吸法による肺拡散能力測定のスパイログラム(**別冊 No.3**)を別に示す.
ガスを採取する部分はどれか.
1. ①
2. ②
3. ③
4. ④
5. ⑤

解答 5

1回呼吸法による肺拡散能力測定は, 安静換気後, 最大呼出し, プラトーを確認できたら, 最大吸気位まで一気に4種混合ガスを吸入する. 10秒の息止め後, 一気に呼出し, 最初の 750 mL(④)を捨て, 次に得られる 1,000 mL(⑤)を採取し測定を行う. ①安静換気量＋予備呼気量, ②予備呼気量, ③肺活量に相当, ④洗い出し量, ⑤サンプル量.

問題 21 機能と部位の組合せで**誤っている**のはどれか.
1. 運　動 ———————————— 中心後回
2. 記　憶 ———————————— 海　馬
3. 言　語 ———————————— Broca 野
4. 視　覚 ———————————— 鳥距溝
5. 聴　覚 ———————————— 横側頭回

解答 1

1. 大脳皮質運動野は中心前回に位置し, 中心後回には一次体性感覚野が存在する. 2. 海馬は短期記憶に関与している. 3. Broca 野は運動性言語中枢, Wernicke 野は感覚性言語中枢である. 4. 鳥距溝は視覚野の中心に位置する. 5. 聴覚野は横側頭回に位置する.

問題 22 脳波(**別冊 No.4**)を別に示す.
所見はどれか.
1. 三相波
2. 多棘徐波複合
3. 3 Hz 棘徐波複合
4. 周期性同期性放電
5. ヒプスアリスミア

解答 3

別冊 No.4 は広汎性に 3 Hz 周期で棘波と高振幅徐波が連続しており, 3 Hz 棘徐波複合を呈している. 1. 三相波は陰性-陽性-陰性を呈する波形で, 前頭部で著明に認められる. 2. 多棘徐波複合は2個以上の棘波と徐波が複合する. 4. 周期性同期性放電は, 比較的一定の周期で反復する全般性左右同期性の突発性異常波である. 5. ヒプスアリスミアは, 高振幅徐波および棘波, 鋭波が無秩序に認められる.

問題 23 神経伝導検査で評価できる神経線維はどれか.
1. Aα 線維
2. Aγ 線維
3. Aδ 線維
4. B 線維
5. C 線維

解答 1

1. 末梢神経の構成成分のうち, 神経伝導検査で評価できるのは直径が大きく, 伝導速度の速い Aα 線維である. 2～5 は神経の直径が小さく, 伝導速度が遅いため評価困難である.

問題 24 超音波検査で深度に応じて受信の感度を変える機能はどれか.
1. γ補正
2. ゲイン
3. フォーカシング
4. ダイナミックレンジ
5. STC〈sensitivity time control〉

解答 5

深度に応じて受信の感度を変える機能は 5. STC である. 1. γ補正はモニタの輝度特性を補正し, 画像の見え方を調整する. 2. ゲインは受信された信号全体の増幅度を調整する機能である. 3. フォーカシングは電子フォーカスにより超音波ビームを収束させる技術. 超音波像を構成する白黒の信号幅の調整(大小)は 4. ダイナミックレンジで行うことができる.

問題 25 心エコーの傍胸骨左室長軸像(**別冊 No.5**)を別に示す.
最も考えられるのはどれか.
1. 拡張型心筋症

解答 3

別冊 No.5 は左室長軸断面で中央に心室中隔が描出, 最大約 30 mm の著明な壁肥大を認め, 非対称性肥大より 3. 肥大型心筋症を考える. 壁厚のみに着目すると一般的に 1. 拡張型心筋症は正常～菲薄化, 2. 拘束型心筋症は拡張や肥大を伴わない, 4. 高

2. 拘束型心筋症

3. 肥大型心筋症

4. 高血圧性心疾患

5. 心アミロイドーシス

問題 26 右上腹部超音波像(**別冊 No.6**)を別に示す. 最も考えられるのはどれか.

1. 肝嚢胞

2. 肝膿瘍

3. 肝血管腫

4. 肝細胞癌

5. 転移性肝癌

問題 27 医療用 MRI 検査で使用するのはどれか. 2 つ選べ.

1. 微小気泡

2. テクネチウム

3. 硫酸バリウム

4. ガドリニウム製剤

5. 超常磁性酸化鉄製剤〈SPIO〉

問題 28 熱画像検査〈サーモグラフィ〉で高温相を 示すことが多い病態はどれか.

1. 動脈瘤

2. 皮膚潰瘍

3. リンパ浮腫

4. Raynaud 現象

5. 閉塞性動脈硬化症

問題 29 ステロイド骨格を持つのはどれか.

1. アドレナリン

2. アルドステロン

3. インスリン

4. オキシトシン

5. ガストリン

問題 30 BNP について**誤っている**のはどれか.

1. 血清で測定する.

2. 心室で合成される.

3. 腎不全で増加する.

4. 環状構造部分を持つ.

5. Na^+ 再吸収を抑制する.

問題 31 尿酸について**誤っている**のはどれか.

1. 還元力がある.

2. 基準範囲に性差がある.

3. 尿塩酸は組織に沈着する.

4. ヘモグロビンの最終代謝産物である.

5. 血中の飽和溶解濃度は 7 mg/dL 程度である.

問題 32 非抱合ビリルビンについて正しいのはどれか.

1. 腸肝循環する.

2. 尿中に排泄される.

3. ジアゾ試薬と直接反応する.

血圧性心筋症は全体が均等に肥厚する対称性肥大. 5. 心アミロイドーシスは求心性肥大(内腔に向かって全周性肥大)を呈する.

解答 1

別冊 No.6 の B モード像は右上腹部を観察したもので, 肝臓内に境界明瞭, 内部無エコー・後方エコーの増強・側方(外側)陰影を認める腫瘤が描出されており, 1. 肝嚢胞が最も疑われる. 2. 肝膿瘍も内部無エコーを呈する場合があるが, 側方(外側)陰影は認められない. 3. 肝血管腫, 4. 肝細胞癌, 5. 転移性肝癌では内部無エコーとなることは少ない.

解答 4, 5

MRI 検査で用いる造影剤は, 4. ガドリニウム製剤である Gd-DTPA(マグネビスト)や 5. 超常磁性体製剤である SPIO などがある. ソナゾイド造影剤などによる 1. 微小気泡は超音波検査で用いる. 2. テクネチウムは SPECT 検査, 3. 硫酸バリウムは X 線検査で使用される.

解答 1

熱画像検査(サーモグラフィ)において, 虚血性の末梢動脈疾患や浮腫などでは皮膚が低温相となり, 炎症性疾患や動脈および静脈の瘤など, 血流亢進をきたす疾患で高温相となる. よって, 2. 皮膚潰瘍, 3. リンパ浮腫, 4. Raynaud 現象, 5. 閉塞性動脈硬化症は低温相となり, 1. 動脈瘤では高温相を呈する. ただし, 蜂窩織炎を伴ったリンパ浮腫は高温相を呈する.

解答 2

2. アルドステロンを含むミネラルコルチコイドはステロイド骨格をもつ. その他にステロイド骨格をもつホルモンとして, グルココルチコイド, エストロゲン, プロゲステロンなどが知られている.

解答 1

BNP は分解されやすく, EDTA を含む採血管で分離した血漿を試料に用いる. より安定な NT-proBNP は血清での測定が可能である.

解答 4

尿酸はプリン体の最終産物である. 選択肢 3. は誤植があり, 複数解答となるため, 不適切問題となった.
※厚生労働省の解答:3, 4

解答 4

非抱合ビリルビンは 4. 血中でアルブミンと結合する. 抱合ビリルビンは腸肝循環し, 尿中に排泄され, またジアゾ試薬と直接反応する. 抱合ビリルビンがアルブミンと共有結合すると δ ビリルビンとなる.

4. 血中でアルブミンと結合する.

5. グロブリンと結合し δ ビリルビンが生成される.

問題 33 酵素反応で過酸化水素を**発生しない**のはどれか.

1. グルコースオキシダーゼ
2. サルコシンオキシダーゼ
3. アシル CoA オキシダーゼ
4. グリセロールオキシダーゼ
5. アスコルビン酸オキシダーゼ

解答 5

5. アスコルビン酸オキシダーゼはアスコルビン酸をデヒドロアスコルビン酸に酸化する際に,水を生成する.1~4の酵素は各基質に働き,過酸化水素を発生する.

問題 34 カルシウムについて正しいのはどれか.**2 つ選べ.**

1. EDTA 加血漿では高値となる.
2. 生理活性があるのはイオン型である.
3. アシドーシスではイオン型の割合が増加する.
4. 血清中ではトランスフェリンと結合している.
5. 細胞内液に最も多く含まれる陽イオンである.

解答 2, 3

2. イオン型のカルシウム(Ca^{2+})は生体において細胞の浸透圧調整,血中電解質濃度の調節,神経や筋肉の興奮性の調節,血液凝固などの生理活性をもつ.3. アシドーシスではアルブミンとの結合が低下するため Ca^{2+} が増加する.1. EDTA 加血漿ではキレートされ低値となる.4. 血清中ではアルブミンと結合している.5. 細胞内液に多く含まれる陽イオンは K^+ である.

問題 35 ポルフィリン環を含むのはどれか.**2 つ選べ.**

1. ヘ ム
2. ビタミン B_{12}
3. アラキドン酸
4. クレアチニン
5. ヒドロキシ酪酸

解答 1, 2

ポルフィリンは五員環化合物のピロール4つからなる環状構造をもつ有機化合物である.環の中心には鉄やその他の金属が入り,ピロール環の4つの窒素と配位結合する.1. ヘムはプロトポルフィリンに鉄が配位したもの.2. シアノコバラミン(ビタミン B_{12})はコバルトが配位したものである.3~5はポルフィリン環を含まない.

問題 36 Michaelis-Menten の式に従う酵素反応で,反応速度が Vmax の 75％となる基質濃度は Km 値の何倍か.

ただし,Vmax は最大反応速度,Km は Michaelis 定数とする.

1. 0.5
2. 1
3. 2
4. 3
5. 5

解答 4

Michaelis-Menten の式は酵素の反応速度 V を求める式で V = (Vmax・[S])/(Km + [S]) である.反応速度が Vmax の 75％(V = 0.75×Vmax)となる基質濃度 [S] を求めるので,0.75 Vmax = (Vmax・[S])/(Km + [S]) から算出する.0.75(Km + [S]) = 1・[S],0.75 Km = 1 [S] − 0.75 [S],0.75 Km = 0.25 [S],3 Km = [S].

問題 37 鉄代謝で正しいのはどれか.

1. 血清鉄は朝低い.
2. 食事による摂取では小腸で吸収される.
3. 血清ではセルロプラスミンと結合している.
4. ヘモグロビンと結合しているのは 3 価の鉄である.
5. 鉄欠乏性貧血では不飽和鉄結合能〈UIBC〉が低下する.

解答 2

2. 食事で摂取した 3 価の鉄は胃酸で還元されて 2 価の鉄となり,小腸の上皮細胞から吸収される.1. 血清鉄は朝高く,夕方~夜間に低値となる.3. 血清中ではフェリチンと結合している.4. 2 価の鉄がヘモグロビンと結合している.5. 鉄欠乏性貧血では,血清鉄が低下し,不飽和鉄結合能と総鉄結合能は上昇する.

問題 38 コレステロールの含有率が最も高いのはどれか.

1. HDL
2. IDL
3. LDL
4. VLDL
5. カイロミクロン

解答 3

リポ蛋白質(HDL,IDL,LDL,VLDL,カイロミクロン)においてコレステロールの含有率は3. LDL が 40~50％で最も高い.続いて2. IDL が約 30％,1. HDL が約 20％,4. VLDL が約 10％,5. カイロミクロンが約 5％の順である.

問題 39 血清中の半減期が最も短いのはどれか.

1. IgM
2. アルブミン
3. トランスフェリン
4. トランスサイレチン
5. レチノール結合蛋白

問題 40 血中$(1 \rightarrow 3)$-β-D-グルカンが高値となるのはどれか.

1. ムコール症
2. 溶連菌感染症
3. アスペルギルス症
4. リケッチア感染症
5. 新型コロナウイルス感染症

問題 41 肝臓の解毒機能の評価に用いられるのはどれか. **2 つ選べ**.

1. ICG 試験
2. 血清 ALT
3. 血中アンモニア
4. プロトロンビン時間
5. 血清コリンエステラーゼ

問題 42 下垂体後葉から分泌されるのはどれか.

1. 成長ホルモン
2. バソプレシン
3. プロラクチン
4. ゴナドトロピン
5. 甲状腺刺激ホルモン

問題 43 生化学自動分析装置の終点分析法における2 ポイント法で,影響を回避できるのはどれか.

1. 検体の色調
2. 校正のずれ
3. 第 2 試薬の着色
4. 光源ランプの劣化
5. 第 1 試薬の分注量不足

問題 44 濃度を窒素量として表示するのはどれか. **2 つ選べ**.

1. 尿　酸
2. 尿　素
3. アンモニア
4. ビリルビン
5. クレアチニン

問題 45 粘膜筋板を有する臓器はどれか.

1. 唾液腺
2. 咽　頭
3. 食　道
4. 膵　臓
5. 胆　囊

問題 46 Bethesda システムの判定で陰性はどれか.

1. ASC-US

解答 5

　血清中の半減期は 5. レチノール結合蛋白が 12～16 時間で最も短い.したがって,栄養アセスメント蛋白として短期の栄養状態(術前術後など)の把握に用いられている.他に,半減期の異なる 2. アルブミン(20 日),3. トランスフェリン(7 日),4. トランスサイレチン(2 日)も利用されている.なお,1. IgM の半減期は 5 日である.

解答 3

　血中$(1 \rightarrow 3)$-β-D-グルカンは真菌の細胞壁の骨格を構成する多糖体で,真菌に特徴的な物質である.細菌,ウイルスなど,他の病原微生物にみられないため,血中でこれが検出されれば深在性真菌症を疑う指標となる.深在性真菌症には 3. アスペルギルス症,カンジダ症,クリプトコッカス症などがある.1. 2. 4. 5は該当しない.

解答 1, 3

　1. ICG 試験と 3. 血中アンモニアが用いられる.1. ICG(インドシアニン・グリーン)試験は ICG を静脈注射すると,血液中から肝臓に取り込まれ,胆汁中へ排出されるので血中の ICG 量を調べることで肝臓の解毒能力を見る.3. アンモニアは肝臓で分解されるため,解毒が不十分になると血中アンモニアが増加する.2. 4. 5は肝機能の評価に利用されている.

解答 2

　下垂体後葉から分泌されるホルモンには 2. バソプレシンとオキシトシンの 2 種類がある.バソプレシンは抗利尿ホルモン(ADH)で,血漿浸透圧が上昇すると分泌される.一方,下垂体前葉から分泌されるホルモンには 1. 成長ホルモン,3. プロラクチン,4. ゴナドトロピン,5. 甲状腺刺激ホルモン,副腎皮質刺激ホルモンなどがある.

解答 1

　2 ポイント法では,二試薬系において試料と第 1 試薬を一定時間反応させて 1 回目の吸光度を測定する(測定 1).次に第 2 試薬との反応終了後,吸光度を測定(測定 2)し,測定 2 から測定 1 を引き算した吸光度で目的物質の濃度を算出する.1 回目の測定を検体盲検として差し引くことができるため,1. 検体の色調の影響を回避できる.

解答 2, 3

　濃度を窒素量で表示するのは 2. 尿素(尿素中の窒素量)と 3. アンモニア(アンモニア中の窒素量)である.酵素法が開発される以前,尿素の測定はアンモニア窒素として測定されていた.現在も尿素中の窒素量(mg/dL)で表されている.尿素($NH_2)_2CO$ の分子量は 60 で,窒素量は 28 である.尿素窒素量から尿素量を求めるには尿素窒素量に $60/28 = 2.14$ を乗じると尿素量となる.

解答 3

　粘膜の構造は,上皮,粘膜固有層,粘膜下組織からなる.消化管の場合には,粘膜固有層と粘膜下組織の間に,粘膜筋板という境界があり,粘膜の細かな運動や腸絨毛の伸縮運動に関与している.1. 唾液腺,2. 咽頭,4. 膵臓,5. 胆囊には粘膜筋板を認めないが,3. 食道,胃,小腸,大腸は粘膜筋板を有する.

解答 4

　Bethesda システムの判定では,腫瘍性細胞所見を認めず,

2. HSIL

3. LSIL

4. NILM

5. SCC

問題 47 親水性封入剤を使用する染色法はどれか.

1. orcein 染色

2. PTAH 染色

3. Bodian 染色

4. oil red O 染色

5. Ziehl-Neelsen 染色

問題 48 透過型電子顕微鏡写真（**別冊 No.7**）を別に示す.

矢印で示す細胞小器官はどれか.

1. ゴルジ体

2. 粗面小胞体

3. 滑面小胞体

4. リソソーム

5. ミトコンドリア

問題 49 門脈圧亢進症で**起こりにくい**のはどれか.

1. 脾　腫

2. 食道静脈瘤

3. 下大静脈のうっ血

4. 直腸静脈からの出血

5. 腹壁皮下静脈の怒張

問題 50 ヘモジデリンを染色する方法はどれか.

1. Kossa 反応

2. Nissl 染色

3. Grocott 染色

4. Grimelius 染色

5. Berlin blue 染色

問題 51 Papanicolaou 染色と比較した Giemsa 染色の特徴として正しいのはどれか.

1. 核小体が赤染する.

2. 細胞が大きく見える.

3. 細胞が剝がれやすい.

4. 95％エタノールで固定する.

5. 角化細胞を染め分けられる.

問題 52 パラフィン包埋による標本作製時の工程で切り出しを行うのはいつか.

1. 固定前

2. 固定後

3. 脱水後

HPV 感染以外による炎症性所見や修復細胞所見を 4. NILM と報告する. また, 意義不明な異型扁平上皮細胞を 1. ASC-US, HPV 感染や軽度異形成細胞が出現する軽度扁平上皮内病変を 3. LSIL, 中等度異形成, 高度異形成, 上皮内癌が出現する高度扁平上皮内病変を 2. HSIL, 扁平上皮癌を 5. SCC に分類している.

解　答　**4**

4. oil red O 染色, Sudan Ⅲ 染色, Sudan black B 染色, Nile blue 染色などの脂肪染色や蛍光色素を用いたローダミン B・オーラミン O 重染色または, 蛍光抗体法を施した標本では, 脱水・透徹操作を省略し, 染色が終了した時点で親水性封入剤を用い封入操作を行う. しかし, 親水性封入剤で封入した標本は, 次第に色素が拡散し退色するため, 永久保存はできない.

解　答　**5**

別冊 No.7 の矢印で示す細胞質内構造物は, 円柱状の断面が観察され, 外膜と内膜の二重膜からなり, 内膜は内腔に向かってクリステとして突出していることから, 5. ミトコンドリアの電子顕微鏡像である. ミトコンドリアは生命活動に不可欠なエネルギー産生の場で, 内腔にはクエン酸回路（TCA 回路）と脂肪酸の β 酸化の酵素系が存在し, 内膜には電子伝達系の酵素系と ATP 合成酵素が局在している. ミトコンドリアは筋細胞, 神経細胞, 尿細管上皮細胞に発達している.

解　答　**3**

門脈圧亢進症とは, なんらかの原因で門脈の血流が滞り, その血圧が上昇することによって生じるさまざまな症状を示し, 主な病気として肝硬変などがある. 門脈圧亢進症時に起こりやすいものとして, 1. 脾臓の腫大や側副血行路の形成から 2. 食道静脈瘤, 4. 直腸静脈からの出血, 5. 腹壁皮下静脈の怒張（メドゥーサの頭）などがある. 3. 下大静脈のうっ血は, うっ血性心不全でみられ, 十分な量の血液を全身に送れなくなり, 呼吸困難やむくみなどが生じる.

解　答　**5**

1. Kossa 反応は無機物質であるカルシウムの証明に用いる染色法である. 2. Nissl 染色は神経細胞を可視化する方法の 1 つで, 細胞質内に存在するニッスル小体（顆粒）の染色法である. 3. Grocott 染色は全ての真菌に適用できる優れた染色法で, PAS 反応や Gridley 染色で染まりにくい放線菌や, *Nocardia* 属菌, *Pneumocystis jirovecii* の証明に有用である. 4. Grimelius 染色は内分泌細胞の染色法で, 好銀性細胞の神経内分泌顆粒の検出ができ, 神経内分泌腫瘍の診断に有用な染色である. 5. Berlin blue 染色は諸臓器に沈着したヘモジデリン（Fe^{3+}）を検出することを目的とした染色法である.

解　答　**2**

細胞診標本観察のうえで基本となる Papanicolaou 染色では, 1. 核小体が赤染し目立ち, 5. 角化細胞もその他の細胞と染め分けられ検索しやすい. しかし, Papanicolaou 染色標本は Giemsa 染色と異なり, 4. 95％エタノールを用いた湿固定法を用いるため, 固定操作時に 3. 細胞が剝がれやすい. それに対し乾燥固定を用いる Giemsa 染色では, 細胞が保持され, 2. 細胞が大きく見えることから, クロマチン網や細胞質顆粒の観察に優れている.

解　答　**2**

切り出しとは, 病理組織標本作製のために, 摘出された組織を適切な大きさ・厚さに切り分けることをいい, 臨床検査技師は病理医が行う切り出し作業を介助するのが通常となっている. 病理組織診断は肉眼（マクロ）所見と顕微鏡（ミクロ）所見との対比検討によりなされるため, 2. 固定後組織に対し, 病変の肉眼観察を

4. 脱脂後

5. パラフィン包埋後

問題 53 特定の遺伝子配列を検出するのはどれか.

1. FISH 法

2. DOPA 反応

3. Feulgen 反応

4. direct fast scarlet 染色

5. methyl green-pyronin 染色

行い, 適切な部位を過不足なく切り出すことが正確な病理診断に不可欠となる.

解答 1

　1. 組織切片上に特定遺伝子配列を検出する技術で, RNA または DNA の存在をハイブリダイゼーションにより, 形態像のうえで検出する. 2. メラノサイトに存在するチロシナーゼ活性の有無を調べる方法で, 間接的にメラニン産生能力を確認する. 3. 光学顕微鏡下で DNA を観察できるようにする組織化学染色法である. 4. Congo red 染色同様にアミロイドを証明する染色法である. 5. DNA と RNA を染め分ける染色法で形質細胞の同定などに用いられ, 多発性骨髄腫などの補助診断に用いられる.

問題 54 細胞診検査材料で**乾燥固定しない**のはどれか.

1. 髄　液

2. 腹　水

3. 気管支洗浄液

4. 子宮頸部擦過検体

5. 生検スタンプ検体

解答 4

　細胞塗抹標本に対し Giemsa 染色を行う際, 乾燥固定が必要となる. 冷風を用いた乾燥固定により, 核内構造や細胞質所見を詳細に観察することができることから造血器疾患などの鑑別に有用である. 造血器疾患である白血病や悪性リンパ腫に遭遇しやすい細胞診検査材料としては, 1. 髄液, 2. 腹水, 5. 生検スタンプ検体などがある. また, 3. 気管支洗浄液では *Pneumocystis jirovecii* の同定に有用な手法となっている. 4. 子宮頸部擦過検体は基本, Papanicolaou 染色を用いるため湿固定が用いられる.

問題 55 心臓の内腔を展開した肉眼写真（**別冊 No.8**）を別に示す.

　枠内の名称はどれか.

1. 右心房

2. 左心房

3. 三尖弁

4. 大動脈弁

5. 肺動脈弁

解答 4

　別冊 No.8 は, 心臓の内腔を展開した像で, 心筋層は心房で薄いが心室では厚くなっている. 特に心室壁が厚く左心室と思われる領域の上部に位置する黄色丸枠内の領域に 3 枚の半月弁が認められることから, 4. 大動脈弁と考えられる.

問題 56 病理解剖において, 剖検医の直接指示のもとで行う臨床検査技師の役割として**適切でない**のはどれか.

1. 血液の採取

2. 臓器の取り出し

3. 開　頭

4. 縫　合

5. 遺族への説明

解答 5

　臨床検査技師は単独で解剖を行うことができないが, 解剖医に協力して病理解剖業務の介助に当たることができる. 介助業務では, 1. 血液の採取, 2. 臓器の取り出し, 3. 開頭, 4. 縫合やマクロ標本の作製などの医学的行為が認められている. 病理解剖で, ご遺体およびその臓器を調べた結果は, 生前の症状や検査結果と総合的に判断して「病理解剖報告書」としてまとめられ, 主治医から 5. 遺族へ説明される.

問題 57 銀液を**加温しない**のはどれか.

1. PAM 染色

2. Grocott 染色

3. 渡辺の鍍銀法

4. Grimelius 染色

5. Masson-Fontana 染色

解答 3

　1. PAM 染色, 2. Grocott 染色では約 60℃ に加温したメセナミン銀を使用する. 3. 渡辺の鍍銀法で使用するアンモニア銀は室温で用いるが, 5. Masson-Fontana 染色で使用するアンモニア銀は 60℃ で鍍銀する. 4. Grimelius 染色は 37℃ の低濃度硝酸銀に浸銀させ, 40〜45℃ の還元液で還元反応させる.

問題 58 腫瘍と免疫組織化学的マーカーの組合せで正しいのはどれか.

1. 肺　癌 ——————— エストロゲン受容体〈ER〉

2. 乳　癌 ——————— CD117（c-kit）

3. 消化管間質腫瘍 —— PSA

4. 大腸癌 ——————— CEA

5. B 細胞リンパ腫 —— AFP

解答 4

　腫瘍に対する免疫組織化学的マーカーとして, 1. エストロゲン受容体（ER）は乳癌, 2. CD117（c-kit）は消化管間質腫瘍（GIST）, 3. PSA は前立腺癌, 5. AFP は肝細胞癌や AFP 産生胃癌などに用いられる. 4. CEA は主に腺癌に対する指標となり, 大腸癌をはじめとする消化器癌で認められるが, 消化器癌に特異的なものではなく, 肺癌, 乳癌, 肝癌, 膵癌, 卵巣癌, 子宮癌などの癌組織で検出される.

問題 59 PT 正常，APTT 延長のときに考えられるのはどれか．**2 つ選べ**．

1. 血友病 A
2. 重度肝障害
3. 第 V 因子欠乏症
4. ビタミン K 欠乏症
5. 抗リン脂質抗体症候群

問題 60 末梢血検査で赤血球数 300 万/μL，ヘモグロビン 6.0 g/dL，ヘマトクリット 22.5％であった．
　診断に最も有用な血液検査項目はどれか．

1. フェリチン
2. ビタミン B₁₂
3. ハプトグロビン
4. エリスロポエチン
5. セルロプラスミン

問題 61 32 歳の男性．アフリカ系アメリカ人．貧血の精査で採血した末梢血の May-Giemsa 染色標本（**別冊 No.9**）を別に示す．
　この疾患について**誤っている**のはどれか．

1. 遺伝性疾患である．
2. 赤血球は高酸素状態で変形する．
3. マラリア感染に対して耐性がある．
4. 変形した赤血球は柔軟性が低下する．
5. 赤血球にヘモグロビン S が含まれる．

問題 62 放射線の影響を最も**受けにくい**のはどれか．

1. 単　球
2. 好酸球
3. 好中球
4. 赤血球
5. リンパ球

問題 63 染色体異常とそれに伴う融合遺伝子との組合せで正しいのはどれか．

1. t(8;21)(q22;q22) ——— *CBFB-MYH11*
2. t(9;11)(p21.3;q23.3) ——— *PML-RARA*
3. t(9;22)(q34;q11.2) ——— *BCR-ABL1*
4. t(15;17)(q22;q12) ——— *KMT2A-MLLT3*
　　　　　　　　　　　　　　〈*MLL-AF9*〉
5. inv(16)(p13.1q22) ——— *RUNX1-RUNX1T1*

問題 64 67 歳の男性．汎血球減少症の精査のため骨髄検査を行った．骨髄穿刺液の May-Giemsa 染色標本（**別冊 No.10A**，**B**）及び鉄染色標本（**別冊 No.10C**）を別に示す．
　最も考えられるのはどれか．

1. 癌の骨髄転移
2. 多発性骨髄腫
3. 巨赤芽球性貧血
4. 再生不良性貧血
5. 骨髄異形成症候群

[解答] 1，5

　プロトロンビン時間(PT)と活性化部分トロンボプラスチン時間(APTT)は，それぞれ，外因系凝固反応と内因系凝固反応を反映する凝固スクリーニング検査として広く実施されている．PT 正常で APTT 延長の際は，先天性疾患では 1. 血友病 A・B，von Willebrand 病，接触相因子の欠損，後天性では，5. 抗リン脂質抗体症候群，抗凝固因子抗体(主に後天性血友病)などを考える必要がある．

[解答] 1

　提示された検査結果からは，平均赤血球容積(MCV)は 75 fL，平均赤血球血色素量(MCH)は 20 pg，平均赤血球ヘモグロビン濃度(MCHC)は 26.7 g/dL となる．小球性低色素性貧血であり，鉄欠乏性貧血が最も疑われる．貯蔵鉄を反映する 1. フェリチンの測定が必要である．貧血の鑑別診断における赤血球恒数(MCV，MCH，MCHC)の重要性を再確認されたい．

[解答] 2

　写真(別冊 No.9)では，赤血球の形態異常が存在し，鎌状赤血球，破砕赤血球を認める．アフリカ系アメリカ人であることを考えると鎌状赤血球症と考えられる．本症(HbS 症)は，HbA のサブユニットである β グロビン遺伝子の 6 番目のグルタミン酸がバリンに置換された結果，生じるものであり，赤血球は低酸素状態において変形する．

[解答] 4

　放射線の影響を受けやすいのは分裂増殖能を有する有核細胞である．逆に無核の赤血球は放射線の影響を受けにくい．実際，輸血後の致死的な副作用である GVHD(移植片対宿主病)を予防するため，赤血球を含む輸血用血液製剤(新鮮凍結血漿を除く)には放射線が照射される．

[解答] 3

　フィラデルフィア染色体(Ph 染色体)は，慢性骨髄性白血病(CML)の 90％以上，急性リンパ性白血病(ALL)の約 20％で見出され，9 番・22 番染色体相互転座がその本体である．9 番染色体長腕(9q34)に座位する *ABL1* と 22 番染色体長腕(22q11.2)に座位する *BCR* との相互転座により *BCR-ABL1* キメラ遺伝子が形成されるものであり，それによる ABL チロシンキナーゼ活性の亢進が病態形成に関与する．

[解答] 5

　別冊 No.10A では芽球，別冊 No.10B では低分葉好中球(偽ペルガー・ヒュー核異常)とそれに脱顆粒を伴うもの(中央右)が存在する．また，別冊 No.10C では環状鉄芽球を認める．環状鉄芽球を伴う 5. 骨髄異形成症候群と考えられる．67 歳で汎血球減少症を呈することとも合致する．

問題 65 79 歳の女性．貧血と腰椎の溶骨性病変を指摘されて受診した．血清と尿の免疫固定法による蛋白電気泳動の結果(**別冊 No.11A, B**)を別に示す．

考えられるのはどれか．

1. 骨肉腫
2. 骨髄線維症
3. 多発性骨髄腫
4. 大顆粒リンパ球性白血病
5. 原発性マクログロブリン血症

解答 3

　免疫固定電気泳動法の結果では，血清中には IgG-κ 型の M 蛋白(別冊 No.11A)，尿中には κ 型の M 蛋白(別冊 No.11B)を認める．高齢女性で貧血と腰椎の溶骨性病変があり，3. 多発性骨髄腫が考えられる．形質細胞が悪性化した多発性骨髄腫においては，貧血，骨病変が代表的な症状である．

問題 66 末梢血の May-Giemsa 染色標本(**別冊 No.12**)を別に示す．

最も考えられるのはどれか．

1. 血小板無力症
2. von Willebrand 病
3. Bernard-Soulier 症候群
4. Wiskott-Aldrich 症候群
5. Schönlein-Henoch 紫斑病

解答 3

　末梢血液像において，巨大血小板を認める(別冊 No.12)．選択肢の中で，巨大血小板を認めるのは 3. Bernard-Soulier 症候群のみである．本症は血小板無力症とともに代表的な先天性血小板機能低下症である．血小板膜糖蛋白(GP) Ib/IX/V 複合体の欠損によるものであり，巨大血小板性の血小板減少症と血小板機能(粘着能)低下による出血傾向を呈する．

問題 67 MCV が正常である患者の赤血球の大きさを測定し，健常人と比較した成績(**別冊 No.13**)を別に示す．

考えられるのはどれか．

1. 腎性貧血
2. サラセミア
3. 鉄欠乏性貧血
4. 再生不良性貧血
5. 遺伝性球状赤血球症

解答 5

　先天性溶血性貧血の代表的疾患である 5. 遺伝性球状赤血球症は，膜蛋白の異常により赤血球異常が引き起こされる疾患である．赤血球膜表面積が赤血球内容物に対して相対的に減少し，このため赤血球が円盤状ではなく球状の形態をとるが，この異常形態を呈する赤血球は全体の一部である．同症は正球性の貧血であり MCV は基準値内である．したがって，赤血球直径の分布のヒストグラム(別冊 No.13)を作った場合，正常(正常赤血球)より低値(球状赤血球)の 2 峰性となる．

問題 68 薬剤感受性検査でスキップ現象が認められたため再検査を行った．初回と再検査の微量液体希釈法の結果(**別冊 No.14**)を別に示す．

最小発育阻止濃度〈MIC 値〉[μg/mL] はどれか．

1. 0.5
2. 1
3. 4
4. 8
5. ＞8

解答 4

　薬剤希釈系列中に不連続な発育が認められることを "スキップ現象" と呼んでいる．1 管のスキップは無視するが，別冊 No.14 上段のように，0.5，1 と 2 管以上のスキップが生じた場合は，判定を保留して再検査を行う．その結果，別冊 No.14 下段のようにスキップ現象は認めず，最終的に発育を阻止した最小の薬剤希釈濃度 8 μg/mL が MIC 値である．

問題 69 初尿を用いて検索を行うのはどれか．

1. *Candida albicans*
2. *Escherichia coli*
3. *Neisseria gonorrhoeae*
4. *Pseudomonas aeruginosa*
5. *Streptococcus agalactiae*

解答 3

　一般的な尿路感染症(腎盂腎炎，膀胱炎)では出始めの尿は便器に排出し，中間部分の尿を滅菌カップに採るが，尿道炎の場合は，出始めの尿(初尿)を採取することが重要である．尿道炎の主要な起炎菌は，3. *Neisseria gonorrhoeae* や *Chlamydia trachomatis* であり，初尿は中間尿と比べて，尿道分泌物や尿道内の上皮細胞を多く含んでいるため検査に適している．

問題 70 ブドウ糖発酵菌はどれか．**2 つ選べ**．

1. *Aeromonas hydrophila*
2. *Burkholderia cepacia*
3. *Pseudomonas aeruginosa*
4. *Stenotrophomonas maltophilia*
5. *Yersinia pestis*

解答 1，5

　グラム陰性桿菌はブドウ糖を発酵できる腸内細菌目細菌(5. *Yersinia pestis*，*Escherichia coli* など)，*Aeromonas* 属菌(1. *A. hydrophila*)，*Vibrio* 属菌とブドウ糖を発酵できない非発酵菌である 2. *Burkholderia cepacia*，3. *Pseudomonas aeruginosa*，4. *Stenotrophomonas maltophilia* などに大別される．

問題 71 *Salmonella enterica* subsp. *enterica* serovar Typhi について正しいのはどれか. **2つ選べ.**
1. 乳糖を分解する.
2. インドールテストが陰性である.
3. リジン脱炭酸試験が陽性である.
4. オキシダーゼテストが陽性である.
5. TSI 寒天培地でブドウ糖からのガスを産生する.

問題 72 肺炎が疑われた患者の喀痰の Gram 染色標本(**別冊 No.15**)を別に示す. 分離菌はブドウ糖を発酵し, オキシダーゼ試験と運動性は陰性であった. 考えられるのはどれか.
1. *Acinetobacter baumannii*
2. *Klebsiella pneumoniae*
3. *Mycoplasma pneumoniae*
4. *Pseudomonas aeruginosa*
5. *Streptococcus pneumoniae*

問題 73 真菌について正しいのはどれか.
1. *Aspergillus fumigatus* は大分生子を形成する.
2. *Candida glabrata* は仮性菌糸を形成する.
3. *Cryptococcus neoformans* は厚膜胞子を形成する.
4. *Exophiala dermatitidis* は黒色コロニーを形成する.
5. *Mucor* 属は菌糸に隔壁を形成する.

問題 74 検査が**有用でない**のはどれか.
1. 結核を疑う患者の喀痰抗酸菌培養検査
2. 感染性心内膜炎を疑う患者の血液培養検査
3. 尿路感染症を疑う患者の尿中レジオネラ抗原検査
4. クリプトコックス髄膜炎を疑う患者の髄液中グルクロノキシロマンナン抗原検査
5. 抗菌薬関連下痢症を疑う患者の糞便中 *Clostridioides difficile* トキシン抗原検査

問題 75 蛋白合成阻害薬はどれか. **2つ選べ.**
1. アミカシン
2. ダプトマイシン
3. バンコマイシン
4. ミノサイクリン
5. シプロフロキサシン

問題 76 *Mycobacterium* 属について正しいのはどれか.
1. *M. leprae* は小川培地で発育する.
2. *M. avium* は硝酸塩還元試験陽性である.
3. *M. marinum* の至適発育温度は37℃である.
4. *M. fortuitum* は培養7日目には肉眼的に観察できる.
5. *M. tuberculosis* と *M. bovis* は市販の結核菌検出用 PCR 試薬で鑑別できる.

解答 2, 3

チフス菌は4. オキシダーゼテストは陰性, 5. TSI 寒天培地でブドウ糖からのガス非産生, 1. 乳糖と白糖は非分解, 2. インドールテストは陰性, 3. リジン脱炭酸反応は陽性である. 硫化水素は, 産生量は少ないが陽性である. なお, パラチフス A 菌はブドウ糖からガスを産生, リジン脱炭酸試験は陰性である. チフス菌とパラチフス A 菌はともにシモンズのクエン酸培地に発育しない.

解答 2

Gram 染色像で太めで両端が鈍円のずんぐりしたグラム陰性桿菌で菌体周辺に明瞭で大きな莢膜が観察される. さらに, 分離菌はブドウ糖発酵でオキシダーゼ試験と運動性が陰性であったことから, 2. *Klebsiella pneumoniae* と考えられる. 1. *Acinetobacter baumannii* と 4. *Pseudomonas aeruginosa* はブドウ糖非発酵, 3. *Mycoplasma pneumoniae* は細胞壁がないため Gram 染色に染まらず, 5. *Streptococcus pneumoniae* はグラム陽性球菌である.

解答 4

細胞壁にメラニン色素を含有する真菌は, 黒褐色の集落を作るため, "黒色真菌"と呼ばれている. 病原菌として検出される黒色真菌は, 4. *Exophiala dermatitidis*, *Fonsecaea* 属, *Phialophora* 属などである. 1. *Aspergillus fumigatus* は大分生子を形成しない. 2. *Candida glabrata* は仮性菌糸を形成しない. 3. 厚膜胞子を形成するのは *Candida albicans* である. 5. *Mucor* 属菌は無隔壁の真性菌糸である.

解答 3

イムノクロマト法による尿中レジオネラ抗原検査は, レジオネラ肺炎の補助診断法である. その他, 呼吸器感染症の補助診断として尿中抗原検査が実施できるのは肺炎球菌である. 尿中抗原検出キットでは, レジオネラはリポ多糖体(LPS)を主成分とする可溶性の特異抗原を, 肺炎球菌は莢膜多糖抗原を検出する. 所要時間は15分と短く, 迅速性に優れている.

解答 1, 4

蛋白質合成阻害薬には, アミノグリコシド系(1. アミカシン), テトラサイクリン系(4. ミノサイクリン), マクロライド系, アミノグリコシド系, クロラムフェニコール, リネゾリドなどの抗菌薬がある. 2. ダプトマイシンは細胞質膜合成阻害薬, 3. バンコマイシンは細胞壁合成阻害薬, 5. シプロフロキサシンは核酸合成阻害薬である.

解答 4

Mycobacterium 属菌は結核菌群と非結核性抗酸菌(NTM), 培養不能な 1. *M. leprae* に大別される. NTM は発育速度によって, 4. *M. fortuitum* や *M. abscessus* のような迅速発育菌(1週間以内に発育)と *M. avium* や *M. marinum* などの遅発育菌に分類される. 2. *M. avium* は硝酸塩還元試験陰性である. 3. *M. marinum* は至適発育温度が30℃近辺(28〜30℃)である. 5. 結核菌群である *M. tuberculosis* と *M. bovis* は市販の PCR 試薬では鑑別できない.

問題 77 選択分離培地と目的菌の組合せで正しいのはどれか. **2つ選べ**.
1. BBE 寒天培地 ——— *Neisseria meningitidis*
2. CCFA 寒天培地 ——— *Bacteroides fragilis*
3. CIN 寒天培地 ——— *Yersinia enterocolitica*
4. NAC 寒天培地 ——— *Pseudomonas aeruginosa*
5. Thayer-Martin 寒天培地
   ——— *Clostridioides difficile*

解答 3，4

選択分離培地と目的菌も頻出問題である．正しい組合せを以下に示す．
1. BBE 寒天培地 ——————— *Bacteroides fragilis*
2. CCFA 寒天培地 —————— *Clostridioides difficile*
3. CIN 寒天培地 ——————— *Yersinia enterocolitica*
4. NAC 寒天培地 ——————— *Pseudomonas aeruginosa*
5. Thayer-Martin 寒天培地 ——— *Neisseria meningitidis*

問題 78 消毒用エタノールに対して抵抗性を示すのはどれか.
1. B 型肝炎ウイルス
2. インフルエンザウイルス
3. ノロウイルス
4. ヒト免疫不全ウイルス
5. ヘルペスウイルス

解答 3

エタノール濃度をあらかじめ 70〜80％ に調製した消毒用エタノールは多くのウイルスや細菌に有効であるが，ウイルスではエンベロープを持たない．3．ノロウイルス，ロタウイルス，アデノウイルス，A 型肝炎ウイルスなどは抵抗性を示す．その他，*Clostridioides difficile*，*Bacillus cereus* のような有芽胞菌には消毒効果を発揮できないことがある．

問題 79 抗原抗体反応で正しいのはどれか.
1. 温度に影響されない.
2. 非可逆的な反応である.
3. 非特異反応は起こらない.
4. 地帯現象により偽陽性となる.
5. 酸性にすると抗体は解離しやすくなる.

解答 5

1．反応は最適温度があり，抗体の性質に依存する．2．反応条件が変わると解離することがある．分子量の小さいものは解離が起こりやすい．3．非特異反応は起きる．4．地帯現象では偽陰性となる．5．中性付近で反応が起こりやすく，酸性側やアルカリ性側で抗体が解離しやすくなる．

問題 80 RPR カードテストについて正しいのはどれか.
1. 地帯現象は起こらない.
2. 生物学的偽陽性は起こらない.
3. 被検血清は不活化しなくてよい.
4. 梅毒トレポネーマに特異的な抗体を検出する.
5. 1 分間に 120 回転の速さで 5 分間水平回転する.

解答 3

ガラス板法はコレステロールにカルジオリピン - レシチンを感作させた抗原液と非働化(不活化)した被検血清を反応させる．RPR カードテストはカーボンにカルジオリピン - レシチン抗原を感作させた抗原液と被検血清を反応させる．1．地帯現象はガラス板法でも RPR テストでも起こる．2．生物学的偽陽性も起こる．4．梅毒トレポネーマに特異的な抗体を検出するのは TPHA 法である．5．RPR カードテストは 100 rpm，8 分間水平回転して判定する．120 rpm，5 分間の水平回転はガラス板法である．

問題 81 フローサイトメトリで**誤っている**のはどれか.
1. 蛍光標識抗体を使用する.
2. 細胞質内抗原を測定できる.
3. 蛍光強度は細胞数を反映する.
4. リンパ球表面マーカーを解析できる.
5. 測定器の光源はレーザー光を使用する.

解答 3

フローサイトメトリは蛍光標識された細胞にレーザーを照射して前方散乱光で細胞の大きさ，側方散乱光で細胞内部の状態を測定する．細胞表面の抗原と FITC などの蛍光色素で標識した抗体と反応させ細胞の大きさ，形態などを測定することで，CD4/CD8 比や CD34 などのリンパ球の表面マーカーの解析に利用される．細胞内染色ステップを利用することで細胞質内や核に存在する抗原(サイトカインや転写因子)も測定できる．蛍光強度は抗原などの細胞構成物の量を示す．

問題 82 自然免疫に関与するのはどれか. **2つ選べ**.
1. B 細胞
2. T 細胞
3. 好中球
4. 肥満細胞
5. マクロファージ

解答 3，4，5

自然免疫は，ヒトに存在せず細菌などに多く存在するリポ多糖類や糖蛋白質末端のマンノースを認識し病原体を排除する仕組み．獲得免疫は B 細胞，T 細胞が関与し特異性の高い抗原認識が行われる．肥満細胞には，抗原が結合するとヒスタミンなどを放出し，病原体の感染を予防する機能もあり，選択肢 4 も否定できない．

問題 83 自己免疫性膵炎で上昇するのはどれか.
1. IgA1
2. IgA2
3. IgD
4. IgG2

解答 5

IgG4 関連疾患は，血液中に IgG4 抗体が増加したり，膵臓以外に胆管，涙腺，唾液腺，腎臓などさまざまな臓器に IgG4 抗体を産生する免疫細胞が浸潤して臓器の腫大や肥厚がみられる疾患である．

5. IgG4

問題 84 HLA について正しいのはどれか.

1. HLA クラス I は高度な多型性を示す.
2. HLA は第 6 染色体長腕上に存在する.
3. HLA クラス II は血小板に発現している.
4. HLA クラス I に DR,DQ 領域が含まれる.
5. HLA クラス I は体液性免疫と細胞性免疫の両方を誘導する.

解答 1

2. 第 6 染色体の短腕上に存在する. 3. 血小板には HLA-A,B,C のクラス I を発現している. 4. HLA-DR,DQ,DP はクラス II に属する. 5. クラス II は抗原提示細胞に発現しており,B 細胞が関与する体液性免疫,T 細胞が関与する細胞性免疫にも関与する.

問題 85 不規則抗体同定検査の結果を以下に示す.

	D	C	c	E	e	Jk^a	Jk^b	Fy^a	Fy^b	M	N	Sal	IAT
1	+	+	+	+	+	+	0	+	0	+	0	0	+
2	+	0	+	+	0	0	+	+	+	+	+	+	+
3	+	0	+	0	+	+	+	+	+	0	+	+	0
4	0	+	0	0	+	+	+	0	+	0	+	0	0
5	0	0	+	0	+	+	0	0	+	0	+	0	0
6	0	0	+	+	+	0	+	0	0	0	+	0	+
自己												0	0

Sal:生理食塩液法　IAT:間接抗グロブリン試験

可能性の高い抗体はどれか. **2 つ選べ.**

1. 抗 c
2. 抗 C
3. 抗 E
4. 抗 Fy^b
5. 抗 M

解答 3,5

Sal および IAT 法それぞれで,反応が 0 のパネル血球の抗原が陽性のものを否定する消去法で可能性の高い抗体を推定すると,Sal 法では 5. 抗 M 抗体,IAT 法では 3. 抗 E 抗体となる.

問題 86 多特異性抗グロブリン試薬に含まれるのはどれか. **2 つ選べ.**

1. 抗 C3
2. 抗 C4
3. 抗 IgD
4. 抗 IgE
5. 抗 IgG

解答 1,5

抗グロブリン血清には,抗 IgG,抗 C3b,抗 C3d の単特異性抗体とのみ反応するものと IgG 抗体と補体成分(C3b,C3d)の両方を含む多特異性抗体がある.

問題 87 同一患者の試験管法とカラム凝集法の反応像(**別冊 No.16**)を別に示す.

凝集反応の判定として正しいのはどれか.

1. 0
2. 1+
3. 2+
4. 4+
5. 部分凝集

解答 5

1. 0 は血球に凝集がみられず血球が下部にのみ分布する. 2. 1+はカラムの下半分に凝集した血球が分布する. 3. 2+はカラム全体に凝集した血球が分布する. 4. 4+はカラムの上部にのみ凝集した血球が分布する. 5. 部分凝集は,上部に凝集した血球と下部に凝集していない血球が分布する.

問題 88 末梢血幹細胞の採取時期の指標となるのはどれか.

1. 血小板数
2. 好中球数
3. 赤血球数
4. CD34 陽性細胞数
5. CD3 陽性リンパ球数

解答 4

通常,末梢血にはごくわずかしか造血幹細胞は含まれないため,造血幹細胞移植を行う場合に,顆粒球コロニー刺激因子(G-CSF)を投与後に骨髄から造血幹細胞が放出されるタイミングについて CD34 抗原を測定して指標とする.

問題 89 間接抗グロブリン試験で使用される反応増強剤はどれか. **2 つ選べ.**

1. フィシン

解答 3,5

1. フィシンと 2. パパインは蛋白分解酵素で,赤血球膜上のシアル糖蛋白に作用し,負に荷電しているシアル酸を減少させ,赤血球表面のゼータ電位を低下させる. 不規則抗体検査の酵素法

2. パパイン
3. 低イオン強度溶液〈LISS〉
4. ジチオスレイトール〈DTT〉
5. ポリエチレングリコール溶液〈PEG〉

問題 90 法律とそれに規定されている内容の組合せで正しいのはどれか.
1. 児童福祉法 —————— 母子健康手帳
2. 老人福祉法 —————— ケアハウス
3. 精神保健福祉法 —————— 療育手帳
4. 身体障害者福祉法 —————— 福祉事務所
5. 知的障害者福祉法 —————— 地域包括支援センター

で使用される. 4. DTT は IgM 抗体の S-S 結合を切断することで IgM 抗体の活性をなくすために使用する.

解答 2, 4
　法律とそれに規定されている正しい内容の組合せは, 1. 母子健康手帳は母子保健法, 2. ケアハウスは老人福祉法, 3. 療育手帳の交付は知的障害者福祉法である. 4. 福祉事務所は社会福祉法, 老人福祉法, 身体障害者福祉法及び知的障害者福祉法等に規定されている. 5. 地域包括支援センターは介護保険法で規定されている. したがって, 2., 4. の複数正答の可能性があり, 不適切問題と判断する.
※厚生労働省の解答:2

問題 91 女性労働者の産前産後休暇を規定しているのはどれか.
1. 母子保健法
2. 労働基準法
3. 労働安全衛生法
4. 育児・介護休業法
5. 男女雇用機会均等法

解答 2
　女性労働者の産前産後休暇を規定しているのは, 2. 労働基準法である. 1. 母子保健法は, 母性・乳児・幼児の健康保持と増進を目的とした法律である. 3. 労働安全衛生法は, 労働災害の防止を目的として, 主に労働者の安全と健康の確保に関する活動を規定する法律である. 4. 育児・介護休業法は, 育児・子の看護を行う労働者を支援するために規定する法律である. 5. 男女雇用機会均等法は, 事業主が母性健康管理の措置を講じる義務を規定する法律である.

問題 92 医療計画に**含まれない**のはどれか.
1. 保健所の設置
2. 在宅医療の確保
3. 基準病床数の設定
4. 二次医療圏の設定
5. 地域医療支援病院の整備

解答 1
　医療計画の記載項目として, 2. 在宅医療の確保, 3. 基準病床数の設定, 4. 二次医療圏の設定, 5. 地域医療支援病院の整備がある. その他に 5 疾病・5 事業に関する目標, 医療連携体制, 情報提供の推進や地域医療構想, 病床の機能に関する情報提供の推進, 医療従事者の確保, 医療の安全の確保がある. 1. 保健所の設置は含まれない.

問題 93 健康診断と根拠法の組合せで正しいのはどれか.
1. 特定健康診査 —————— 労働安全衛生法
2. 特殊健康診断 —————— 高齢者医療確保法
3. 乳幼児健康診査 —————— 母子保健法
4. 妊産婦健康診査 —————— 母体保護法
5. 給食従業員の検便 —————— 学校保健安全法

解答 3
　健康診断と根拠法の正しい組合せは 1. 特定健康診査—高齢者医療確保法, 2. 特殊健康診断—労働安全衛生法, 3. 乳幼児健康診査—母子保健法, 4. 妊産婦健康診査—母子保健法, 5. 給食従業員の検便—労働安全衛生法である.

問題 94 ある疾患の罹患率を調べるために行うのはどれか.
1. 横断研究
2. 介入研究
3. コホート研究
4. 症例集積研究
5. 症例対照研究

解答 2, 3
　1. 横断研究は, ある一時点の曝露と疾患の発生を有病率を用いて調べる研究方法である. 2. 介入研究は, 実験的な予防・治療・介入を受ける介入群と受けない対照群とを設定し, 両群のアウトカム(罹患率, 死亡率, その他の指標など)の比較によって評価を行う. 3. コホート研究は, ある疾患の罹患率を調べるために行う. 4. 症例集積研究は, ケースシリーズ研究とも呼ばれ, 症例を多数集め症例の特徴を明らかにする研究である. 5. 症例対照研究は過去の曝露状況を調べる研究方法で, 罹患率は計算できない. 2. 介入研究を介入群と対照群の罹患率などのアウトカム比較によって評価を行うこともあるため, 正答になる. したがって, 複数正答となり, 不適切問題と判断する.
※厚生労働省の解答:3

問題 95 正しいのはどれか. **2 つ選べ**.
1. 濡れたガラス製の測容器は乾熱滅菌器で乾燥させる.

解答 4, 5
　測容器は 20℃で表示容積となるように製造されており, 1. 乾熱滅菌のような高温にさらされると容積が変化し, 測容器の役割を果たさなくなる恐れがある. 2. 物質の溶解は反応容器で行

2. 定量の溶液の作成は物質の溶解を測容器の中で行う.

3. メスフラスコの検定公差はメスシリンダーより大きい.

4. 測容器は 20℃で表示容積になるように製造されている.

5. オストワルドピペットは粘性の大きい試料の採取に適する.

問題 96 DNA シークエンサーの原理(Sanger 法)について**誤っている**のはどれか.

1. 塩基欠失を検出できる.
2. ダイターミネーター法が用いられる.
3. ddNTP と dNTP を混ぜて PCR を行う.
4. 電気泳動では DNA 断片が短いほど早く流れる.
5. ddNTP が DNA 合成反応に取り込まれても DNA 伸長は継続する.

問題 97 電子レンジと同じ 2.4 GHz の電波を使用しているのはどれか. **2 つ選べ.**

1. Bluetooth
2. GPS
3. HDMI
4. USB
5. Wi-Fi

問題 98 判断を表すフローチャート記号はどれか.

1. ⬭
2. ▭
3. ⬡
4. ◇
5. ⬭

問題 99 遠心分離機において, 回転数を 1/2 にすると遠心力は何倍になるか.

1. 1/4
2. 1/2
3. 1
4. 2
5. 4

問題 100 1,000 種類の検査項目をコード化する場合, 最小限必要な記憶容量 [bit] はどれか.

1. 6
2. 7
3. 8
4. 9
5. 10

う. 3. 検定公差はメスフラスコのほうがメスシリンダーより小さい.

解答 5

ddNTP(ddATP, ddGTP, ddCTP, ddTTP)はヌクレオチドの 3′ 末端を -OH 基ではなく -H 基に改変したものである. これにより ddNTP が伸長反応で DNA 鎖に取り込まれると, 次の塩基が結合できず伸長が停止する仕組みである. ddNTP の各塩基は 4 種の蛍光色素で標識されており, DNA シークエンサーにより 1 塩基ずつ読み取られる.

解答 1, 5

1. Bluetooth と 5. Wi-Fi はともに無線通信技術であり 2.4 GHz を使用する. Bluetooth はデバイス間の近距離通信, Wi-Fi は広範囲のインターネット接続に使用することが多い. 2. GPS は 1,575〜1,176 MHz の複数の周波数を使用している. 3. HDMI は映像, 音声を 1 本のケーブルでデジタル通信するインターフェイス規格である. 4. USB はコンピュータと周辺機器を接続するための規格である.

解答 4

フローチャートで使用する記号は JIS で統一されている. 判断を表すのは 4. で判断記号と呼ばれる. プロセスが 2 つ以上の条件に基づいて異なるアクションを実行する場合に使用される. 1. は終端記号と呼ばれ開始/終了を表す. 2. は行動記号と呼ばれ処理, 行動, 機能を表す. 3. は表示記号と呼ばれ情報が表示される箇所を表す. 5. 直接アクセス記号と呼ばれ直接アクセス可能なデータを表す.

解答 1

遠心力 F は F＝mrω^2 で表されるため, 回転角速度 ω の 2 乗に比例する. m は分離する物質の質量, r は遠心力が働く半径, ω は回転角速度を示す. 回転数を 1/2 にすると回転角速度 ω も 1/2 になるため, 遠心力は 1/4 になる.

解答 5

1 bit はコンピュータや情報理論におけるデータの最小単位である. 1 bit は 0, 1 の 2 進数の 1 桁で 2 つの状態を表すことができる. 1,000 種類の検査項目に一意なコードを割り振るためには最小限 10 bit 必要である. $2^{10}＝1,024$ であり 1,024 種類の検査項目を表現できるためである.

第 69 回臨床検査技師国家試験　別冊

A　　　　　　　　　　　　　　　　B

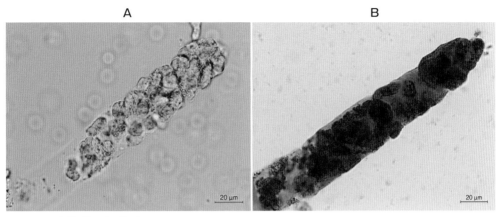

No.1　写真（午前：問題 4）

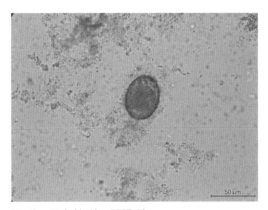

No.2　写真（午前：問題 6）

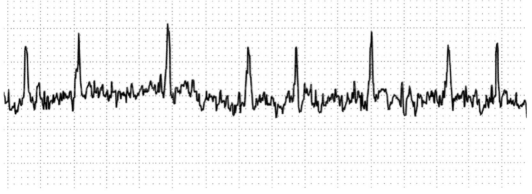

No.3　図（午前：問題 17）

第69回臨床検査技師国家試験　別冊

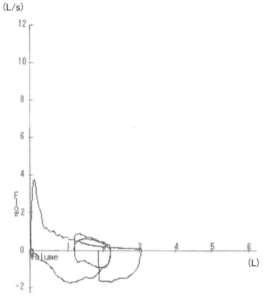

(L/s)

No.4　図（午前：問題19）

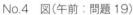

E波高＝150cm/sec
A波高＝　34cm/sec
E波減速時間＝128msec

No.5　写真（午前：問題24，25）

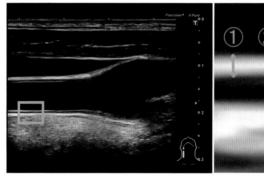
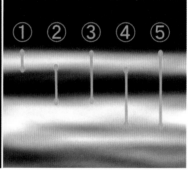

① ② ③ ④ ⑤

右写真は左写真の　□　部分の拡大像

No.6　写真（午前：問題26）

下腹部正中横走査　　　　　　　　　　　下腹部右縦走査

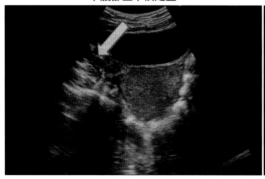
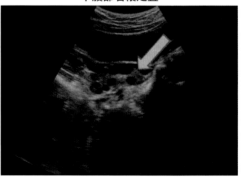

No.7　写真（午前：問題27）

第 69 回臨床検査技師国家試験　別冊

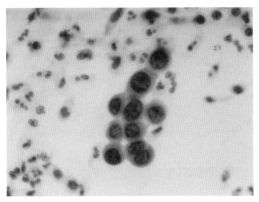

No.8　写真（午前：問題 45）

A   B

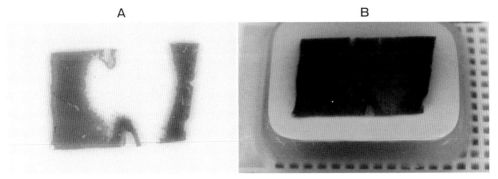

No.9　写真（午前：問題 47）

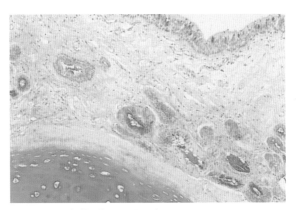

No.10　写真（午前：問題 48）

第 69 回臨床検査技師国家試験　別冊

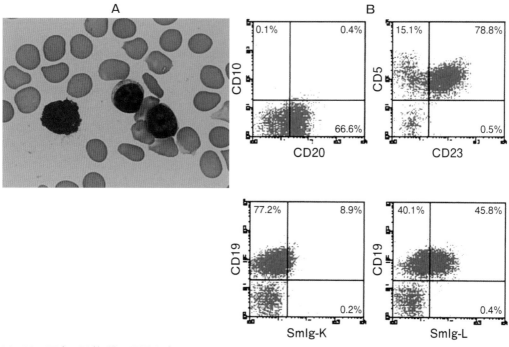

No.11　写真，図（午前：問題 64）

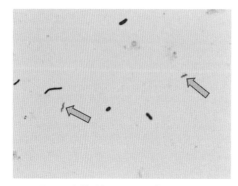

No.12　写真（午前：問題 70）

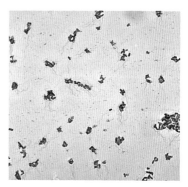

No.13　写真（午前：問題 76）

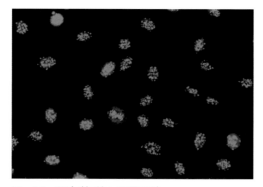

No.14　写真（午前：問題 82）

第 69 回臨床検査技師国家試験　別冊

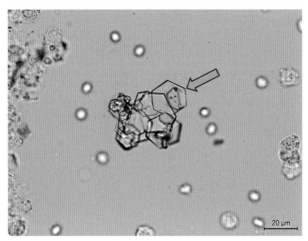

No.1　写真（午後：問題 1）

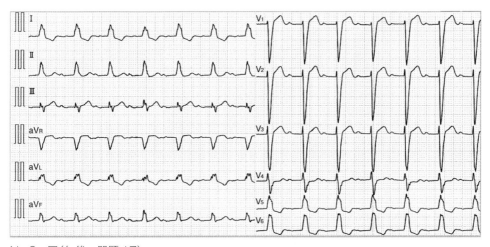

No.2　図（午後：問題 17）

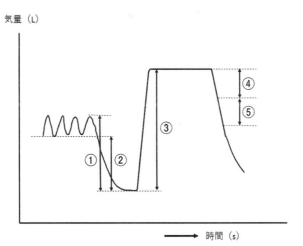

No.3　図（午後：問題 20）

第 69 回臨床検査技師国家試験　別冊

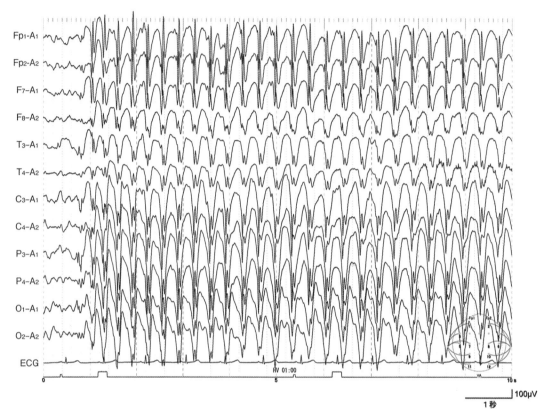

No.4　図（午後：問題 22）

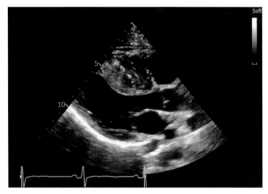

No.5　写真（午後：問題 25）

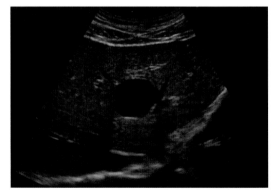

No.6　写真（午後：問題 26）

第69回臨床検査技師国家試験　別冊

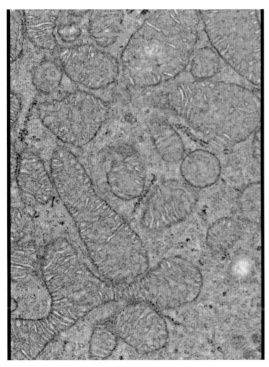

No.7　写真（午後：問題48）

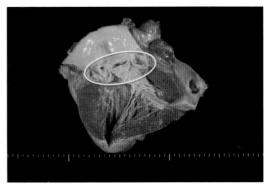

No.8　写真（午後：問題55）

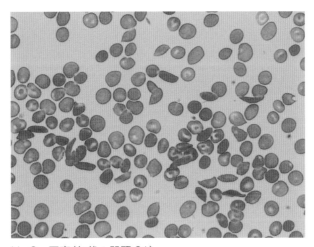

No.9　写真（午後：問題61）

第 69 回臨床検査技師国家試験　別冊

A

B

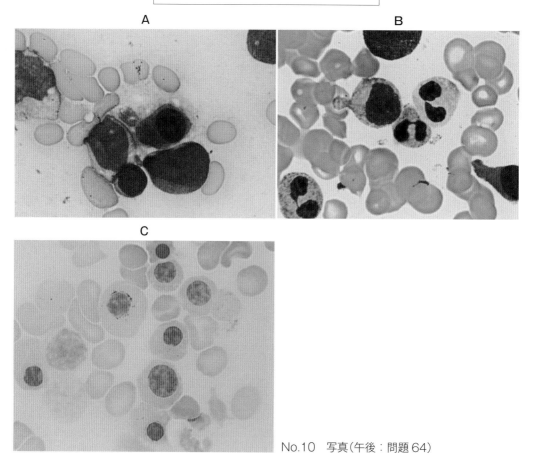

C

No.10　写真(午後：問題 64)

A

B

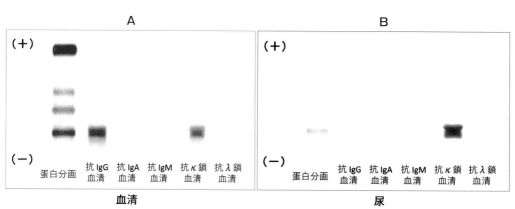

血清

尿

No.11　図(午後：問題 65)

第 69 回臨床検査技師国家試験　別冊

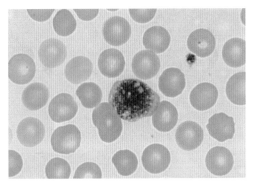

No.12　写真（午後：問題66）

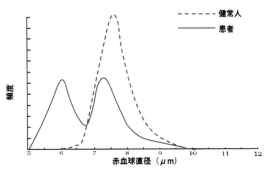

No.13　図（午後：問題67）

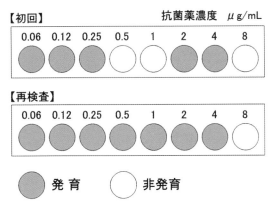

No.14　図（午後：問題68）

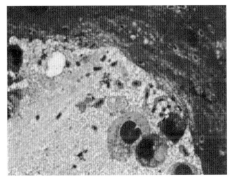

No.15　写真（午後：問題72）

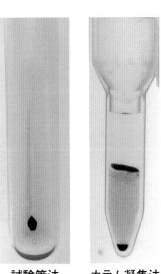

試験管法　　カラム凝集法
No.16　写真（午後：問題87）

2022

2022 年

第 68 回臨床検査技師国家試験

（2022 年 2 月 16 日実施）

別冊(白黒およびカラー図譜)は33〜41 ページにあります.

※厚生労働省の発表
・本試験は受験者数 4,948 名，合格者数 3,729 名，合格率は 75.4%.
・〈午前の部〉第 50 問，〈午前の部〉第 93 問を「複数の選択肢を正解として採点する」としている.

〔午　前〕

問題 1 臨床検査室の品質と能力に関する国際規格はどれか.
1. ISO 9001
2. ISO 13485
3. ISO 15189
4. ISO 17025
5. ISO 22870

解答 3

ストレートな知識問題であるが，臨床検査室の国際認定である 3. ISO 15189 の重要性は年々増している. 1. ISO 9001 は品質マネジメントシステム全般, 2. ISO 13485 は医療機器, 4. ISO 17025 は試験所・校正機関, 5. ISO 22870 は POCT の規格である.

問題 2 分析前プロセスの品質管理はどれか. **2つ選べ**.
1. 検体量の確認
2. 精度管理試料の測定
3. 精度管理成績の保存
4. 分析装置導入前の性能評価
5. 検体採取から測定開始までの時間の確認

解答 1, 5

検査の精度保証(品質管理)には分析前プロセス，分析プロセス，分析後プロセスにおける質を確保することが必要となる. 分析前プロセスは分析前の工程を意味し，適切な検体の採取・前処理・保存，検体量の確認などがある. 1. 検体量の確認, 5. 検体採取から測定開始までの時間の確認は分析前プロセスに該当する.

問題 3 採血した全血検体をそのまま室温で一晩放置した.
　　値の低下が予想されるのはどれか.
1. カリウム
2. 無機リン
3. アンモニア
4. グルコース
5. クレアチニン

解答 4

全血検体の赤血球，白血球，血小板は解糖系によってエネルギー(ATP)を得ている. したがって，経時とともに 4. グルコースは消費され低下する. 室温放置では，1 時間に 10 mg/dL 低下するとされている. 1. カリウムは赤血球からの逸脱, 2. 無機リンは有機リンの加水分解, 3. アンモニアは赤血球からの遊離，血中蛋白からの生成によって上昇する. 5. クレアチニンは一晩放置でも大きな変化はない.

問題 4 尿沈渣の無染色標本(**別冊 No.1**)を別に示す.
　　この構造物の成分はどれか.
1. 尿　酸
2. シスチン
3. ビリルビン
4. リン酸カルシウム
5. シュウ酸カルシウム

解答 5

別冊 No.1 の結晶は，5. シュウ酸カルシウムである. 5. シュウ酸カルシウム結晶の形状の特徴として，正八面体，亜鈴状，ビスケット状，楕円形などを呈する. 尿 pH に関係なく出現する. 確認法としては塩酸に溶解する.

問題 5 Miller & Jones(喀痰の肉眼的品質評価)分類で，膿性部分が 1/2 の痰の分類はどれか．
1. M1
2. M2
3. P1
4. P2
5. P3

解答 4
　Miller & Jones 分類は以下の通りである．1. M1 は唾液，完全な粘性痰．2. M2 は粘性痰の中に少量の膿性痰を含む．3. P1 は膿性部分が全体の 1/3 以下の痰．4. P2 は膿性部分が全体の 1/3〜2/3 の痰．5. P3 は膿性部分が全体の 2/3 以上の痰．設問は膿性部分が 1/2 であることから，4. P2 が該当する．

問題 6 化膿性髄膜炎を疑う髄液所見として**誤っているのはどれか**．
1. 混 濁
2. LD の上昇
3. 蛋白濃度の上昇
4. 多形核球比率の上昇
5. 髄液糖/血糖比の上昇

解答 5
　化膿性髄膜炎を疑う髄液所見としては，1. 混濁，2. LD の上昇，3. 蛋白濃度の上昇，4. 多形核球比率の上昇，髄液糖/血糖比の低下である．

問題 7 幼虫移行症をきたすのはどれか．
1. 小形条虫
2. 無鉤条虫
3. 日本海裂頭条虫
4. マンソン裂頭条虫
5. クジラ複殖門条虫(大複殖門条虫)

解答 4
　4. マンソン裂頭条虫の終宿主はイヌやネコであり，ヒト体内では成虫に発育できずに幼虫移行症を起こす．感染経路は感染幼虫(プレロセルコイド)を持つニワトリ，ヘビ，カエルなどの不完全加熱での摂食による．なお，クジラ複殖門条虫と大複殖門条虫は同一種としてクジラ複殖門条虫に統一されている．しかし，出題基準には大複殖門条虫も併記されている．

問題 8 マラリア患者の血液塗抹標本の Giemsa 染色に適するバッファーの pH はどれか．
1. 6.2
2. 6.8
3. 7.4
4. 8.0
5. 8.6

解答 3
　マラリア診断に用いる Giemsa 染色液は，弱アルカリ性であることによって赤血球内の原虫がコントラストよく観察できるため，pH 7.2〜7.4 程度で調製する．他の血液像観察のための Giemsa 染色液の pH よりやや塩基性であることに注意する．

問題 9 慢性骨髄性白血病で高頻度にみられる染色体の構造異常はどれか．
1. 逆 位
2. 欠 失
3. 挿 入
4. 重 複
5. 転 座

解答 5
　慢性骨髄性白血病(CML)で認めるフィラデルフィア(Ph)染色体は，CML の発症原因であると同時に重要なマーカーである．Ph 染色体は 9 番目と 22 番目の染色体が 5. 相互転座したものであり，その結果として形成される *BCR-ABL* キメラ遺伝子が，恒常的に活性化される ABL チロシンキナーゼ活性の発現により CML の発症に寄与する．

問題 10 遺伝性乳がん卵巣がん症候群〈HBOC〉の原因遺伝子はどれか．
1. *APC*
2. *RB1*
3. *MEN1*
4. *MSH2*
5. *BRCA1/2*

解答 5
　正答は 5. *BRCA1/2* であるが，本題の各遺伝子は生殖細胞系列遺伝子検査の対象となる遺伝子であり，検査の施行には遺伝カウンセリング施行など特別の配慮が求められる．各遺伝子との関連は，1. *APC* が癌抑制遺伝子で，2. *RB1* が網膜芽細胞腫，3. *MEN1* が多発性内分泌腫瘍症 1 型，4. *MSH2* がリンチ症候群で変異が生じる遺伝子である．

問題 11 一次救命措置において，胸骨圧迫前に行うべきこととして**誤っているのはどれか**．
1. 119 番通報
2. 安全の確認
3. 意識の確認
4. 呼吸の確認
5. 対光反射の確認

解答 5
　一次救命措置においては，脈拍と意識のない患者において，いかに早期に胸骨圧迫を開始できるかが救命率に直結する．現場対応が 1 人か，助けを呼べるかで状況も異なるが，選択肢 1〜4 が必要であることは理解できると思う．5. 対光反射の確認は，措置開始後に病態把握のために必要となる．

問題 12 B 型急性肝炎における HBs 抗原，HBs 抗体，HBe 抗原，HBe 抗体，HBc 抗体の推移(**別冊 No.2**)を別に示す.

　　HBc 抗体はどれか.

1. A
2. B
3. C
4. D
5. E

解答 3

　B 型急性肝炎は感染後 1 カ月程度で発症する. 発症時に HBs 抗原(A)と HBe 抗原(B)が検出され，HBe 抗原(B)が陰性化すると HBe 抗体(D)が検出される. 肝炎が軽快すると中和抗体である HBs 抗体(E)が産生される. 発症時の HBc 抗体(C)は IgM 型で，遅れて IgG 型が検出され，感染既往として永久的に検出される.

問題 13 腎前性急性腎不全の原因になるのはどれか.

1. 敗血症
2. 尿管結石
3. 前立腺肥大
4. 急速進行性糸球体腎炎
5. 全身性エリテマトーデス〈SLE〉

解答 1

　急性腎不全の分類を問う問題である.
腎前性：腎実質には異常はない. 循環障害(大出血，ショックなど)によって腎血流量が減少し起こる腎不全で，1. 敗血症はここに含まれる.
腎性：4. 急性腎炎や抗菌薬，重金属，農薬などの腎毒性物質によって起こる.
腎後性：尿管閉塞・圧迫(3. 前立腺肥大，泌尿器癌，2. 結石)などの尿路の異常によって尿が排泄できないために起こる.

問題 14 サルコイドーシスの診断に最も有用なのはどれか.

1. アンギオテンシン変換酵素〈ACE〉
2. CRP
3. IL-6
4. KL-6
5. SP-D

解答 1

　サルコイドーシスにおける 1. 血清アンギオテンシン変換酵素(ACE)上昇機序は不明な点が多いが，^{67}Ga シンチグラムの陽性所見と相関を認め，肉芽腫量を反映していると考えられている. 血清アミロイド A，可溶性 IL-2 レセプター(sIL-2R)，リゾチーム，KL-6 なども病態との相関が報告されているが，一般的には ACE の有用度が高いと考えられている.

問題 15 ビタミン欠乏症について正しいのはどれか.

1. ビタミン A 欠乏で白内障になる.
2. ビタミン B$_{12}$ 欠乏で巨赤芽球性貧血になる.
3. ビタミン C 欠乏で溶血性貧血になる.
4. ビタミン D 欠乏で尿管結石になる.
5. ビタミン E 欠乏で Wernicke 脳症になる.

解答 2

　2. ビタミン B$_{12}$ 欠乏では，巨赤芽球性貧血や末梢神経障害を起こす. 特に，胃切除後の患者で発生しやすい. 1. ビタミン A 欠乏：夜盲症や皮膚・粘膜の乾燥など. 3. ビタミン C 欠乏：出血症状および類骨や歯の象牙質の形成異常(壊血病). 4. ビタミン D 欠乏：骨粗しょう症，くる病. 5. ビタミン E 欠乏：貧血や脱毛.

問題 16 心電図(**別冊 No.3**)を別に示す.

　　正しいのはどれか.

1. 下壁梗塞
2. 側壁梗塞
3. 前壁中隔梗塞
4. Brugada 症候群
5. 四肢電極の付け間違い

解答 1

　II，III，aV$_F$ 誘導の ST 上昇と冠性 T 波，III 誘導の異常 Q 波を呈する心電図所見(別冊 No.3)から，1. 下壁領域の心筋梗塞が考えられる. また，I，aV$_L$ 誘導(側壁および高位側壁領域)の ST 低下は下壁領域の対側性変化(鏡面像)である. 2. 側壁梗塞は I，aV$_L$ 誘導，3. 前壁中隔梗塞は V$_2$〜V$_4$ の ST 上昇を認める. また，4. Brugada 症候群では V$_1$ または V$_2$ 誘導に saddle-back や coved 型の ST 上昇を認める.

問題 17 肺活量　2.00 L，1 回換気量　0.50 L，予備呼気量　0.80 L，最大吸気量　1.20 L，機能的残気量　1.90 L であった.

　　残気量［L］はどれか.

1. 0.70
2. 1.10
3. 1.40
4. 2.40
5. 3.10

解答 2

　残気量(RV)は最大呼気位まで呼出しても肺内に残存する気量であり，直接測定はできない. 通常，ガス希釈法(閉鎖および開放回路法)や体プレチスモグラフ法にて測定した機能的残気量(FRC)から，予備呼気量(ERV)を差し引きして求める. 故に RV = 1.90 L(FRC) − 0.80 L(ERV) = 1.10 L となる.

問題 18 クロージングボリューム測定における単一窒素呼出曲線(**別冊 No.4**)を別に示す.

解答 3

　単一窒素呼出曲線において，I 相では死腔気から 100% O$_2$ が

クロージングボリュームはどれか.

1. ①
2. ②
3. ③
4. ④
5. ⑤

呼出され，N_2濃度は0となる．Ⅱ相は急速にN_2濃度が上昇してくる部分で，死腔気と肺胞気の混合気，Ⅲ相は肺胞気から呼出されたN_2濃度を反映し，比較的平坦な部分(②)，Ⅳ相は再び急峻な立ち上がりを認める部分(③)で，この部分をクロージングボリュームと呼ぶ．①はⅠ相＋Ⅱ相，④はⅠ相＋Ⅱ相＋Ⅲ相，⑤はⅢ相＋Ⅳ相に相当する．

問題19 1回呼吸法による肺拡散能力測定で濃度を測定するのはどれか. **2つ選べ.**

1. CO
2. CO_2
3. He
4. N_2
5. O_2

解答 1, 3

1回呼吸法による肺拡散能力測定は4種混合ガス(CO：0.3%，He：10%，O_2：20%，N_2：balance)を使用した測定方法であり，簡便で広く用いられている．測定原理はサンプリング前後の1. CO濃度を3. Heの希釈度(希釈率)で補正したCO濃度の減少量から，拡散能を測定している．

問題20 自律神経の線維はどれか. **2つ選べ.**

1. Aα 線維
2. Aβ 線維
3. Aδ 線維
4. B 線維
5. C 線維

解答 4, 5

選択肢1〜3のA線維には知覚または運動神経が含まれる．4. B線維には節前自律神経，5. C線維には節後自律神経が含まれる．

問題21 体性感覚の伝導路を含むのはどれか.

1. 前　根
2. 錐体路
3. 外側毛帯
4. 外側膝状体
5. 視　床

解答 5

1. 前根，2. 錐体路は運動性経路である．3. 外側毛帯は聴覚の伝導経路である．4. 外側膝状体は視覚の伝導路である．5. 視床は嗅覚路を介するインパルス以外の体性感覚を含む全ての求心性インパルスの中継地点である．

問題22 正中神経における運動神経伝導検査の模式的な記録波形(**別冊 No.5**)を別に示す.
軸索変性のパターンはどれか.
なお，図中の破線は正常波形を示す.

1. ①
2. ②
3. ③
4. ④
5. ⑤

解答 2

軸索変性パターンの伝導速度は正常もしくは正常下限程度で振幅が低下する．よって，②が軸索変性のパターンとなる．①は脱髄による伝導ブロック，⑤は脱髄による異常な時間的分散のパターンである．③，④のように振幅に変化なく伝導速度が遅くなるパターンは通常みられない．

問題23 64歳の男性. 家族に「最近ぼーっとしていることが多い」と指摘され受診した. 脳波(**別冊 No.6**)を別に示す.
所見はどれか.

1. 棘　波
2. 三相波
3. 多棘徐波複合
4. 14 Hz 陽性棘波
5. 周期性同期性放電

解答 1

あまり明瞭ではないが，Fp1-A1，Fp2-A2，F8-A2に棘波が認められる．棘波はてんかんで認められる脳波所見である．

問題24 睡眠ステージ1から睡眠ステージ2に移行したと判断できる脳波の波形はどれか.

1. α 波
2. 紡錘波
3. 低振幅速波

解答 2

睡眠ステージ2では2. 紡錘波と4. 丘波(徐波)が認められる．このうち，2. 紡錘波はステージ1からステージ2に移行したときの指標となる．4. 丘波は睡眠ステージ2と睡眠ステージ3に認められ，丘波の出現率によって睡眠ステージ2と睡眠ステージ3が分けられる．

4. 丘波(徐波)

5. 瘤波(頭頂鋭波)

問題 25 心臓超音波像(**別冊 No.7**)を別に示す.

　矢印で示すアーチファクトの原因はどれか.

1. 音響陰影

2. 鏡面現象

3. 多重反射

4. レンズ効果

5. サイドローブ

解答 5

　別冊 No.7 は僧帽弁前尖にドーミングを伴い, 拡大した左房(僧帽弁狭窄兼閉鎖不全症疑い)内に血栓を疑わせる所見にも見えるが, アーチファクトに関する問いなので, 左房内にみられる横広の帯状エコーは後尖基部外側の高輝度心嚢膜により生じた 5. サイドローブ(副極)と考える.

問題 26 心臓超音波像(**別冊 No.8**)を別に示す.

　この像を描出する際の探触子の位置はどれか.

1. 心窩部

2. 心尖部

3. 傍胸骨

4. 右胸壁

5. 胸骨上窩

解答 3

　別冊 No.8 は中央に大動脈弁, 下面に左房, 周囲に右心系が描出された左室短軸大動脈弁レベルの画像で, 3. 傍胸骨に探触子を置くことで観察される. その他, 傍胸骨よりアプローチ可能な画像として長軸断面, 短軸断面(乳頭筋レベル, 心尖部レベル), 四腔断面, 右室流入路断面などが挙げられる.

問題 27 深部静脈血栓症に対する下肢静脈超音波検査で**実施しない**のはどれか.

1. 座　位

2. 圧迫法

3. 寒冷負荷

4. ミルキング法

5. Valsalva 法(呼吸法)

解答 3

　深部静脈血栓症を検索する下肢静脈超音波検査では, 2. 圧迫法によって血管内腔の圧縮性を確認する手法が基本である. 1. 下腿の静脈は座位で血管を拡張させると観察が容易となる. その他, 4. カラードプラ法にミルキング負荷を併用する手法や 5. パルスドプラ法に Valsalva 負荷を併用した手法で静脈の血流動態を確認する場合がある.

問題 28 サーモグラフィ検査の注意点について**誤っている**のはどれか.

1. 検査直前の飲食を制限する.

2. 測定部位の化粧を落とさせる.

3. 検査室の湿度は 50% 程度に保つ.

4. 検査室の温度は 20℃ 程度に保つ.

5. 15〜30 分間の検査室環境への馴化を行う.

解答 4

　サーモグラフィ検査は皮膚の放射赤外線量から表面温度を分布図で示す検査法である. 皮膚温を一定に保つために以下の測定条件が必要である. 4. 温度は 25℃ 程度で 3. 湿度は 50% 程度の一定とする. 1. 検査前の飲食や喫煙は禁止とする. 2. 測定部位の化粧やマニキュアなどは落とす. 5. 10〜30 分程度の室温馴化時間をとる.

問題 29 糖新生を行う臓器はどれか. **2 つ選べ.**

1. 脳

2. 肝　臓

3. 心　臓

4. 腎　臓

5. 脾　臓

解答 2, 4

　糖新生とは, グリセロールやピルビン酸, 乳酸, 糖原性アミノ酸(アラニン, アスパラギン酸など)といった糖質以外の物質からグルコースを合成する代謝経路である. 飢餓状態などによりグルコースがなくなると, 血糖を維持するため糖新生により体内でグルコースが産生される. 主に 2. 肝臓や 4. 腎臓で行われる.

問題 30 糖尿病の診断で糖尿病型の判定に**用いられない**のはどれか.

1. HbA1c

2. 随時血糖値

3. 空腹時血糖値

4. グリコアルブミン

5. 75 g 経口ブドウ糖負荷後 2 時間血糖値

解答 4

　1. HbA1c 6.5 % 以上, 2. 随時血糖値 200 mg/dL 以上, 3. 空腹時血糖値 126 mg/dL 以上, 5. 75 g 経口ブドウ糖負荷後 2 時間血糖値(OGTT)200 mg/dL 以上のいずれか 1 つでも該当すれば, 糖尿病型と判定する. 2. 随時血糖値, 3. 空腹時血糖値, 5. 75 gOGTT 値のいずれかと 1. HbA1c 値の両方が糖尿病型である場合, あるいは典型的な糖尿病の症状(口渇, 多飲, 多尿, 体重減少など)や糖尿病網膜症がある場合は糖尿病と診断される.

問題 31 ケトン体はどれか. **2 つ選べ.**

1. 胆汁酸

2. アセトン

3. アラキドン酸

4. トロンボキサン

解答 2, 5

　ケトン体はカルボニル基と 2 つの炭化水素基が結合した化合物である. 2. アセトン, 5. 3-ヒドロキシ酪酸が該当する. 体内には他にアセト酢酸がある. 通常は血中にはほとんど存在しないが, 糖尿病などの糖代謝異常や嘔吐, 下痢, 飢餓などでグルコースが得られない状態においてはケトン体が代替エネルギー源とし

5. 3-ヒドロキシ酪酸

問題 32 代謝系と調節酵素の組合せで正しいのはどれか.

1. 解糖系 ——————— ホスホエノールピルビン酸カルボキシラーゼ
2. 糖新生 ——————— アセチル CoA カルボキシラーゼ
3. 脂肪酸合成 —— ピルビン酸デヒドロゲナーゼ複合体
4. クエン酸回路 — ヘキソキナーゼ
5. コレステロール合成
　　　——————— 3-ヒドロキシ-3-メチルグルタリル〈HMG〉CoA 還元酵素

問題 33 ビリルビン代謝について正しいのはどれか.

1. ウロビリンは腸肝循環する.
2. 直接ビリルビンは還元されウロビリノゲンになる.
3. 間接ビリルビンは腸内細菌により加水分解される.
4. δビリルビンは間接ビリルビンにアルブミンが結合している.
5. ヘムのポルフィリン環はヘムオキシゲナーゼによって開環される.

問題 34 酵素法によるカルシウム測定に用いられるのはどれか. **2つ選べ.**

1. α-アミラーゼ
2. ヘキソキナーゼ
3. ガラクトシダーゼ
4. ホスホリパーゼ D
5. ピルビン酸キナーゼ

問題 35 体内の鉄代謝について正しいのはどれか.

1. 健常人の総鉄量は約 10 g である.
2. 鉄の 1/3 はヘモグロビンに含まれる.
3. 鉄はフェリチンと結合し貯蔵される.
4. トランスフェリンは日内変動がある.
5. ミオグロビンは 8 個の鉄分子を含む.

問題 36 芳香族アミノ酸はどれか.

1. リジン
2. アラニン
3. チロシン
4. システイン
5. イソロイシン

問題 37 尿素回路について正しいのはどれか.

1. 腎臓に存在する.
2. ATP を産生する.
3. アンモニアを無毒化する.
4. ピルビン酸を必要とする.
5. 律速酵素はアルギナーゼである.

て利用され，尿中に排泄される.

解答 5

コレステロール合成において，選択肢 5 の 3-ヒドロキシ-3-メチルグルタリル（HMG）CoA 還元酵素は HMG-CoA からメバロン酸へ変換する律速酵素である. 1. ホスホエノールピルビン酸カルボキシラーゼは糖新生, 2. アセチル CoA カルボキシラーゼは脂肪酸合成, 3. ピルビン酸デヒドロゲナーゼ複合体と 4. ヘキソキナーゼは解糖系で働く酵素である.

解答 5

ビリルビンはヘムの分解代謝物である. 5. ヘムのポルフィリン環はヘムオキシゲナーゼにより開環され，ビリベルジンとなる. ビリベルジンは還元されると間接（非抱合型）ビリルビンとなり，血中においてアルブミンと結合し肝臓へ運ばれ，グルクロン酸抱合を受けて直接（抱合型）ビリルビンとなり，胆汁に排出される. 1. ウロビリノゲンが腸肝循環する. 2. 間接ビリルビンが還元されてウロビリノゲンになる. 3. 直接ビリルビンが腸内細菌により加水分解される. 4. δビリルビンは直接ビリルビンにアルブミンが共有結合したものである.

解答 1，4

カルシウム測定の酵素法には 1. α-アミラーゼおよび 4. ホスホリパーゼ D を用いた測定法がある. Ca^{2+} が酵素の活性化因子として作用することを利用した方法である.

解答 3

1. 体内の鉄は成人において約 3～5 g であり, 2. このうち約 70%が赤血球中のヘモグロビンに含まれている. 寿命を終えた赤血球はマクロファージに貪食され, 3. 全体の約 25%の鉄がフェリチンと結合し，肝臓や脾臓に貯蔵される. 4. トランスフェリンは日内変動しない. 5. ミオグロビンは単量体で，1 個のヘムが含まれ，1 個の鉄分子を含む.

解答 3

芳香族アミノ酸とはベンゼン環などの芳香族基を持つアミノ酸のことで, 3. チロシンやトリプトファン，フェニルアラニンがある. 1. リジンは塩基性アミノ酸, 2. アラニン, 5. イソロイシンは脂肪族アミノ酸, 4. システインは含硫アミノ酸である.

解答 3

尿素回路とは, 3. アンモニアを無毒化する回路である. 尿素回路は 1. 肝臓のミトコンドリアに存在し, 2. ATP を消費する. ATP を産生するのはクエン酸回路である. 4. ピルビン酸を必要とするのはクエン酸回路である. 5. 律速酵素はカルバモイルリン酸合成酵素である.

問題 38 生化学自動分析装置の検出部に後分光方式を用いることで可能となるのはどれか.

1. 二波長法での測定
2. 終点分析法での測定
3. 速度分析法での測定
4. 紫外部吸収法での測定
5. 2 ポイント法での測定

解答 1

生化学自動分析装置の検出部は多波長光度計で,光源ランプの光が反応セルを通過した後に分光される後分光方式を用いている.後分光方式により 1. 二波長法での測定が可能となる.二波長法では二波長を同時に受光できるため,光源変動が相殺され安定した測光が可能となる.したがって,検体の濁り,色調,反応セルの傷の影響などを軽減できる.

問題 39 血清ナトリウムイオンの測定に使用される電極はどれか.**2 つ選べ**.

1. 酵素電極
2. ガラス電極
3. バリノマイシン電極
4. クラウンエーテル電極
5. 第 4 級アンモニウム塩電極

解答 2, 4

血清ナトリウムイオン(Na^+)のイオン選択電極法では,2. ガラス電極と 4. クラウンエーテル電極が用いられる.2. ガラス(膜)電極は主に pH 測定用の電極として利用されているが,ガラス膜の組成を変えることで Na^+ に対する選択性を高めることができる.4. クラウンエーテル電極はイオン選択性が高く,電極に対する応答も速いことから,Na^+ およびカリウムイオン(K^+)電極の主流となっている.

問題 40 血清中の総コレステロール値が 225 mg/dL,HDL-コレステロール値が 45 mg/dL,トリグリセライド値が 250 mg/dL であった.

Friedewald 式による LDL-コレステロール値はどれか.

1. 55 mg/dL
2. 97 mg/dL
3. 130 mg/dL
4. 155 mg/dL
5. 180 mg/dL

解答 3

Friedewald 式による LDL-コレステロール値はトリグリセライドが 400 mg/dL 未満において適用され,次の式からなる.LDL-コレステロール =(総コレステロール)-(HDL-コレステロール)-(トリグリセライド/5).したがって,それぞれの数値を代入すると,225 - 45 - 250/5 = 130 と算出される.

問題 41 DNA を含む細胞内小器官はどれか.

1. 小胞体
2. ゴルジ体
3. リボソーム
4. ミトコンドリア
5. ペルオキシソーム

解答 4

DNA は細胞の核の染色体以外にも存在し,4. ミトコンドリアは独自のミトコンドリア DNA を持つ.ミトコンドリア内には環状 DNA(塩基数 16,569)が局在し,37 の遺伝子から成ることが明らかになっている.

問題 42 肝合成能の評価に用いられるのはどれか.

1. ICG 試験
2. 血清 ALT 値
3. 血清ビリルビン値
4. 血中アンモニア値
5. プロトロンビン時間

解答 5

プロトロンビンは肝臓で産生される外因系の血液凝固因子である.したがって,肝機能が低下すると血液凝固因子が減少し,血液凝固に時間を要する.5. プロトロンビン時間(PT)延長は肝臓での凝固因子の合成低下を意味するため,肝合成能の評価に利用される.

問題 43 消化管から**分泌されない**のはどれか.

1. ガストリン
2. セクレチン
3. インクレチン
4. カルシトニン
5. コレシストキニン

解答 4

4. カルシトニンは甲状腺の C 細胞から産生されるペプチドホルモンで,副甲状腺ホルモンと拮抗しカルシウムの代謝調節を行う.なお,1. ガストリンは胃幽門前庭部および十二指腸,2. セクレチンは十二指腸,3. インクレチンは主に小腸,5. コレシストキニンは十二指腸や空腸から分泌される消化管ホルモンである.

問題 44 Michaelis 定数〈Km〉について正しいのはどれか.

1. 測定 pH の変化に影響されない.
2. アイソザイム間では差異がない.
3. 大きいほど酵素と基質の親和性が高い.
4. 競合阻害物質の存在下では大きくなる.

解答 4

5. Michaelis 定数(Km)は酵素反応速度が最大値の半分になる基質濃度である.Km 値が小さいほど酵素と基質の親和性が高く,3. Km 値が大きいほど酵素と基質の親和性が低い.競合阻害では基質と阻害剤が酵素活性を奪い合うため,基質と酵素の親和性が低くなる.したがって,4. 競合阻害剤がない場合と比較して,Km 値が大きくなるが正しい.Km 値は 1. 測定 pH に影響され,2. アイソザイム間で差がある.

5. 最大反応速度〈Vmax〉の半分の速度である.

問題45 褐色萎縮で沈着するのはどれか.
1. 脂　肪
2. メラニン
3. アミロイド
4. グリコーゲン
5. リポフスチン

解答 5

褐色萎縮とは, 5. リポフスチン(消耗性色素)の沈着を伴う臓器・組織・細胞の萎縮のことで, 細胞内の老廃物に含まれる脂質がリソソームの酵素で完全に分解されずに残り, 黄褐色の色素としてリポフスチンが沈着したものである. リポフスチンが高度に蓄積すると臓器が褐色にみえるため, 褐色萎縮という. また, リポフスチンは心臓や肝臓, 脳の神経細胞などに沈着し, 加齢とともにその量が増加する.

問題46 術中迅速診断における標本作製で使用するのはどれか.
1. 固定液
2. スクロース
3. パラフィン
4. 水溶性封入剤
5. ユング型ミクロトーム

解答 1

短時間で標本を完成できる利点を生かした術中迅速診断用の標本作製には, 液体窒素やドライアイスなどによる急速凍結技術が用いられる. 凍結包埋ブロック作製には, 凍結用(水溶性)包埋剤が用いられ, 薄切切片作製にはミノー型ミクロトームが設置されたクリオスタットを使用する. 術中迅速診断時には, 薄切した切片をスライドガラスに貼り付けた直後にアルコールを主体とした1. 固定液に投入する湿潤固定が行われ, その後 hematoxylin-eosin(HE)染色が行われる.

問題47 腎組織の未固定凍結切片を用いた免疫組織化学染色(**別冊 No.9**)を別に示す.
　　この染色法について正しいのはどれか.
1. 加熱処理を行う.
2. 発色反応操作を行う.
3. 偏光顕微鏡で観察する.
4. 内因性ペルオキシダーゼをブロックする.
5. フルオレセインイソチオシアネート〈FITC〉標識抗体を使用する.

解答 5

別冊 No.9 は蛍光抗体法により染色され, 3. 蛍光顕微鏡で観察された組織像である. 病理組織診断時における蛍光抗体法は, 腎臓や皮膚などの凍結切片が用いられ, 免疫グロブリンや補体の沈着の観察に利用されている. 蛍光抗体法は直接法または間接法で行われる抗原抗体反応で, 直接法は標的抗原に5. 蛍光色素(フルオレセインイソチオシアネート:FITC)を直接標識させた特異抗体を反応させる. また, 間接法は標的抗原に一次抗体を反応させた後, 蛍光色素を標識した二次抗体を反応させる. 間接法は直接法よりも安価で行うことができ, さらに感度も高まる. 免疫組織化学染色時に行う賦活化操作(1. 加熱処理)や4. 内因性ペルオキシダーゼのブロッキング, 2. 発色反応は, ホルマリン固定パラフィン包埋(FFPE)切片を用いた際に行われる工程である.

問題48 電子顕微鏡標本作製で透過型と走査型に共通するのはどれか.
1. 二重固定
2. 樹脂包埋
3. 超薄切
4. 酢酸ウラン染色
5. 金属イオン蒸着

解答 1

電子顕微鏡には, 観察対象に電子線を当て, それを透過してきた電子を拡大して観察する透過型電子顕微鏡(TEM)と, 観察対象に電子線を当て, そこから反射してきた電子(または二次電子)から得られる像を観察する走査型電子顕微鏡(SEM)があり, おのおのの試料の作製法が異なる. 透過型・走査型とも試料(組織)はグルタルアルデヒド液で前固定し, オスミウム酸液で後固定する1. 二重固定を用いる. TEM 用の固定後の試料はエタノールで脱水, 酸化プロピレンで置換後, 2. 樹脂包埋する. その後, ウルトラミクロトームで3. 超薄切を行い, 切片を4. 酢酸ウラン染色(電子染色)し, TEM で観察する. SEM 用の固定後試料はエタノールで脱水し, 酢酸イソアミルで置換後, 臨界点乾燥・凍結乾燥を行い, 5. 金属イオン蒸着後, SEM で観察する.

問題49 後腹膜臓器はどれか. **2つ選べ.**
1. 胃
2. 肝　臓
3. 膵　臓
4. 腎　臓
5. 子宮体部

解答 3, 4

後腹膜臓器とは後腹壁の壁側腹膜より後方に位置する臓器で, 十二指腸, 3. 膵臓, 上行結腸, 下行結腸, 4. 腎臓, 副腎, 尿管, 腹大動脈, 下大静脈, 交感神経幹などがある.

問題50 ヒトの生殖細胞の分裂について**誤っている**のはどれか.
1. 精子・卵子を作るために2回の分裂が必要である.

解答 2, 4

有性生殖を行うヒトでは, 受精で染色体数が2倍となるため, 精子や卵子を作る段階で染色体を半分にする必要がある. そのため, 2. 生殖細胞は減数分裂を始める前の期間に DNA の複製を行い, その後減数分裂によって染色体数を半減する. 減数第一分裂の後

2. 第一分裂の開始時に DNA を複製する.
3. 第一分裂では染色体の一部に組換えが生じる.
4. 1 個の卵母細胞から 4 個の卵子が生じる.
5. 生じた精子・卵子は 23 本の染色体を含む.

は DNA 複製が起こらず, 直ちに減数第二分裂に入る. 精子形成は, 1 回の減数分裂で 4 個の 1 倍体配偶子 (23 本の染色体) が作られる. 卵子形成の場合, 第一分裂期にあたる卵母細胞は一度分裂を止め, その間に細胞質を大きくする. ホルモン刺激があるとこの細胞は分裂が再開される (第二分裂). しかし, 細胞質分裂は極端に不均等で, 元と同じ大きさの細胞と非常に小さい極体が形成される. この極体は第二分裂時に放出され, 4. 結果的に 1 個の卵母細胞から 1 個の卵子が生じる. 複数解答となるため不適切問題である.

問題 51 アポトーシスについて正しいのはどれか. 2 つ選べ.
1. 細胞膜の破裂を伴う.
2. ATP を必要としない.
3. クロマチンが濃縮する.
4. 高度の炎症を惹起する.
5. DNA はヌクレオソーム単位で切断される.

解答 3, 5
ネクローシス (壊死) が受動的な死であるのに対し, アポトーシスは細胞の自発的な死で, 運命づけられた細胞死である. アポトーシスは細胞小器官が保たれたまま, DNA が断片化 (5. DNA はヌクレオソーム単位で切断される) し, 3. クロマチンが濃縮して細胞が死滅する. また, アポトーシスはネクローシスのように多数の細胞が組織ごと固まって死滅することはなく, 1 個の細胞に独立して起こる.

問題 52 病理組織学的検査で推奨される固定液はどれか.
1. 10%中性ホルマリン液
2. 10%等張ホルマリン液
3. 10%中性緩衝ホルマリン液
4. 2%グルタルアルデヒド液
5. 4%パラホルムアルデヒド液

解答 3
3. 10%中性緩衝ホルマリン液は病理組織学的検査で使用する固定液のなかで最も推奨されている. また, ホルマリン固定パラフィン包埋 (FFPE) 組織を用いた免疫組織化学染色 (IHC) 法による蛋白発現や DNA, RNA 検索によるコンパニオン診断においても, 10%中性緩衝ホルマリン液による固定法が推奨されている.

問題 53 中皮に覆われている腔はどれか. 2 つ選べ.
1. 関節腔
2. 胸腔
3. 心膜腔
4. 肺胞腔
5. 鼻腔

解答 2, 3
2. 胸腔, 腹腔および 3. 心膜腔は代表的な体腔で, これらの腔は体壁と各種臓器の間に形成された間隙であり, 両者の自由表面では胸膜, 腹膜, 心膜の漿膜として中皮細胞が存在している. また, それぞれの漿膜は腔内に突出するさまざまな臓器を包む臓側漿膜と体壁を被覆する壁側漿膜に大別されている.

問題 54 虚血性心疾患はどれか. 2 つ選べ.
1. 狭心症
2. 心筋梗塞
3. 心内膜炎
4. 肥大型心筋症
5. 心室中隔欠損症

解答 1, 2
虚血性心疾患とは, 冠動脈の狭窄・閉塞を発症機転とする心疾患の総称である (冠動脈疾患). 3. 心内膜炎は感染症, 4. 肥大型心筋症は心筋自体, 5. 心室中隔欠損症は先天性異常を病因とする. 最近は, 1. 狭心症と 2. 心筋梗塞の治療を主体とした一連の疾患概念として捉え, 急性冠症候群 (acute coronary syndrome) という用語がよく用いられる.

問題 55 T 細胞性リンパ腫はどれか.
1. 菌状息肉腫
2. 濾胞性リンパ腫
3. Burkitt リンパ腫
4. Hodgkin リンパ腫
5. マントル細胞リンパ腫

解答 1
皮膚で発症する悪性リンパ腫の大部分は T 細胞性であり, その約半数は 1. 菌状息肉腫である. 選択肢のなかで T 細胞性悪性リンパ腫は本症のみである. 皮膚生検で診断が確定するが, 画像検査や骨髄検査も必要となる. 本症は悪性度としては低く, 長い期間を経て進展する. なお, 2. 濾胞性リンパ腫, 3. Burkitt リンパ腫, 5. マントル細胞リンパ腫は B 細胞性悪性リンパ腫であり, 4. Hodgkin リンパ腫の腫瘍細胞の大部分も B 細胞性と考えられている.

問題 56 膠原線維の染色に用いられる染色法はどれか. 2 つ選べ.
1. PAS 反応
2. azan 染色
3. Feulgen 反応
4. mucicarmine 染色
5. Masson trichrome 染色

解答 2, 5
線維性結合組織は, 細胞外基質 (線維および基質) とその間にある細胞成分からなる生体の支持組織である. 結合組織に分布する線維は, 形態, 化学的組成, 物理学的性質, 染色性の差異により, 膠原線維, 細網線維, 弾性線維に分類される. 病理組織診断時における膠原線維の証明には, アニリン青を用いる染色法で 2. azan 染色や 5. Masson trichrome 染色が汎用されている. 1. PAS 反応はグリコーゲンや粘液, 真菌などの証明に用いられる. また, 3. Feulgen 染色は DNA を観察する組織化学染色法として知られ, 4. mucicarmine 染色は上皮性粘液や *Cryptococcus* 属菌の証明に用いられる.

22 年

問題57 病理解剖の感染対策で**誤っている**のはどれか。
1. 陽圧式空調
2. エプロンの着用
3. 使用器具の滅菌
4. 入室前の手袋着用
5. 感染症の既往の確認

解答 1
　病理解剖では、常に感染の危険性が高いことを認識しなければならず、5. 感染症に対する既往の確認は重要である。特に空気感染する結核菌に対するバイオハザード対策では、剖検室全体を1. 陰圧式空調とし、外部への結核菌などの飛散を防止しなければならない。また、剖検担当者（剖検執刀医および介助者）への感染防止対策として、剖検室への4. 入室前の手袋着用、2. エプロン（ディスポーザブル）の着用は必須である。病理解剖後の3. 使用器具の滅菌も感染対策として重要な作業の1つである。

問題58 子宮頸部擦過細胞診検査の Papanicolaou 染色標本（**別冊 No.10**）を別に示す。
　この細胞に関連の深い病原体はどれか。
1. カンジダ
2. ガードネレラ菌
3. トリコモナス原虫
4. 単純ヘルペスウイルス
5. ヒトパピローマウイルス

解答 5
　別冊 No.10 は、子宮頸部の扁平上皮細胞の表層ないし中層細胞で、クロマチン濃染と肥大核を有する異型細胞が認められ、これは5. ヒトパピローマウイルス（HPV）感染細胞に特徴的なコイロサイトの像である。コイロサイトは核周囲に広い空洞を認め、空洞の輪郭は不整形で厚みがある。

問題59 末梢血で過分葉核好中球がみられる場合に検査すべき項目はどれか。
1. 鉄
2. 鉛
3. 葉酸
4. フェリチン
5. エリスロポエチン

解答 3
　成熟好中球の分葉数は通常3～4で6分葉以上は明らかに異常な状態であり、これを過分葉核好中球という。好中球において、細胞分裂期に DNA 合成障害による核の成熟不全が起こり、細胞分裂・増殖ができないまま成熟した場合、過分葉を認める。骨髄異形成症候群などでも認められるが、典型的には巨赤芽球性貧血で認める。巨赤芽球性貧血の DNA 合成障害はビタミン B_{12} または3. 葉酸の欠乏による。

問題60 疾患と診断に用いる細胞表面マーカーとの組合せで**誤っている**のはどれか。
1. 多発性骨髄腫 ——————— CD38
2. 急性骨髄性白血病 ——————— CD33
3. 急性リンパ性白血病 ——————— CD10
4. 慢性リンパ性白血病 ——————— CD3
5. 成人 T 細胞白血病リンパ腫 —— CD25

解答 4
　4. 慢性リンパ性白血病は、成熟したリンパ球が単クローン性に増殖するものである。その診断のために、細胞表面マーカーの検索は極めて重要で、CD5、CD19、CD20、CD23 陽性の B リンパ球形質を示す。CD3 は T リンパ球マーカーであり、本症では陰性である。

問題61 クロスミキシング試験の結果（**別冊 No.11**）を別に示す。
　考えられるのはどれか。
1. 肝不全
2. 後天性血友病 A
3. ワルファリン服用
4. von Willebrand 病
5. 播種性血管内凝固〈DIC〉

解答 2
　別冊 No.11 は、正常プール血漿と患者血漿をいくつかの容積比で混和した混合血漿を作製し、活性化部分トロンボプラスチン時間（APTT）を測定したクロスミキシング試験の結果である。本パターンは、即時反応では下向きに凸、遅延反応では上に凸であることから、第Ⅷ因子インヒビターなど内因系凝固因子に対するインヒビター型パターンである。2. 後天性血友病 A と考えられる。

問題62 B リンパ球で正しいのはどれか。**2つ選べ。**
1. 胸腺で成熟する。
2. CD13 を発現する。
3. IL-6 が機能を抑制する。
4. 抗体産生細胞に分化する。
5. 健常成人の末梢血では T リンパ球よりも少ない。

解答 4, 5
　1. B リンパ球は骨髄内の造血幹細胞から派生し、その過程で免疫グロブリン遺伝子の再構成を経て、最終的には形質細胞へと分化し、4. 抗体を産生・分泌するようになる。健常成人の末梢血における T・B 細胞百分率は66～89％・4～13％であり、5. B リンパ球は T リンパ球よりも少ない。

問題63 血管拡張作用をもつのはどれか。
1. セロトニン
2. エピネフリン
3. トロンボキサン A_2

解答 4
　4. プロスタサイクリン（PGI_2）はアラキドン酸に派生する生理活性脂質で、血管内皮細胞から産生・放出される。PGI_2 は、その特異的受容体に作用し、アデニル酸シクラーゼ活性化・cAMP 増加により血小板活性化抑制作用、血管平滑筋弛緩作用などの抗

4. プロスタサイクリン

5. アデノシン二リン酸〈ADP〉

血栓作用を発揮する. 3. トロンボキサン A₂ はその逆の作用を有する.

問題64 末梢血の May-Giemsa 染色標本(**別冊 No.12A**)及びペルオキシダーゼ染色標本(**別冊 No.12B**)を別に示す.

考えられるのはどれか.

1. 伝染性単核球症

2. 急性骨髄性白血病

3. 成人 T 細胞白血病

4. 慢性リンパ性白血病

5. 原発性マクログロブリン血症

| 解答 | 2

別冊 No.12A は Auer 小体陽性の芽球である. 別冊 No.12B ではペルオキシダーゼ陽性が示されている. 典型的な 2. 急性骨髄性白血病である. 急性白血病の FAB 分類の基本が問われている.

問題65 健常者の末梢血のニューメチレンブルー染色標本(**別冊 No.13**)を別に示す.

矢印が示す細胞について正しいのはどれか.

1. 赤血球造血の指標となる.

2. 鉄欠乏性貧血で増加する.

3. 採血後放置すると増加する.

4. 青色の物質はヘモグロビンの変性物である.

5. 健常者の末梢血中に 3,000〜10,000/μL 存在する.

| 解答 | 1

別冊 No.13 では,赤血球内の RNA が塩基性色素であるニューメチレンブルーで染め出されており,網状赤血球が示されている. 1. 網状赤血球は幼若な赤血球であり,赤血球造血の指標となる. 貧血の鑑別の際,これが低値であれば産生低下,増加していれば末梢での消費・破壊を考える.

問題66 活性化プロテイン C が失活させるのはどれか. **2つ選べ**.

1. 第 V 因子

2. 第 Ⅶ 因子

3. 第 Ⅷ 因子

4. 第 Ⅸ 因子

5. 第 Ⅹ 因子

| 解答 | 1, 3

プロテイン C(PC)は生理的凝固制御因子である. 血液凝固反応で生じたトロンビンは,血管内皮細胞上のトロンボモジュリンと結合すると凝固促進能を失う一方,PC を活性化させる. 活性化 PC(APC)は補因子プロテイン S の存在下,1. 活性化凝固第 V 因子,3. 第 Ⅷ 因子を不活化する.

問題67 55 歳の男性. リンパ節腫大と肝腫大のほか,高カルシウム血症と血清 LD 高値を認める. 末梢血の May-Giemsa 染色標本(**別冊 No.14**)を別に示す.

この疾患に関係があるのはどれか.

1. *BCR-ABL1*

2. *PML-RARA*

3. EB ウイルス

4. HTLV-1 ウイルス

5. Reed-Sternberg 細胞

| 解答 | 4

別冊 No.14 は成人 T 細胞白血病(ATL)に特徴的な花細胞(flower cell)である. ATL は 4. ヒト T 細胞白血病ウイルス 1 型(HTLV-1)の感染により生じる血液腫瘍である. リンパ節腫大,高カルシウム血症,血清 LD 高値も本症に合致する.

問題68 鞭毛を有するのはどれか.

1. *Acinetobacter baumannii*

2. *Clostridium perfringens*

3. *Klebsiella pneumoniae*

4. *Shigella sonnei*

5. *Vibrio parahaemolyticus*

| 解答 | 5

5. *Vibrio parahaemolyticus* は液体培養で 1 本の極単毛を持ち,活発に運動する. 固形培地での増殖では,側毛と呼ばれる周毛性の鞭毛である. ブドウ糖非発酵菌では 1. *Acinetobacter baumannii* や *Burkholderia mallei* は鞭毛を持たない. *Clostridium* 属菌では 2. *Clostridium perfringens* と *Clostridium ramosum* は非運動性である. 腸内細菌科の細菌で非運動性なのは,3. *Klebsiella pneumoniae*,4. *Shigella* 属菌,*Yersinia pestis* などである.

問題69 染色法と染色液の組合せで正しいのはどれか.

1. Hiss 法 ———————— マラカイト緑液

2. Wirtz 法 ———————— 石炭酸フクシン液

3. Gram 染色 ———————— パイフェル液

| 解答 | 3

3. Gram 染色の後染色(対比染色)では,サフラニン液かパイフェル液を使用する. パイフェル液はチールの石炭酸フクシン液を 5〜10 倍に薄めた液である. 細胞質も濃く染めるため,サフラニン液で染まりにくい *Campylobacter* 属菌や *Helicobacter* 属菌を観察するにはパイフェル液が適している. 1. Hiss 法はゲンチアナ紫液を用いて莢膜を,2. Wirtz 法はマラカイト緑液で芽胞を

4. Giménez 染色 ———————— ゲンチアナ紫液

5. Ziehl-Neelsen 染色 ——— サフラニン液

問題70 β-ラクタム系抗菌薬**でない**のはどれか.

1. メロペネム
2. セファゾリン
3. ピペラシリン
4. セフォタキシム
5. レボフロキサシン

問題71 感染経路が空気感染である病原体はどれか. **2つ選べ**.

1. Measles virus〈麻疹ウイルス〉
2. *Mycobacterium tuberculosis*
3. *Mycoplasma pneumoniae*
4. *Neisseria meningitidis*
5. Rubella virus〈風疹ウイルス〉

問題72 微生物の分類について正しいのはどれか. **2つ選べ**.

1. 原虫は真核生物である.
2. 細菌は真核生物である.
3. 真菌は原核生物である.
4. リケッチアは真核生物である.
5. ウイルスは原核生物, 真核生物のどちらにも分類されない.

問題73 新生児髄膜炎が疑われた患児の髄液の Gram 染色標本(**別冊 No.15**)を別に示す.

　最も考えられる菌種はどれか.

1. *Escherichia coli*
2. *Listeria monocytogenes*
3. *Neisseria gonorrhoeae*
4. *Pseudomonas aeruginosa*
5. *Streptococcus agalactiae*

問題74 喀痰の Gram 染色標本(**別冊 No.16**)を別に示す. 顕微鏡による観察で, 図中の細胞 A を 48 個/100 倍 1 視野, 細胞 B を 5 個/100 倍 1 視野認めた.

　該当する Geckler 分類はどれか.

1. Geckler 1 群
2. Geckler 2 群
3. Geckler 3 群
4. Geckler 4 群
5. Geckler 5 群

問題75 *Bacteroides fragilis* について正しいのはどれか.

1. 黒色色素を産生する.
2. インドール陽性である.
3. カタラーゼ陰性である.
4. エスクリンを加水分解する.
5. アミノグリコシド系抗菌薬に感性を示す.

染色する. 4. Giménez 染色, 5. Ziehl-Neelsen 染色は石炭酸フクシン液を用いて, それぞれ *Legionella* 属菌, 抗酸菌を観察する.

解答 5

　5. レボフロキサシンはニューキノロン系薬である. β-ラクタム系抗菌薬は, ペニシリン系, セフェム系, カルバペネム系, モノバクタム系に大別され, いずれも細胞壁合成阻害薬である. 1. メロペネムはカルバペネム系, 2. セファゾリンと4. セフォタキシムはセフェム系, 3. ピペラシリンはペニシリン系である.

解答 1, 2

　感染経路別の主な病原体として, "空気感染" するのは, 1. Measles virus(麻疹ウイルス), 2. *Mycobacterium tuberculosis*, 水痘ウイルス, "飛沫感染" するのは, 3. *Mycoplasma* 属菌, 4. *Neisseria meningitidis*, 5. Rubella virus(風疹ウイルス), *Bordetella pertussis* など, "接触感染" するのは, メチシリン耐性黄色ブドウ球菌(MRSA), *Clostridioides difficile* などである.

解答 1, 5

　真核生物に分類される微生物は, 1. 原虫と 3. 真菌(酵母, 糸状菌)である. 2. 一般細菌, 4. リケッチアとクラミジア(偏性細胞内寄生性の細菌), マイコプラズマ(細胞壁をもたない細菌)は全て原核生物である. ウイルスは生きた細胞なしでは増殖できないので, 厳密にいえば生物ではない. しかし, 多種多様な感染症の原因となるため, 広義では "微生物" として扱われる.

解答 1

　新生児髄膜炎の重要な起炎菌は, 1. *Escherichia coli*(Gram 陰性桿菌)と 5. *Streptococcus agalactiae*(Gram 陽性球菌)である. 別冊 No.15 の髄液 Gram 染色標本で Gram 陰性桿菌が観察されているので, 1. *Escherichia coli* の可能性が高い. 2. *Listeria monocytogenes* は Gram 陽性桿菌, 3. *Neisseria gonorrhoeae* は Gram 陰性球菌, 4. *Pseudomonas aeruginosa* は Gram 陰性桿菌である.

解答 1

　喀痰の顕微鏡的な品質評価の指標として Geckler 分類(100 倍で観察)が使用されている. 別冊 No.16 中で 1 視野に細胞 A の扁平上皮細胞が 48 個(>25 個), 細胞 B の白血球(好中球)が 5 個(<25 個)は, 1. Geckler 分類の 1 群に相当する. なお, 喀痰の肉眼的な性状評価には, Miller & Jones の分類が使用されている.

解答 4

　Bacteroides fragilis は腸内の細菌叢を形成する偏性嫌気性 Gram 陰性桿菌である. 4. エスクリン加水分解陽性である. 20%の胆汁を含む BBE 寒天培地に発育し, エスクリンの加水分解で生じたエスクレチンと培地中の鉄が結合して "黒色集落" を形成するが, 1. 黒色色素は産生しない. 3. カタラーゼ陽性, 2. インドール陰性, 非運動性で莢膜を有する. 5. 嫌気性菌はアミノグリコシド系抗菌薬に耐性である.

問題76 選択分離培地と目的菌の組合せで正しいのはどれか.

1. CIN 寒天培地 ———— *Yersinia* 属
2. DHL 寒天培地 ———— *Campylobacter* 属
3. NAC 寒天培地 ———— *Shigella* 属
4. Skirrow 寒天培地 ———— *Legionella* 属
5. WYOα 寒天培地 ———— *Pseudomonas* 属

解答 1

選択分離培地と目的菌の正しい組合せを以下に示す.
1. CIN 寒天培地 ———— *Yersinia* 属菌
2. DHL 寒天培地 ———— 腸内細菌科細菌
3. NAC 寒天培地 ———— *Pseudomonas aeruginosa*
4. Skirrow 寒天培地 ———— *Campylobacter* 属菌
5. WYOα 寒天培地 ———— *Legionella* 属菌

問題77 腸管感染を起こすのはどれか. **2つ選べ.**

1. ウエストナイルウイルス
2. エンテロウイルス
3. デングウイルス
4. ノロウイルス
5. EB ウイルス

解答 2, 4

腸管感染を起こすウイルスは, 4. ノロウイルス, ロタウイルス, アデノウイルス, 2. エンテロウイルスなどである. 2. エンテロウイルスはヘルパンギーナ, 手足口病, ウイルス性発疹症, 急性上気道炎, 胃腸炎, 無菌性髄膜炎など多彩な病状を引き起こす. 1. ウエストナイルウイルスは脳炎, 3. デングウイルスはデング熱(高熱, 頭痛, 筋肉痛など)やデング出血熱, 5. EB ウイルスは伝染性単核球症や Burkitt リンパ腫の原因である.

問題78 IPA 反応陽性を示すのはどれか.

1. *Citrobacter freundii*
2. *Escherichia coli*
3. *Klebsiella oxytoca*
4. *Morganella morganii*
5. *Serratia marcescens*

解答 4

インドールピルビン酸(IPA)反応では, 培地のペプトン中に含まれているトリプトファンが脱アミノ酵素により IPA という α-ケト酸に変わり, これがクエン酸鉄アンモニウムの鉄イオンと結合して褐色を呈する. SIM 寒天培地の表層部に褐色帯が認められた場合に IPA 陽性と判定する. *Proteus* 属菌, *Morganella* 属菌(4. *Morganella morganii*), *Providencia* 属菌が陽性である.

問題79 IgE について正しいのはどれか.

1. J 鎖を持つ.
2. 補体を活性化する.
3. 2つのサブクラスがある.
4. 分子量は約 900,000 である.
5. H 鎖の定常部ドメインは 4 個からなる.

解答 5

1. J 鎖を介して 5 量体を形成する IgM は, 4. 分子量が約 900,000 である. IgM, IgG は病原体などの抗原と結合して免疫複合体を形成して, 2. 補体の古典経路を活性化する. 3. 粘膜表面に分泌される IgA は, J 鎖で 2 量体を形成してサブクラスが 2 つある. 5. H 鎖は IgG, IgA, IgD では 3 つ, IgM, IgE には 4 つのドメインからなる定常部がある.

問題80 補体の C1 成分について正しいのはどれか.

1. 易熱性成分である.
2. 走化性因子として働く.
3. 別経路の活性化に関与する.
4. 活性化には Mg^{2+} が必要である.
5. 補体成分の中で血清中の濃度が最も高い.

解答 1

1. 補体は 56℃ 30 分の加熱で不活化され働かなくなる. 2. 好中球走化性因子は C3a, C4a, C5a である. 3. 別経路は C3 代謝産物(C3b)が病原体の表面に結合することで活性化される. C1 は古典経路の反応を開始する. 4. 古典経路における C1 の構造維持には Ca^{2+}, C4b と C2 の結合活性化には Mg^{2+} が必要である. 5. 血清中の濃度は C3 が最も高く, 次は C4 である.

問題81 血清中に M タンパクが認められる疾患はどれか.

1. 慢性肝炎
2. Basedow 病
3. 骨髄異形成症候群
4. 原発性マクログロブリン血症
5. 全身性エリテマトーデス〈SLE〉

解答 4

4. 原発性マクログロブリン血症では, 血清中に M タンパクが認められる. 1. 慢性肝炎では肝機能の蛋白合成能が低下してアルブミン値が低くなる. 2. Basedow 病は自己免疫疾患で, 抗 TSH 受容体抗体(TRAb)の刺激により甲状腺ホルモンの量が多くなる. 3. 骨髄異形成症候群では細胞産生能に乏しく, 末梢血で貧血や好中球減少, 血小板減少を認める. 5. 全身性エリテマトーデス(SLE)では血液中に抗核抗体を検出する.

問題82 免疫担当細胞について正しいのはどれか.

1. 好塩基球は貪食能を持つ.
2. NK 細胞は IFN-γ を産生する.
3. 好中球は遅延型過敏反応に関与する.
4. Th2 細胞は主に細胞性免疫に関与する.
5. CD4 陽性 T 細胞は MHC クラスⅡを発現する.

解答 2

2. NK 細胞は感染細胞や腫瘍細胞を死滅させる作用と, IFN-γ を分泌してマクロファージを活性化する. 1, 3. 好中球やマクロファージは貪食能がある. Th1 細胞は IFN-γ を産生して細胞性免疫に関与し, 4. Th2 細胞は IL-4, IL-5 などを産生して液性免疫を促進する. 5. MHC クラスⅡは樹状細胞, マクロファージ, B 細胞に発現する.

問題83 CRP 産生に関与するサイトカインはどれか.

1. IFN-γ
2. IL-4

解答 3

3. IL-6 は CRP 産生に関与する. 1. IFN-γ はマクロファージを活性化する. 2. IL-4 は IgE 抗体を産生する. 4. IL-18 は IFN-γ 産生を誘導し, Th1 型免疫応答を誘導して抗アレルギー作

3. IL-6

4. IL-18

5. TGF-β

問題84 臨床的意義のある不規則抗体はどれか.

1. 抗 C

2. 抗 Le^b

3. 抗 N

4. 抗 P1

5. 抗 Xg^a

問題85 交差適合試験の主試験が陽性になる可能性が高いのはどれか.

1. 患者が A 型，提供者が O 型

2. 患者が AB 型，提供者が O 型

3. 患者が直接抗グロブリン試験陽性

4. 提供者が直接抗グロブリン試験陽性

5. 患者が RhD 陽性，提供者が RhD 陰性

問題86 カラム凝集法の反応像（**別冊 No.17**）を別に示す.

正しいのはどれか.

1. A 型　　　RhD 陽性

2. O 型　　　RhD 陽性

3. O 型　　　RhD 陰性

4. AB 型　　RhD 陰性

5. AB 型　　RhD 陽性

問題87 CH$_{50}$ が高値を示す疾患はどれか.

1. 肝硬変

2. 悪性腫瘍

3. 血管神経性浮腫

4. 全身性エリテマトーデス〈SLE〉

5. 膜性増殖性糸球体腎炎〈MPGN〉

問題88 輸血用血液製剤について**誤っている**のはどれか.

1. 濃厚血小板は振盪しながら保存する.

2. 赤血球液の保存温度は 2〜6℃ である.

3. 濃厚血小板の有効期限は採血後 7 日間である.

4. 新鮮凍結血漿の有効期限は採血後 1 年間である.

5. 洗浄赤血球液の有効期限は製造後 48 時間である.

問題89 輸血副反応と原因の組合せで正しいのはどれか.

1. C 型肝炎 ――― 輸血用血液製剤中のリンパ球

2. 血管内溶血 ――― 輸血用血液製剤の補体

3. 輸血後 GVHD ―― 不規則抗体

4. 輸血関連循環過荷〈TACO〉
　　　　　　　―――― 抗内皮細胞抗体

5. 輸血関連急性肺障害〈TRALI〉
　　　　　　　―――― 抗白血球抗体

問題90 院内の医療安全を確保するための措置に**含まれない**のはどれか.

用を示す. 5. TGF-β は B 細胞から IgA を産生する.

解答 1

　臨床的意義のある不規則抗体は，輸血や妊娠時に 37℃ の生体内で溶血を引き起こす IgG 抗体で，抗 C はその一つである間接抗グロブリン試験で検出される. 抗 Le^a, 2. 抗 Le^b, 抗 M, 3. 抗 N, 4. 抗 P1 抗体は IgM 型の冷式抗体であることが多い. Xg^a の抗原性は弱く，5. 抗 Xg^a は IgG 型で間接抗グロブリン試験で検出されるが，溶血性副作用を起こすことは少ない.

解答 4

　主試験は患者血清中の抗 A, 抗 B 抗体と提供者の A 抗原，B 抗原の反応で，1, 2. 提供者が O 型であれば ABO 不適合でも主試験は陰性となる. 3. 患者の直接抗グロブリン試験陽性では副試験が陽性となり，4. 提供者の直接抗グロブリン試験陽性では主試験が陽性となる. 5. 交差適合試験では RhD 不適合を検出できない.

解答 5

　別冊 No.17 の抗 A, 抗 B 抗体および抗 D 抗体と被験血球の反応は凝集が起こり，血球がカラム上層に留まる陽性(4+)である. 被験血漿と A, B 血球試薬の反応は血球が凝集せず，カラム下層に沈む陰性である. したがって，オモテ検査，ウラ検査ともに AB 型である. Rh コントロール試薬との反応は陰性で，RhD 抗原検査は陰性である.

解答 2

　CH$_{50}$ と C3 が低値で，C4 正常は 5. 膜性増殖性糸球体腎炎（MPGN），CH$_{50}$ と C4 が低値で，C3 正常は 3. 血管神経性浮腫が考えられる. 慢性肝障害(1. 肝硬変など)や 4. 全身性エリテマトーデス(SLE)では CH$_{50}$, C4, C3 全てが低値を示す. 補体は炎症マーカーのため，2. 悪性腫瘍や感染症，炎症性疾患では CH$_{50}$ が高値を示す.

解答 3

　濃厚血小板は振盪保存で，有効期限は採血後 4 日間である. 赤血球液は 2〜6℃ 保存で，有効期限が採血後 21 日である. 新鮮凍結血漿は −20℃ 以下の保存で，採血後 1 年が有効期限である. 洗浄赤血球液は 2〜6℃ 保存で，有効期限は製造後 48 時間である.

解答 5

　5. が正しい. 輸血後，1. C 型肝炎は輸血血液中の C 型肝炎ウイルスが検出感度以下で検出できなかった場合に起きる. 2. 血管内溶血は，ABO 不適合輸血により患者血清中の抗 A, 抗 B 抗体と輸血された赤血球が反応する場合に起きる. 3. 輸血後 GVHD は輸血された血液中のリンパ球が増殖して起きる. 4. 輸血関連循環過負荷(TACO)は過剰量の輸血で起きる.

解答 3

　選択肢のうち，院内の医療安全を確保するための措置として含

1. ヒヤリ・ハット事例を収集する.
2. 安全管理のための職員研修を行う.
3. 医療過誤を起こした職員を処罰する.
4. 検査実施時に患者名の確認を遵守させる.
5. 医療事故発生時に原因解明のための調査を行う.

問題91 健康増進法に基づくがん検診で対象年齢が50歳以上であるのはどれか.

1. 胃がん
2. 肺がん
3. 乳がん
4. 大腸がん
5. 子宮頸がん

問題92 2019 年の我が国の人口動態統計で10 年前と比較して上昇しているのはどれか.

1. 出生率
2. 粗死亡率
3. 自然増減率
4. 乳児死亡率
5. 年齢調整死亡率

問題93 就学時健康診断に**含まれない**のはどれか.

1. 聴　診
2. 色覚検査
3. 知能検査
4. 歯および口腔検査
5. 胸部エックス線撮影

問題94 業務上疾病の原因で最も多いのはどれか.

1. 負　傷
2. 病原体
3. 化学物質
4. 作業態様
5. 物理的因子

問題95 超音波の伝搬速度が最も速いのはどれか.

1. 水
2. 肝　臓
3. 空　気
4. 脂　肪
5. 頭蓋骨

問題96 電圧利得が20 倍の増幅器を3 つ直列につないだ増幅器の利得［dB］はどれか.

　　ただし，log2 = 0.3 とする.

1. 46
2. 66
3. 78
4. 96
5. 124

まれるものには，1. ヒヤリ・ハット事例を収集する，2. 安全管理のための職員研修を行う，4. 検査実施時に患者名の確認を遵守させる，5. 医療事故発生時に原因解明のための調査を行う，がある. 医療安全を目的とした調査はあくまでも "学習を目的としたシステム" であり，科学的手法を用いて行う. 非懲罰性，秘匿性，独立性などが必要とされており，3. 責任追及を行ってはならない.

解答 1

健康増進法に基づくがん検診の対象年齢として，1. 胃がんは50歳以上(胃部X線検査は40歳以上)，2. 肺がんは40歳以上，3. 乳がんは40歳以上，4. 大腸がんは40歳以上，5. 子宮頸がんは20歳以上である.

解答 2

2019 年の我が国の人口動態統計で10 年前と比較して上昇しているものは，2. 粗死亡率(人口千対)である(2009 年 9.1 → 2019 年 11.2). 1. 出生率(人口千対)は 2009 年 8.5 → 2019 年 7.0，3. 自然増減率(人口千対)は 2009 年 −0.6 → 2019 年 −4.2，4. 乳児死亡率(出生千対)は 2009 年 2.4 → 2019 年 1.9，5. 年齢調整死亡率(人口千対)は 2010 年男性 5.4，女性 2.7 → 2019 年男性 4.6，女性 2.4 である.

解答 2, 5

就学時健康診断に含まれるのは，1. 聴診，3. 知能検査，4. 歯および口腔検査である. 2. 色覚検査は 2002 年に定期健康診断から削除され，2003 年から希望者に対して任意検査が可能になった. 5. 胸部エックス線撮影は，学校保健安全法で大学学部1年次と大学院1年次に行われている. 問題文では解答を2つ選ぶよう指示されていないが，選択肢 2, 5 が該当することから，不適切問題となった.

解答 1

厚生労働省「業務上疾病発生状況等調査(平成 31 年/令和元年)」によると，業務上疾病の原因で最も多いのは，1. 負傷に起因する疾病(72.4％)である. 次いで 5. 物理的因子による疾病(13.5％)，4. 作業態様に起因する疾病(5.5％)，3. 化学物質による疾病(2.6％)，2. 病原体による疾病(1.4％)となっている.

解答 5

超音波の伝搬速度(c)は媒質の音響インピーダンス(z)と密度(ρ)によって決まり，c＝z/ρ で表される. 生体内の伝搬速度は骨，肺を除く. 2. 肝臓，4. 脂肪，脳，筋肉などでは 1,500 m/s 程度であり，1. 水中の伝搬速度に類似する. 5. 頭蓋骨の伝搬速度は約 4,000 m/s. 3. 空気(20℃)は 344 m/s である.

解答 3

電圧利得(G)をデシベル(dB)で表す場合は 20 logG で計算する. 電圧利得 20 倍の増幅器は 20 log20 = 20(log2 + log10) = 26 dB となる. 直列でつなぐ場合，デシベルは足し合わせればよいので，26 + 26 + 26 = 78 dB となる.

問題 97 アナログ信号をデジタル信号へ変換すると
き，サンプル値の最大値と最小値の間を一定の幅で
分割することを示すのはどれか．
1. 正規化
2. 標準化
3. 標本化
4. 量子化
5. コード化

解答 4
　アナログ信号をデジタル信号に変換することを A/D 変換と呼
び，3. 標本化(サンプリング)，4. 量子化，5. コード化(符号化)
という処理が行われる．入力信号を一定の時間間隔で取り込むこ
とを3. 標本化，4. 標本化で得た振幅値を一定の幅で分割す
ることを量子化といい，5. 量子化で得られた値を2進数で表すこ
とをコード化という．

問題 98 医療情報システムで臨床検査項目分類コー
ドとして用いられるのはどれか．
1. DICOM
2. HL7
3. ICD 11
4. JLAC
5. PACS

解答 4
　医療情報システムでは，検査項目ごとに標準化された臨床検査
項目分類コードである 4. JLAC が用いられる．1. DICOM は医
用画像の通信プロトコルを定めた国際標準規格．2. HL7 は医療
情報交換のための標準規約．3. ICD 11 は国際疾病分類の第 11
版．5. PACS は医療用画像管理システムのことである．

問題 99 波長 220 nm の光の分類はどれか．
1. 紫外線 A
2. 紫外線 B
3. 紫外線 C
4. 赤外線 A
5. 赤外線 B

解答 3
　光は目に見える可視光線，可視光より波長が短い紫外線，可視
光より波長が長い赤外線などに分類される．紫外線は波長域によ
り，100～290 nm は 3. 紫外線 C，290～320 nm は 2. 紫外線
B，320～400 nm は 1. 紫外線 A に分類される．赤外線は波長に
よって 0.78～1.4 μm は 4. 赤外線 A，1.4～3 μm は 5. 赤外線 B，
3～1,000 μm は赤外線 C に分類される．

問題 100 200 mL，20℃の水を 700 W の電子レンジ
で 1 分間加熱した．
　加えられたエネルギーがすべて水の加熱に使われ
たとき，水のおよその温度 ［℃］ はどれか．
　ただし，水の比熱は 4,200 J/(kg・℃) とする．
1. 40
2. 50
3. 60
4. 70
5. 80

解答 4
　電子レンジの熱量(J)は電力(W)と時間(秒)の積で表されるた
め，700(W)×60(秒)＝42,000(J)となる．1 g の水の温度を 1℃上
昇させるのに必要な熱量は 4.2 J であることから，42,000÷4.2÷
200＝50℃上昇する．元の水温が 20℃であるため，70℃になる．

〔午　後〕

問題 1 内部精度管理法で管理血清を用いるのはど
れか．**2つ選べ**．
1. ｜R/$\overline{X}$｜管理法
2. $\overline{X}$-R 管理図法
3. 項目間チェック法
4. デルタチェック法
5. マルチルール管理図法

解答 2，5
　1. ｜R/$\overline{X}$｜管理法(前日の検体を再検査して比較する)，3. 項
目間チェック法(関連のある項目間の検査値を比較する)，4. デ
ルタチェック法(患者の前回値と今回値を比較する)は患者血清や
患者データを用いた管理法である．

問題 2 標準予防策において感染性を**考慮しない**体
液・分泌物はどれか．
1. 汗
2. 尿
3. 髄　液
4. 精　液
5. 唾　液

解答 1
　標準予防策(スタンダードプリコーション)では，感染の有無に
かかわらず，血液と 1. 汗を除く全ての体液，分泌物，排泄物，
粘膜と健常でない皮膚に関しては，感染の可能性があるものとし
て手指衛生を行い，手袋，マスク，ガウンなどを着用する．

問題 3 尿沈渣の無染色標本(**別冊 No.1A**)及び
Sternheimer 染色標本(**別冊 No.1B**)を別に示す.
矢印が示す構造物はどれか.
1. 顆粒円柱
2. 脂肪円柱
3. 硝子円柱
4. 上皮円柱
5. 赤血球円柱

解答 1
　別冊 No.1A と No.1B の成分は,1. 顆粒円柱である.円柱内に
認める顆粒成分が 1/3 以上を占めている場合は顆粒円柱とする.
Sternheimer 染色では,顆粒円柱は淡赤紫色から濃赤紫色または
濃青紫色を呈する.

問題 4 便潜血の免疫学的検査法で正しいのはどれ
か.**2つ選べ.**
1. 便中の鉄を検出する.
2. 食事制限が必要である.
3. 化学的検査法より検出感度は低い.
4. 便の表面をこするように採取する.
5. 上部より下部の消化管出血の検査に適している.

解答 4,5
　選択肢 4,5 は正しい.便潜血の免疫学的検査法の特徴は,1.
便中のヒトヘモグロビンを検出するため,3. 化学的検査法と比
べて検出感度が高く,2. 肉食などの食事制限を必要としない点
である.5. 上部消化管出血では胃液の影響を受け,ヘモグロビ
ンの変性が生じるため,陰性になることがある.

問題 5 関節液の異常所見はどれか.
1. 淡黄色透明
2. 比重 1.010
3. 細胞数 50/μL
4. 好中球比率 10%
5. 蛋白濃度 3.5 g/dL

解答 5
　関節液の正常の色調は 1. 無色から淡黄色,透明度は透明,
2. 比重は 1.008〜1.015,3. 細胞数は 200 個/μL 未満,4. 好中球
の比率は 25% 未満,5. 蛋白濃度は 3 g/dL 以下である.

問題 6 中間宿主を有するのはどれか.
1. 回　虫
2. 蟯　虫
3. 鈎　虫
4. 鞭　虫
5. 糸状虫

解答 5
　選択肢 1〜4 は土壌伝播線虫で,ヒトへの感染は土壌中の成熟
虫卵を経口的に摂取するか感染幼虫による経皮感染である.一
方,5. 糸状虫は吸血昆虫が中間宿主となり,その吸血時に感染
する.糸状虫の種類によってネッタイシマカやハマダラカ(バン
クロフト糸状虫)やブユ(回旋糸状虫)などの違いがある.

問題 7 致死率が最も高いのはどれか.
1. サルマラリア
2. 卵形マラリア
3. 熱帯熱マラリア
4. 三日熱マラリア
5. 四日熱マラリア

解答 3
　従来はヒトに感染するマラリア原虫は 4 種類とされ,致死率が
最も高いのは 3. 熱帯熱マラリアであり,免疫のない日本人で適
切な治療を行わないと致死的である.1. サルマラリアは近年東
南アジアで感染例が報告され死亡例もあるが,正確な致死率はま
だ不明である.しかし,熱帯熱マラリアを上回ることはないと推
定して,正解は 3. 熱帯熱マラリアとするのが妥当である.

問題 8 染色体分染法でグアニン(G)-シトシン(C)塩
基対優位部が濃染するのはどれか.
1. C バンド分染法
2. G バンド分染法
3. Q バンド分染法
4. R バンド分染法
5. NOR 分染法

解答 4
　4. R バンド分染法は染色体上のグアニン-シトシン塩基対優位
部を濃染する.一方,選択肢の 2. G バンド分染法および 3. Q
バンド分染法はアデニン-チミン塩基対優位部を濃染する.1.
C バンド分染法はセントロメア領域,5. NOR 分染法は核小体形
成部位を特異的に染める.4. R バンド分染法は 2. G バンド分
染法および 3. Q バンド分染法と濃淡が逆転(reversed:R)する.

問題 9 アミノ酸を結合してリボソームに運搬する
働きをするのはどれか.
1. mRNA
2. rRNA
3. tRNA
4. hnRNA
5. snRNA

解答 3
　3. tRNA は transfer RNA の略で,転移 RNA と称される.
3. tRNA は 1. メッセンジャー RNA(mRNA)のコドンに対応し
たアミノ酸をリボソーム上でポリペプチド鎖に転移させる.2.
rRNA はリボソームを構成する RNA,4. hnRNA はスプライシ
ングを受ける前の mRNA の前駆体,5. snRNA は真核生物の細
胞核内に存在する低分子 RNA である.

問題 10 PCR 法において核酸増幅産物の特異性を高める方法として正しいのはどれか.
1. サイクル数を増やす.
2. プライマー濃度を下げる.
3. アニーリング温度を下げる.
4. マグネシウム濃度を上げる.
5. DNA ポリメラーゼ濃度を上げる.

解答 2
　PCR 法の反応条件が不適切であると, 非特異的な核酸増幅産物が生じる. 特異性を高めるには, 2. プライマー濃度を下げるが正答肢となるが, それぞれ最適な条件検討が必要となるので留意したい. 一般的に, 1. サイクル数が多い, 3. アニーリング温度が低い, 4. マグネシウム濃度が高い, 5. DNA ポリメラーゼ濃度が高いと非特異的な核酸増幅産物が生じる.

問題 11 末梢神経障害を呈するのはどれか.
1. Alzheimer 病
2. Creutzfeldt-Jakob 病
3. Guillain-Barré 症候群
4. Parkinson 病
5. Wilson 病

解答 3
　神経変性疾患である 1. Alzheimer 病, 4. Parkinson 病, プリオン病である 2. Creutzfeldt-Jakob 病, 銅代謝異常の 5. Wilson 病では, 神経症状の首座は中枢神経にある. 一方, 典型的な 3. Guillain-Barré 症候群では, 下肢から上肢へと進行する末梢神経障害を特徴とする.

問題 12 染色体検査が診断に有用なのはどれか.
1. 血友病 A
2. サラセミア
3. Gaucher 病
4. Turner 症候群
5. フェニルケトン尿症

解答 4
　染色体検査(分染法含む)では, 染色体の構造異常は明らかとなるため, X モノソミーの 4. Turner 症候群など, 性染色体異常は同検査法の対象となるが, 遺伝情報の異常までは検出できない. 遺伝性疾患でも, その他の選択肢の疾患では構造異常は検出されない.

問題 13 ROC 曲線の縦軸と横軸の組合せで正しいのはどれか.

	縦　軸		横　軸
1.	感　度	——	特異度
2.	特異度	——	感　度
3.	感　度	——	偽陽性率
4.	偽陽性率	——	感　度
5.	偽陽性率	——	特異度

解答 3
　ROC 曲線の縦軸は感度(真陽性率)である. 横軸は "1－特異度" つまり偽陽性率であり, グラフの左ほど特異度が高いことを示す. グラフの左上に曲線が近づくほど, 曲線下面積(AUC)が大きくなり, 感度・特異度とも高い検査方法であることが示される.

問題 14 関節リウマチの診断に用いられるのはどれか.
1. 抗 CCP 抗体
2. 抗 GAD 抗体
3. 抗 SS-A 抗体
4. 抗サイログロブリン抗体
5. 抗アセチルコリン受容体抗体

解答 1
　各種自己抗体と疾患の関係は, 1. 抗 CCP 抗体:関節リウマチ(診断目的で 1 回のみ測定できる), 2. 抗 GAD 抗体:Ⅰ型糖尿病, 3. 抗 SS-A 抗体:Sjögren 症候群やその他の膠原病, 4. 抗サイログロブリン抗体:慢性甲状腺炎, 5. 抗アセチルコリン受容体抗体:重症筋無力症である.

問題 15 分子標的薬投与の決定に *ERBB2(HER2)* 増幅の検索を行うのはどれか.
1. 乳　癌
2. 卵巣癌
3. 子宮頸癌
4. 子宮体癌
5. 前立腺癌

解答 1
　コンパニオン診断は今後臨床検査でますます重要な位置を占めると考えられる. 1. 乳癌でトラスツズマブに対する *HER2* は, 比較的初期に確立された. 2. 卵巣癌や 5. 前立腺癌でオラパリブに対し *BRCA1/2*, 臓器非特異的にペムブロリズマブに対し MSI-High などが保険適用されてきている.

問題 16 心周期現象の圧曲線模式図(**別冊 No.2**)を別に示す.
　大動脈圧曲線はどれか.
1. ①
2. ②
3. ③

解答 1
　大動脈圧曲線は大動脈弁開放(QRS 波終端)から急速に内圧が上昇し, 大動脈弁閉鎖による切痕(ノッチ)を認め, その後, 圧は連続的に下降することから, 正答は①である. その他の圧曲線は②が左室, ③が右室, ④が肺動脈, ⑤が左房である.

4. ④

5. ⑤

問題 17 四肢誘導心電図（**別冊 No.3**）を別に示す.
　正しいのはどれか.

1. 右脚ブロック
2. 房室ブロック
3. WPW 症候群
4. ペーシングリズム
5. 不随意運動によるアーチファクト

解答 4

　別冊 No.3 では，Ⅱ誘導を除く誘導で P 波の直前にペースメーカーによるペーシングパルスを明瞭に認め，aVF 誘導以外の誘導の QRS 波直前にもペーシングパルスがみられることから，4. 心房と心室にペーシングリードの留置が考えられる.

問題 18 ホルター心電図検査で正しいのはどれか. **2つ選べ.**

1. 単極誘導が用いられる.
2. ST 変化は検出できない.
3. 記録中の行動記録は解析に必要である.
4. NASA 誘導は P 波の検出に優れている.
5. CM$_5$ 誘導の波形は胸部誘導の V$_1$ に類似する.

解答 3, 4

　ホルター心電図装着中の行動記録や胸部症状などの内容は解析に重要な情報となる. 4. NASA 誘導は V$_1$ 類似誘導で，P 波の検出に優れている. 1. ホルター心電図は双極誘導法を用い，2. ST 変化の検出も可能である. また，5. CM$_5$ 誘導は V$_5$ 類似誘導といわれている.

問題 19 最大呼気曲線（**別冊 No.4**）を別に示す.
　考えられるのはどれか.

1. 間質性肺炎
2. 胸椎後側弯症
3. 慢性閉塞性肺疾患
4. 筋萎縮性側索硬化症
5. 睡眠時無呼吸症候群

解答 3

　別冊 No.4 の最大呼気曲線から一秒量は約 1 L，努力肺活量は約 4 L であり，（一秒量/努力肺活量）×100 より，一秒率は 25% 程度と読み取れ，高度な閉塞性換気障害が考えられる. 1. 間質性肺炎，2. 胸椎後側弯症，4. 筋萎縮性側索硬化症は線維化による肺コンプライアンスの低下，胸郭の変形，呼吸筋の低下による拘束性換気障害，5. 睡眠時無呼吸症候群は睡眠時に気道閉塞（無呼吸）により SpO$_2$ が低下する疾患であり，閉塞性換気障害を呈する疾患は 3. 慢性閉塞性肺疾患である.

問題 20 動脈血ガス分析の所見を示す.

pH	7.36
PaO$_2$	58 Torr
PaCO$_2$	56 Torr
HCO$_3^-$	31 mEq/L

　誤っているのはどれか.

1. 呼吸不全である.
2. 腎性代償である.
3. アシデミアである.
4. 肺胞低換気である.
5. 呼吸性アシドーシスである.

解答 3

　動脈血ガス分析の結果より，1. PaCO$_2$ の上昇（>45 Torr）より Ⅱ型呼吸不全を呈し，2. 腎性代償（HCO$_3^-$ 上昇）により pH は正常範囲内となっている. また，PaO$_2$≦60 Torr および PaCO$_2$>45 Torr から 4. 肺胞低換気であり，かつ HCO$_3^-$ の上昇に対して PaCO$_2$ の上昇が優位であることから，5. 代償性呼吸性アシドーシスの状態が示唆される. なお，3. アシデミア（酸血症）とは pH が 7.35 未満の状態である.

問題 21 神経線維における活動電位とその伝導について**誤っている**のはどれか.

1. 温度が低いと伝導は遅くなる.
2. 軸索の直径が太いほど伝導は速い.
3. 活動電位の大きさは減衰せずに伝導する.
4. 中間部で発生した活動電位は両方向に伝導する.
5. 刺激の強さに比例して発生する活動電位が大きくなる.

解答 5

　神経線維は全か無の法則に従うため，5. 刺激の強さと活動電位は比例しない. 他は全て正しい.

問題 22 誘発電位（**別冊 No.5**）を別に示す.
　この記録はどれか.

1. 視覚誘発電位
2. 事象関連電位

解答 4

　10 ms の間に 6 つの波形が認められることから，4. 聴性脳幹反応の波形である.

3. 聴性定常反応
4. 聴性脳幹反応
5. 体性感覚誘発電位

問題 23 針筋電図検査において急性脱神経でみられるのはどれか.

1. 急速動員
2. 陽性鋭波
3. 高振幅電位
4. 多相性電位
5. ミオトニー放電

解答 2

1. 急速動員は筋原性疾患でみられる. 急性脱神経では, 線維自発電位, 2. 陽性鋭波がみられる. 3. 高振幅電位と 4. 多相性電位は神経再支配の過程でみられる. 5. ミオトニー放電は筋線維の興奮性異常による電位である.

問題 24 心臓超音波カラードプラ法の四腔像（**別冊 No.6**）を別に示す.

疾患はどれか.

1. Fallot 四徴症
2. 大血管転位症
3. 動脈管開存症
4. 心室中隔欠損症
5. 心房中隔欠損症

解答 5

別冊 No.6 は傍胸骨四腔断面で右下方（左房）から左上方（右房）に向かう赤い血流 flow がみられ, 心房間短絡〔5. 心房中隔欠損症（ASD）：中隔中央からの二次口欠損〕と思われる. 他の ASD 描出画像として, 短軸断面（大動脈弁レベル）, 心窩部四腔断面, 右胸部アプローチにて観察が可能である. また, 短絡期間が長く, 短絡量が多い場合, 右心系の拡大を伴う.

問題 25 上腹部超音波像（**別冊 No.7**）を別に示す.

走査法はどれか.

1. 右肋間走査
2. 心窩部横走査
3. 心窩部縦走査
4. 右季肋部斜走査
5. 右肋骨弓下走査

解答 2

別冊 No.7 は膵臓を中心とした B モード像であり, 肝臓, 胃, 膵臓などの実質臓器とともに周囲の脈管（下大静脈, 腹部大動脈, 上腸間膜動脈, 上腸間膜静脈, 脾静脈）と椎体が描出されている. 脈管が類円形に描出されていることから, 2. 心窩部横走査であることがわかる.

問題 26 下腹部正中横走査による女性の骨盤腔の超音波像（**別冊 No.8**）を別に示す.

矢印で示すのはどれか.

1. 腟
2. 子宮
3. 直腸
4. 膀胱
5. 卵巣

解答 2

別冊 No.8 の B モード像は女性の下腹部正中横走査で得られた骨盤腔の画像であり, 矢印で示されているのは 2. 子宮である. 2. 子宮の腹側（子宮の前面, 画像では子宮像の上方）には 4. 膀胱が観察でき, 骨盤内の超音波検査が膀胱充満法で行われていることがわかる.

問題 27 医療用 MRI について**誤っている**のはどれか.

1. 任意の断面を画像化できる.
2. 炭素の磁気共鳴信号を画像化する.
3. 拡散強調画像は急性期の脳梗塞検出能に優れる.
4. 頭部では造影剤を用いずに血管の撮影ができる.
5. 拡散テンソル画像は神経線維の走行を描出できる.

解答 2

MRI は 2. 体内の水素原子核の磁気共鳴信号から人体構造を可視化し, 1. 任意の断面を画像化できる. 撮像法によって T1 強調画像では組織構造が, T2 強調画像では病変（腫瘍, 炎症など）が明瞭に描出される. 3. 拡散強調画像は急性期脳梗塞の診断に有用である. 5. 拡散テンソル撮像では連続する神経線維が画像化できる. 4. 頭部では非造影の撮像が広く行われている.

問題 28 眼底写真（**別冊 No.9**）を別に示す.

矢印で示すのはどれか.

1. 黄斑
2. 白斑
3. 水晶体
4. 中心窩
5. 視神経乳頭

解答 5

別冊 No.9 の眼底写真では, 眼底後極（眼底写真の中心）に 1. 黄斑部（やや暗い領域）が認められ, この中心にはさらに暗い 4. 中心窩が存在する. やや鼻側方向には橙色で円形の 5. 視神経乳頭（矢印）を認め, ここから網膜血管が放射状に走行する. 網膜症では脂肪沈着や毛細血管の閉塞に伴い 2. 白斑がみられる. 白内障では 3. 水晶体の混濁により眼底写真が不鮮明になる.

問題 29 水溶性ビタミンはどれか. **2つ選べ.**
1. ビタミン A
2. ビタミン C
3. ビタミン E
4. ビタミン K
5. 葉 酸

解答 2, 5

　食事摂取基準に定められているビタミンは 13 種あり, その中で水溶性のものが 9 種(ビタミン B₁, B₂, B₆, B₁₂, ナイアシン, 5. 葉酸, パントテン酸, ビオチン, 2. ビタミン C), 脂溶性のものが 4 種(ビタミン A, D, E, K)ある.

問題 30 尿を検体として測定するのはどれか.
1. オステオカルシン 〈OC〉
2. 骨型アルカリホスファターゼ 〈BAP〉
3. Ⅰ型コラーゲン架橋 C テロペプチド 〈CTX〉
4. Ⅰ型プロコラーゲン C プロペプチド 〈PICP〉
5. Ⅰ型プロコラーゲン N プロペプチド 〈PINP〉

解答 3

　3. Ⅰ型コラーゲン架橋 C テロペプチド(CTX)は骨吸収マーカーの1つで, 血清または尿中濃度が測定される. 同じ骨吸収マーカーであるデオキシピリジノリンは尿中濃度を測定する. 1. オステオカルシン(OC), 2. 骨型アルカリホスファターゼ(BAP), 4. Ⅰ型プロコラーゲン C プロペプチド(PICP), 5. Ⅰ型プロコラーゲン N プロペプチド(PINP)は骨形成マーカーで, 血清を対象として測定する.

問題 31 過酸化水素・ペルオキシダーゼ系呈色反応に必要な試薬はどれか. **2つ選べ.**
1. ADP
2. NAD(P)H
3. フェノール
4. 4-ニトロフェノール
5. 4-アミノアンチピリン

解答 3, 5

　本反応は目的成分に酵素や化学物質を反応させ, 発生した過酸化水素から呈色物質を生成し比色定量する方法である. 試薬にはペルオキシダーゼ, 呈色物質の材料となる 5. 4-アミノアンチピリンと 3. フェノールまたは TOOS, DAOS といった水素供与体を用いる.

問題 32 放射線に関する物理量と単位の組合せで正しいのはどれか.
1. 放射能 ——————— eV
2. 吸収線量 ——————— C・kg⁻¹
3. 照射線量 ——————— Gy
4. 線量当量 ——————— Sv
5. 放射線のエネルギー ——— Bq

解答 4

　4. 線量当量の単位は Sv(シーベルト). その他の物理量の正しい単位は, 1. 放射能:Bq(ベクレル), 2. 吸収線量:Gy(グレイ), 3. 照射線量:C・kg⁻¹, 5. 放射線のエネルギー:eV(電子ボルト)である.

問題 33 直接ビリルビンが高値を示すのはどれか.
1. 新生児黄疸
2. 溶血性貧血
3. Gilbert 症候群
4. Crigler-Najjar 症候群
5. Dubin-Johnson 症候群

解答 5

　5. Dubin-Johnson 症候群は直接(抱合型)ビリルビンを毛細胆管へ分泌する機能の異常である. その他の選択肢である 1. 新生児黄疸, 2. 溶血性貧血, 3. Gilbert 症候群, 4. Crigler-Najjar 症候群は間接(非抱合型)ビリルビンが増加する.

問題 34 CK-MB が著しく上昇する疾患はどれか.
1. 心筋炎
2. 皮膚筋炎
3. 重症筋無力症
4. 筋萎縮性側索硬化症
5. Duchenne 型筋ジストロフィー

解答 1

　CK-MB は心筋細胞に局在する CK のアイソザイムであり, 心筋梗塞や 1. 心筋炎など心筋細胞に障害が起こると血中に逸脱し活性が上昇する.

問題 35 アミラーゼについて**誤っている**のはどれか.
1. α1,4-グリコシド結合を分解する.
2. 活性化にはクロールイオンが必要である.
3. カルシウムイオンを含有する酵素である.
4. 膵臓型は唾液腺型よりも分子量が大きい.
5. 日本臨床化学会 〈JSCC〉 勧告法では共役酵素を用いる.

解答 4

　4. 唾液腺型のほうが膵臓型よりも分子量が大きい. 他は全て正しい. 選択肢 5 の共役酵素は α-グルコシダーゼであり, α-アミラーゼによって 4, 6-エチリデン(G1)-4-ニトロフェニル(G7)-α-(1→4)-ᴅ-マルトヘプタオシド(Et-G7-pNP)から生成された G₂~G₄-pNP に作用し, パラニトロフェノールを遊離させることで α-アミラーゼ活性を吸光度の増加速度として測定する.

問題 36 eGFR の計算に使用するのはどれか. **2つ選べ.**

解答 3, 4

　推算糸球体濾過量(eGFR)の計算式は, eGFR = 194 × sCr⁻¹·⁰⁹⁴ ×

1. 身　長
2. 体　重
3. 年　齢
4. 血清クレアチニン濃度
5. 尿中クレアチニン濃度

問題 37　レシチンコレステロールアシルトランスフェラーゼ〈LCAT〉を活性化するのはどれか.
1. アポ A1
2. アポ A2
3. アポ B100
4. アポ C3
5. アポ E

問題 38　ビウレット法でキレート呈色反応を示すのはどれか.
1. 鉄イオン
2. 銅イオン
3. 亜鉛イオン
4. カルシウムイオン
5. マグネシウムイオン

問題 39　血中半減期が最も短いのはどれか.
1. ALT
2. AMY
3. AST
4. CK
5. LD$_5$

問題 40　血中薬物濃度モニタリングの対象に**ならない**のはどれか.
1. ジゴキシン
2. バルプロ酸
3. テオフィリン
4. ワルファリン
5. バンコマイシン

問題 41　インスリンの分泌を抑制するのはどれか.
1. アミノ酸
2. グルカゴン
3. グルコース
4. インクレチン
5. ソマトスタチン

問題 42　酸化還元酵素はどれか.
1. CK
2. LD
3. ALT
4. AST
5. γ-GT

問題 43　Lambert-Beer の法則が成り立つ条件で, 15 μmol の物質 A を X mL のイオン交換水に溶解し, 光路長 10 mm のセルで吸光度を測定したところ 0.945 であった.

Age$^{-0.287}$(女性の場合, ×0.739)であり, 計算に 4. 血清クレアチニン(sCr)濃度, 3. 年齢, 性別を用いる.

解答 1
　レシチンコレステロールアシルトランスフェラーゼ(LCAT)は 1. アポリポ蛋白 A-Ⅰ(アポ A1)によって活性化され, レシチン由来の脂肪酸を遊離型コレステロールに付加させ, エステル型コレステロールに変換する反応を触媒する.

解答 2
　ビウレット法は試薬に含まれる硫酸銅から遊離した 2. 銅イオンが蛋白質やポリペプチドのペプチド結合にキレートされ, 呈色されることを利用した反応である.

解答 2
　文献によりさまざまな報告があるが, 2. AMY の半減期は約 3 時間と他の酵素と比べて短い. その他の選択肢の血中半減期は 5. LD$_5$ が約 6～10 時間, 3. AST が約 6～17 時間, 1. ALT が約 8～47 時間, 4. CK は約 12～15 時間である.

解答 4
　1. ジゴキシン, 2. バルプロ酸, 3. テオフィリン, 5. バンコマイシンは血中薬物濃度モニタリング(TDM)の対象である. その他にも多くの TDM 対象薬物があり, 対象となる薬物の特徴("治療上有効な血中濃度範囲が狭い"など)を理解する必要がある.

解答 5
　5. ソマトスタチンは, インスリンの他, グルカゴン, ガストリン, セクレチンなどさまざまなホルモンの分泌を抑制する. 2. グルカゴンは血糖を上昇させる. 4. インクレチンは消化管ホルモンの総称で, インスリン分泌促進などの作用を有する.

解答 2
　1. CK はリン酸基, 3. ALT と 4. AST はアミノ基, 5. γ-GT は γ-グルタミル基を転移する酵素(転移酵素)である.

解答 4
　セル内の物質 A の濃度を C(mol/L)とすると Lambert-Beer の法則より, $0.945 = 6.3 \times 10^3 \times C \times 1$ が成り立つ. 変換して, $C = 0.945/6.3 \times 10^{-3}$(mol/L). この C は文中より, 15 μmol の物質 A を X mL に溶解したものであるから, 15/X(μmol/mL) = 15/X ×

Aのモル吸光度係数を$6.3×10^3$ L・mol^{-1}・cm^{-1}とするとXはどれか.

1. 2
2. 10
3. 50
4. 100
5. 200

$10^{-3}(\mu mol/L)$と等しいため,Xの一次方程式となる.求めるとXは100となる.

問題44 炭化水素鎖中に1つの二重結合を持つ脂肪酸はどれか.

1. オレイン酸
2. リノール酸
3. ステアリン酸
4. パルミチン酸
5. α-リノレン酸

解答 1

それぞれの脂肪酸を(炭素原子数:二重結合数)で表すと,1. オレイン酸(18:1),2. リノール酸(18:2),3. ステアリン酸(18:0),4. パルミチン酸(16:0),5. α-リノレン酸(18:3)である.

問題45 マイヤー〈Mayer〉とカラッチ〈Carazzi〉のヘマトキシリン液のどちらにも用いられるのはどれか.

1. クエン酸
2. 過ヨウ素酸
3. グリセリン
4. 抱水クロラール
5. カリウムミョウバン

解答 5

組織切片の染色で用いる代表的色素であるヘマトキシリンには,酸を含むマイヤー(Mayer)と酸を含まず比較的中性であるカラッチ(Carazzi)がある.マイヤーのヘマトキシリン液の組成は,ヘマトキシリン,5. カリウムミョウバン(硫酸アルミニウムカリウム),ヨウ素酸ナトリウム,4. 抱水クロラール,1. クエン酸,蒸留水となっている.それに対し,カラッチのヘマトキシリン液の組成は,ヘマトキシリン,5. カリウムミョウバン,ヨウ素酸ナトリウム,3. グリセリン,エタノール,蒸留水となっており,両ヘマトキシリンに共通して用いられる5. カリウムミョウバンは,媒染剤として使用されている.

問題46 疾患とその診断に有用な染色法との組合せで**誤っている**のはどれか.

1. 肝硬変 ——————— 渡辺の鍍銀法
2. 心筋梗塞 ——————— azan 染色
3. ヘモジデローシス ——— toluidine blue 染色
4. 慢性糸球体腎炎 ——— PAM 染色
5. B 型肝炎 ——————— Victoria blue 染色

解答 3

1. 肝硬変では,渡辺の鍍銀法を用いた染色により,線維化の程度を確認することができる.2. 心筋梗塞では,azan 染色を用いて梗塞線維化部位を確認することができる.3. ヘモジデローシス(血鉄症)とは,鉄が全身の網内系に沈着する全身性のものと局所性のものとがあり,組織学的証明では Berlin blue 染色が用いられる.4. 慢性糸球体腎炎の病理組織診断では,PAM 染色や PAS 反応,Masson trichrome 染色が用いられる.5. B 型肝炎における HBs 抗原の証明法として,Victoria blue 染色や orcein 染色などがある.

問題47 細胞診標本上でみられる小細胞癌の形態学的特徴はどれか.

1. 核偏在性
2. 真珠形成
3. 粘液空胞
4. 鋳型状配列
5. オタマジャクシ型

解答 4

小細胞癌とは,組織学的に小型で N/C 比の高い裸核状の腫瘍細胞がびまん性,胞巣状～索状の配列で増殖する癌腫をいう.喀痰などの細胞診標本でみられる小細胞癌の形態学的特徴として,相互圧排像が連なる4. 鋳型状配列などがある.1. 核偏在性や3. 粘液空胞は腺癌で,2. 真珠形成や5. オタマジャクシ型異型細胞は扁平上皮癌でみられる形態学的特徴である.

問題48 H-E 染色標本(**別冊 No.10**)を別に示す.この臓器はどれか.

1. 視床下部
2. 下垂体
3. 副甲状腺
4. 膵 臓
5. 副 腎

解答 5

別冊 No.10 は,外表面を覆う結合組織の被膜,その内側の塩基好性の薄層から,明るく抜けてみえる厚い中間層を経て酸好性の最内層へと移り変わる皮質と,塩基好性で薄紫に染まっている髄質を認めることから,5. 副腎の組織像である.副腎の実質は表層の皮質と中央部を占める髄質に区別され,両者は由来も構造も機能も全く異なる.副腎全体の80%ほどを占める副腎皮質は腹膜上皮から発生する中胚葉性の器官で,表層から球状層,束状層,網状層に区別される.副腎髄質は交感神経節細胞と由来を同じくする外胚葉性の器官で,神経組織と近い関係にある.

問題 49 健常成人で肝臓に**接していない**のはどれか.

1. 横隔膜
2. 腎　臓
3. 胆　嚢
4. 脾　臓
5. 副　腎

生体内最大の臓器である肝臓は 1. 横隔膜直下に位置し，横隔面のほぼ正中部に肝臓を右半分と左半分に二分する肝鎌状間膜が存在する．解剖時に肝臓下部の内臓面を観察すると，2. 腎臓，3. 胆嚢，胃，結腸，十二指腸，5. 副腎などが接していた部分が，圧痕として確認できる．

問題 50 病理解剖において切開開始前の手順に**含まれない**のはどれか.

1. 身長の計測
2. 皮膚の清拭
3. 死後硬直の確認
4. 臨床経過の確認
5. 病理解剖承諾書の確認

病理解剖は医療行為の一端で，臨床医の依頼に基づき，死亡した患者家族の承諾を得たうえで行われ，病気で亡くなった人の死因，病気の本態，診断および治療効果を知るために行われる．病理解剖における切開開始前の手順として，5. 病理解剖承諾書の確認後，臨床医より 4. 臨床経過の確認を行う．その後，遺体の 1. 身長計測，3. 死後硬直の確認をし，切開開始となる．病理解剖終了の宣告後，頭蓋腔，胸腔，腹腔の中の液体を完全に吸い取り体腔内に詰め物をした後，皮膚を縫合し，2. 皮膚の清拭を行う．

問題 51 癌抑制遺伝子はどれか.

1. *BRAF*
2. *BRCA1*
3. *ERBB2(HER2)*
4. *KIT*
5. *KRAS*

癌抑制遺伝子は細胞の増殖を抑制したり，細胞の DNA に生じた傷を修復したり，細胞にアポトーシス(細胞死)を誘導したりする働きをする．本来あるはずの癌化を抑制する遺伝子が癌細胞では欠損・変異していることがあり，2. *BRCA1* の変異は家族性乳癌，子宮癌などにみられる．一方，癌発生に促進的に働く遺伝子を癌遺伝子といい，転移性悪性黒色腫の 1. *BRAF*，乳癌や胃癌の 3. *ERBB2(HER2)*，消化管間質腫瘍(GIST)の 4. *KIT*，結腸直腸癌の 5. *KRAS* などが知られている．

問題 52 乳腺で癌が発生しやすい部位はどれか.

1. 内側上部
2. 内側下部
3. 外側上部
4. 外側下部
5. 乳頭部

我が国での乳癌発生率は以前は欧米と比べて少なかったが，近年では著しく増加しており，女性がんの罹患率 1 位となっている．乳房は大きく領域によって分けられ，1. 内側上部(A)，2. 内側下部(B)，3. 外側上部(C)，4. 外側下部(D)，5. 乳頭部(E)の 5 領域中，乳癌の好発部位は 3. 外側上部(C)となっている．

問題 53 電子顕微鏡標本作製時の工程と用いる試薬との組合せで正しいのはどれか.

1. 前固定 ———— オスミウム酸液
2. 後固定 ———— グルタルアルデヒド液
3. 脱　水 ———— エタノール
4. 置　換 ———— キシレン
5. 包　埋 ———— カーボワックス

透過型電子顕微鏡(TEM)では超薄切された試料全体に電子線を当て，透過してきた電子を蛍光板に結像させ，細胞内の微細構造を観察する．試料(組織)の固定には，1. グルタルアルデヒドで前固定し，2. オスミウム酸で脂質成分を後固定する二重固定が用いられる．固定終了後は 3. エタノールで脱水し，4. 酸化プロピレンで置換後，包埋には 5. エポキシ樹脂が用いられる．包埋ブロックはウルトラミクロトームで超薄切後，酢酸ウラン溶液とクエン酸鉛溶液にて電子染色を行う．

問題 54 外胚葉から発生するのはどれか. **2 つ選べ**.

1. 気　管
2. 結　腸
3. 脾　臓
4. 中枢神経
5. 副腎髄質

内胚葉は食道，胃，2. 結腸の上皮や肺，1. 気管，甲状腺，肝臓，膵臓へと分化する．中胚葉は真皮，骨格，筋肉，血管，心臓，3. 脾臓，腎臓，生殖器などに分化し，外胚葉は，4. 中枢神経系や表皮，感覚器，5. 副腎髄質などに発達する．

問題 55 細胞診検体の Giemsa 染色で正しいのはどれか.

1. 核が異染性を示す.
2. 細胞質の角化が明瞭となる.
3. 細胞質内顆粒が観察しやすい.
4. 乾燥により細胞が小さく見える.

細胞診標本における Giemsa 染色の利点として，乾燥固定により標本を作製するため，細胞が大きく見え，3. 細胞質内顆粒や 5. クロマチン構造が観察しやすいことから，悪性リンパ腫などの造血器系の悪性細胞鑑別に有用となる．しかし，クロマチン構造の観察には Papanicolaou 染色のほうが優れていることから，設問の解答は 3 となる．また Giemsa 染色では，Papanicolaou 染色で観察困難な基底膜物質や間質性粘液が異染性(メタクロマ

5. クロマチン構造が観察しやすい.

ジー)を示し, 同定が容易となる. 一方, 欠点として重積性のある集塊の観察に不向きであったり, Papanicolaou 染色のように角化した細胞の鑑別が容易ではなくなる点が挙げられる.

問題 56 パラフィン包埋に用いられる硬パラフィンの融点に最も近いのはどれか.
1. 38℃
2. 48℃
3. 58℃
4. 68℃
5. 78℃

解答 3

パラフィン包埋に用いられるパラフィンには, 融点が 45〜52℃の軟パラフィンと 54〜60℃の硬パラフィンがある. 以前は季節に応じて両者の配合比率を調整し, 浸透用に軟パラフィン, 包埋用に硬パラフィンと工夫がなされていたが, 現在は硬パラフィンのみが汎用されている.

問題 57 病理解剖時に摘出された臓器の肉眼写真(**別冊 No.11**)を別に示す.
臓器はどれか.
1. 心 臓
2. 膵 臓
3. 肝 臓
4. 脾 臓
5. 腎 臓

解答 4

別冊 No.11 は, 左上腹部の横隔膜の下に位置する臓器, 4. 脾臓の写真である. 脾臓は楕円板状の臓器で, 長さ 12 cm, 幅 7 cm, 厚さ 3 cm 程度, 重さ約 150 g である. 脾臓は血管に富むため, 肉眼像は赤褐色を呈している. また, 脾臓の機能としては, 赤血球の貯留, 古い赤血球や血小板の破壊, リンパ球の産生などを行っている.

問題 58 ミトコンドリアが**存在しない**のはどれか.
1. 好中球
2. 赤血球
3. 形質細胞
4. リンパ球
5. マクロファージ

解答 2

2. 赤血球は分化の過程で脱核を生じ, 核を有さない. また, ミトコンドリアも失う. したがって, 赤血球の ATP 産生は解糖系に依存する.

問題 59 細胞形態の特徴と疾患の組合せで**誤っている**のはどれか.
1. 異型リンパ球 ——— 伝染性単核球症
2. 環状鉄芽球 ——— サラセミア
3. 巨大血小板 ——— May-Hegglin 異常症
4. 中毒性顆粒 ——— 重症感染症
5. 微小巨核球 ——— 骨髄異形成症候群

解答 2

2. 環状鉄芽球は赤芽球のミトコンドリアにおける鉄の異常蓄積を反映しており, 鉄芽球性貧血に特徴的な所見である. 一方, サラセミアでは, グロビン蛋白の異常によって無効造血による貧血を生じる. 両者の病態は全く異なる. 他の選択肢の組合せは全て正しい.

問題 60 血栓性血小板減少性紫斑病で認められるのはどれか. **2つ選べ.**
1. 網赤血球減少
2. ハプトグロビン高値
3. ADAMTS13 活性低下
4. 超高分子量 VWF マルチマー出現
5. ループスアンチコアグラント陽性

解答 3, 4

血栓性血小板減少性紫斑病(TTP)では, von Willebrand 因子(VWF)切断酵素である 3. ADAMTS13 の活性が著減(10% 未満)している. その結果, TTP では血中に血小板凝集活性の強い 4. 超高分子量 VWF マルチマーが蓄積し, 末梢細動脈などで生じる高ずり応力下において過剰な血小板凝集が惹起され, 血栓を生じる.

問題 61 鉄欠乏性貧血および慢性炎症に伴う貧血で共通するのはどれか. **2つ選べ.**
1. 小球性貧血である.
2. 血清鉄が低値である.
3. 鉄の利用障害を認める.
4. 血清フェリチンが低値である.
5. 総鉄結合能〈TIBC〉が高値である.

解答 1, 2

鉄欠乏性貧血も慢性炎症に伴う貧血も, 2. 血清鉄が低値でヘモグロビン産生が障害され, 1. 小球性貧血となる. しかし, 前者では生体における鉄欠乏を反映して 4. フェリチンは低値, 後者では 3. ヘプシジンによる鉄の利用障害があり, フェリチンは高値である.

問題 62 細胞浮遊液の細胞数を算定した. Bürker-Türk 計算盤(**別冊 No.12**)を別に示す. 図中に赤字で示す数字は, 赤点線で囲った各大区画にある細胞

解答 3

Bürker-Türk 計算盤の使い方の基礎を問う設問である. 別冊 No.12 の赤点線で囲った各大区画内の細胞数の平均は 9 である. 各大区画の容積が 0.1 μL とすると, 細胞浮遊液中の細胞数は 90/

数である．検体は，希釈せず使用し，大区画の容積
は 0.1 μL とする．

 細胞浮遊液の細胞数〔/μL〕はどれか．

1. 9
2. 36
3. 90
4. 360
5. 900

μL となる．

問題 63 肝臓で**合成されない**のはどれか．

1. D ダイマー
2. フィブリノゲン
3. プラスミノゲン
4. アンチトロンビン
5. プラスミンインヒビター

| 解 答 | 1 |

 2. フィブリノゲンはトロンビンにより分解されてフィブリン
となる．このフィブリンが架橋され，線溶酵素であるプラスミン
により分解を受けた断片が 1. D ダイマーである．つまり，D ダ
イマーは二次線溶産物であり，肝臓で合成されるわけではない．

問題64 末梢血の May-Giemsa 染色標本(**別冊 No.13**)
を別に示す．

 認められるのはどれか．

1. 鎌状赤血球
2. 菲薄赤血球
3. 標的赤血球
4. 有核赤血球
5. 涙滴赤血球

| 解 答 | 5 |

 別冊 No.13 で，赤血球の一部が尾のように伸び，涙の滴のよう
になったものは 5. 涙滴赤血球である．涙滴赤血球は髄外造血，
特に骨髄線維症のときに認める．他の選択肢も代表的な奇形赤血
球であり，診断的価値が高い．ぜひ，復習されたい．

問題 65 リン脂質依存性凝固反応に関与するのはど
れか．

1. 第Ⅷ因子
2. 第Ⅺ因子
3. 第Ⅻ因子
4. フィブリノゲン
5. プレカリクレイン

| 解 答 | 1 |

 血小板などの向血栓細胞が活性化されてホスファチジルセリン
が細胞表面に表出されると，血漿中の(第Ⅸ因子などの)ビタミン
K 依存性凝固因子がそれを認識して結合し，一連の凝固反応が促
進される．活性化第Ⅸ因子，1. 活性化第Ⅷ因子，リン脂質，カ
ルシウムは複合体を形成し，第Ⅹ因子を活性化して，凝固反応を
促進する．

問題 66 骨髄穿刺液の May-Giemsa 染色標本(**別冊
No.14**)を別に示す．

 矢印の細胞が腫瘍化した疾患はどれか．

1. 赤白血病
2. 多発性骨髄腫
3. Burkitt リンパ腫
4. 急性骨髄性白血病
5. 急性リンパ性白血病

| 解 答 | 2 |

 別冊 No.14 で認める細胞は，細胞質は強い好塩基性を示し，核
は車輪状の円形で偏在し，明瞭な核周明庭を有していることか
ら，形質細胞である．これが腫瘍化したものが 2. 多発性骨髄腫
である．腫瘍化した形質細胞からはモノクローナルな抗体が多量
に産生され，血中にも増加するが，これを M 蛋白という．

問題 67 骨髄細胞の染色体核型(**別冊 No.15**)を別に
示す．

 矢印の染色体異常に関与するのはどれか．

1. *BCR-ABL1*
2. *IGH/BCL2*
3. *IGH/BCL6*
4. *IGH/MYC*
5. *PML-RARA*

| 解 答 | 5 |

 別冊 No.15 では，15 番染色体と 17 番染色体の相互転座が示さ
れている．この転座は急性前骨髄球性白血病(APL)に特異的に検
出される染色体異常である．15 番染色体長腕(15q24.1)に座位す
る転写制御因子である *PML* 遺伝子と 17 番染色体長腕(17q21.2)
に座位するレチノイン酸レセプター α(*RARA*)遺伝子が 5.
PML-RARA キメラ遺伝子を形成し，APL の病因となる．

問題 68 髄液の Gram 染色標本(**別冊 No.16**)を別に
示す．分離菌はヒツジ血液寒天培地に発育し，グル
コース及びマルトースを分解した．

| 解 答 | 3 |

 髄液の Gram 染色標本(別冊 No.16)で Gram 陰性球菌が多数観
察される．ヒツジ血液寒天培地に発育すること，グルコースとマ
ルトースの双方を分解することから，3. *Neisseria meningitidis*

推定されるのはどれか.

1. *Haemophilus influenzae*
2. *Moraxella catarrhalis*
3. *Neisseria meningitidis*
4. *Neisseria gonorrhoeae*
5. *Pseudomonas aeruginosa*

問題 69 エンベロープを持つのはどれか.

1. ノロウイルス
2. ロタウイルス
3. アデノウイルス
4. ポリオウイルス
5. インフルエンザウイルス

問題 70 微生物検査結果について緊急報告が**必要でない**のはどれか.

1. 静脈血から *Escherichia coli* が検出された場合
2. 髄液から *Cryptococcus neoformans* が検出された場合
3. 皮膚から *Staphylococcus epidermidis* が検出された場合
4. 喀痰から *Mycobacterium tuberculosis* が検出された場合
5. 胸水からカルバペネム耐性腸内細菌科細菌が検出された場合

問題 71 喀痰の Gram 染色で**染まりにくい**のはどれか.

1. *Haemophilus influenzae*
2. *Klebsiella pneumoniae*
3. *Legionella pneumophila*
4. *Moraxella catarrhalis*
5. *Streptococcus pneumoniae*

問題 72 5％炭酸ガス培養下のヒツジ血液寒天培地に発育するのはどれか. **2 つ選べ.**

1. *Fusobacterium nucleatum*
2. *Haemophilus influenzae*
3. *Legionella pneumophila*
4. *Moraxella catarrhalis*
5. *Streptococcus pneumoniae*

問題 73 血液培養の採血時に皮膚の消毒に用いるのはどれか. **2 つ選べ.**

1. 過酢酸
2. フタラール
3. ポビドンヨード
4. 次亜塩素酸ナトリウム
5. グルコン酸クロルヘキシジンアルコール

問題 74 多剤耐性緑膿菌〈MDRP〉の判定に使用される抗菌薬はどれか.

が推定される. 4. *Neisseria gonorrhoeae* も Gram 陰性球菌であるが, 髄膜炎を起こすことはなく, グルコースのみを分解し, マルトースは分解しない. 同じく, 2. *Moraxella catarrhalis* も Gram 陰性球菌であるが, グルコースとマルトースの双方を分解できない.

解答 5

ウイルスはその構造に脂質二重膜であるエンベロープを持つウイルスと持たないウイルスに分けられる. エンベロープのない代表的なウイルスを覚えておくとよい. 1. ノロウイルス, 2. ロタウイルス, 3. アデノウイルス, 4. ポリオウイルス, A 型肝炎ウイルス, E 型肝炎ウイルス, エンテロウイルスなどである. これらのウイルスは一般的なアルコールによる消毒が効きにくい.

解答 3

医学的に極めて重要な病態で, 緊急報告するべき病原体の検出時は, 直ちに医師へ連絡する. いわゆるパニック値に相当する. 1. 血液, 2. 髄液など本来無菌である検体から菌が検出された場合, 4. *Mycobacterium tuberculosis* や 5. カルバペネム耐性腸内細菌科細菌(CRE), バンコマイシン耐性腸球菌(VRE), 多剤耐性アシネトバクター(MDRA)など特殊な薬剤耐性菌は, 施設内での伝播を防止するために(感染対策上)速やかな連絡が必要である. *Shigella* 属菌, 腸管出血性大腸菌, *Salmonella* Typhi など病原的意義が高く, 感染症法で届け出が必要な場合も同様である.

解答 3

喀痰の Gram 染色で染まりにくい菌は, 3. *Legionella pneumophila* である. 本菌は Giménez(ヒメネス)染色を行うとマクロファージ内に赤色の桿菌として観察される. その他, *Mycobacterium tuberculosis* も Gram 染色で染まらない. 喀痰の Gram 染色でガラス傷のように透けて見える場合には抗酸菌染色を追加で行うことが重要である.

解答 4, 5

5％炭酸ガス培養下でヒツジ血液寒天培地に発育するのは, 4. *Moraxella catarrhalis* と 5. *Streptococcus pneumoniae* である. 1. *Fusobacterium nucleatum* は偏性嫌気性菌のため, 嫌気培養が必要である. 2. *Haemophilus influenzae* は発育に X 因子と V 因子を要求するため, チョコレート寒天培地を用いる. 3. *Legionella pneumophila* は発育に L-システインや L-メチオニンなどのアミノ酸と鉄を要求するため, B-CYE 培地や WYO 培地での培養が必要である.

解答 3, 5

血液培養採血時の皮膚消毒は, コンタミネーション(皮膚常在菌の混入)防止のために重要である. 消毒用エタノールで清拭後, 3. ポビドンヨード(2 分間)もしくは 5. グルコン酸クロルヘキシジンアルコール(30 秒間)を使用する. 1. 過酢酸, グルタルアルデヒド(グルタラール), オルトフタルアルデヒド(2. フタラール)などの高水準消毒薬は, 医療器具のみの消毒に限定され, 人体に使用することはできない. 4. 次亜塩素酸ナトリウムはエンベロープを持たないウイルスや実験台, 器具などの消毒に用いる.

解答 1

多剤耐性緑膿菌(MDRP)の判定に使用される薬剤は, 1. イミペネム, アミカシン, シプロフロキサシンの 3 剤である. ①イミ

1. イミペネム
2. オキサシリン
3. セフォキシチン
4. テイコプラニン
5. バンコマイシン

問題 75 偏性細胞内寄生性を有するのはどれか.

1. *Cryptococcus neoformans*
2. *Listeria monocytogenes*
3. *Mycobacterium tuberculosis*
4. *Mycoplasma pneumoniae*
5. *Rickettsia prowazekii*

問題 76 スライド培養の顕微鏡写真(**別冊 No.17**)を別に示す. 大分生子を矢印で示す.
考えられるのはどれか.

1. *Aspergillus fumigatus*
2. *Epidermophyton floccosum*
3. *Microsporum canis*
4. *Sporothrix schenckii*
5. *Trichophyton rubrum*

問題 77 TSI 培地に腸内細菌科細菌を接種して 1 日後の写真(**別冊 No.18**)を別に示す.
判定として**誤っている**のはどれか.

1. 白糖分解
2. 乳糖非分解
3. ブドウ糖発酵
4. 硫化水素産生
5. ブドウ糖からのガス産生

問題 78 *Listeria monocytogenes* について**誤っている**のはどれか.

1. Gram 陽性短桿菌である.
2. CAMP テスト陽性である.
3. 馬尿酸塩加水分解試験陽性である.
4. エスクリン加水分解試験陽性である.
5. ヒツジ血液寒天培地で α 溶血性を示す.

次の文を読み 79, 80 の問いに答えよ.
38 歳の女性. 発熱を主訴に来院した. 間接蛍光抗体法による抗核抗体検査所見(**別冊 No.19**)を別に示す.

問題 79 この所見の染色パターンはどれか.

1. 斑紋型
2. 辺縁型
3. 核小体型
4. 細胞質型
5. 散在斑紋型

問題 80 この所見を示す自己抗体はどれか.

1. 抗 DNA 抗体
2. 抗核小体抗体

ペネムの最小発育阻止濃度(MIC)値が 16 μg/mL 以上, ②アミカシンの MIC 値が 32 μg/mL 以上, ③シプロフロキサシンの MIC 値が 4 μg/mL 以上の全てを満たした緑膿菌を MDRP と定義している.

解答 5

偏性細胞内寄生体は生物の細胞内でのみ増殖可能な微生物のことで, この性質を"偏性"細胞内寄生性と呼ぶ. 全てのウイルス, 5. *Rickettsia prowazekii*, クラミジアなどの一部の細菌が代表例である. 1. *Cryptococcus neoformans*, 2. *Listeria monocytogenes*, 3. *Mycobacterium tuberculosis* はマクロファージ内でも増殖できるため, "通性"細胞内寄生体である.

解答 5

5. *Trichophyton rubrum* は我が国の白癬病原菌として重要である. 別冊 No.17 のように, 多数の小分生子(ゴマ状)を菌糸に沿って形成し, 大分生子の形成は比較的少なく, 腸詰め状ないし棍棒状である. 集落の表面は顆粒状, ビロード状, 線毛状で白色〜淡黄色であるが, 裏面は赤色になることが多い.

解答 1

別冊 No.18 で TSI 培地の斜面部が赤いことから, 乳糖と白糖ともに非分解である. したがって, 1. 白糖分解が誤りである. 硫化水素とガスの産生が認められる.

解答 5

Listeria monocytogenes は 1. Gram 陽性短桿菌で, 通性嫌気性である. 5. ヒツジ血液寒天培地で弱い β 溶血性を示す. カタラーゼ試験陽性, オキシダーゼ試験陽性, ブドウ糖を分解する. 2. CAMP テスト陽性, 3. 馬尿酸塩加水分解試験陽性, 4. エスクリン加水分解試験陽性である. BTB 乳糖寒天培地に発育する. 細胞内寄生性で低温(冷蔵庫:4℃)でも増殖できる. セファロスポリン系抗菌薬に耐性である.

解答 2

間接蛍光抗体法による抗核抗体検査は, ヒト喉頭癌上皮細胞由来の HEp-2 細胞を基質としてスライドガラスに塗抹し, 患者血清を反応させ洗浄後, フルオレセインイソチオシアネート(FITC)蛍光色素で標識した抗ヒト免疫グロブリン抗体との反応を蛍光顕微鏡下で細胞核の蛍光パターンとして判定する. 別冊 No.19 は核の辺縁が強く染まっていることから, 2. 辺縁型である.

解答 1

辺縁型は 1. 抗 DNA 抗体が推定され, 代表的な疾患は全身性エリテマトーデス(SLE)である. 斑紋型は 5. 抗 ENA(可溶性核抗原)抗体が推定され, 混合性結合組織病(MCTD)では抗 U1-

3. 抗ヒストン抗体
4. 抗ミトコンドリア抗体
5. 抗 ENA〈可溶性核抗原〉抗体

RNP 抗体，SLE では抗 Sm 抗体，Sjögren 症候群では抗 SS-A/Ro 抗体，抗 SS-B/La 抗体が出現する．核小体型では全身性強皮症(SSc)で 2. 抗核小体抗体が推定される．4. 抗ミトコンドリア抗体は原発性胆汁性肝硬変(PBC)の 90%以上で出現する．均質型では 3. 抗ヒストン抗体などが推定される．

問題 81 検査まで検体を全血のまま冷蔵保存してもよいのはどれか．
1. 抗核抗体
2. 寒冷凝集素測定
3. クリオグロブリン
4. 直接抗グロブリン試験
5. Donath-Landsteiner 試験

解答 1

2. 寒冷凝集素測定，3. クリオグロブリンおよび 5. Donath-Landsteiner 試験は低温域で反応させ，凝集や溶血などを確認する試験であり，検査まで 37℃を保つ必要がある．4. 直接抗グロブリン試験は生体内で血球に結合した IgG 抗体などを確認するため，2. 寒冷凝集素の影響を受けないように EDTA 加採血や検査まで 37℃で保存する．

問題 82 抗原抗体反応に**関与しない**のはどれか．
1. 共有結合
2. 水素結合
3. 疎水結合
4. イオン結合
5. ファンデルワールス力

解答 1

抗原抗体反応の結合力は親和性に加え，反応温度や反応条件が関係する．さらに 2. 水素結合，3. 疎水結合，4. イオン結合，5. ファンデルワールス力が関与し，抗体の力価や抗体分子上の抗原と結合できる部位の数(結合価)に左右される．

問題 83 乳癌の腫瘍マーカーはどれか．
1. CA15-3
2. CA19-9
3. CYFRA21-1
4. NSE
5. SCC

解答 1

2. CA19-9 は膵癌・胆道癌，3. CYFRA21-1 は肺癌，4. NSE は神経芽細胞腫，5. SCC は肺扁平上皮癌のマーカーである．

問題 84 直接抗グロブリン試験について正しいのはどれか．
1. 患者の血清を使用する．
2. 反応増強剤に PEG が使用される．
3. 交差適合試験の主試験に必要である．
4. 不規則抗体スクリーニングに必要である．
5. 溶血性輸血副反応が生じた際に必要である．

解答 5

選択肢 5 以外は間接抗グロブリン試験についての記述である．間接抗グロブリン試験は，1. 患者血清や血漿を用いて，2. 反応増強剤として PEG を添加する．臨床的に意義のある抗体を検出するために，3. 交差適合試験の主試験や 4. 不規則抗体スクリーニング検査に利用される．

問題 85 血液型検査の結果を以下に示す．

抗 A	抗 B	A₁赤血球	B 赤血球	抗 D	Rh コントロール
0	0	4+	4+	0	0

血液型を確定するために必要な検査はどれか．
1. 吸着解離試験
2. 抗体同定試験
3. 糖転移酵素測定
4. D 陰性確認試験
5. 直接抗グロブリン試験

解答 4

ABO 血液型のオモテ，ウラ検査は O 型で一致している．D 抗原量が少ないために抗 D との反応が陰性になっていないかを間接抗グロブリン試験で確認する必要がある．

問題 86 胎児・新生児溶血性疾患の原因となる不規則抗体はどれか．**2 つ選べ**．
1. 抗 Bgᵃ
2. 抗 c
3. 抗 E
4. 抗 Leᵃ
5. 抗 N

解答 2，3

胎児・新生児溶血性疾患を起こすのは胎盤を通過できる IgG 抗体であるため，IgM 型が多い 4. 抗 Leᵃ，5. 抗 N 抗体は原因になりづらい．Bg 抗原は HLA-Class I 抗原が赤血球表面に発現したもので，Bgᵃ は HLA-B7 に関連しており，赤血球抗体としての 1. 抗 Bgᵃ には臨床的な意義はない．

問題 87 貯血式自己血輸血について正しいのはどれか. **2 つ選べ**.
1. 手術前日に貯血する.
2. 待機手術患者が適応となる.
3. 80 歳以上の高齢者は禁忌である.
4. 体重 50 kg 未満の患者は禁忌である.
5. 肝炎ウイルス感染症のリスクを回避できる.

解答 2, 5

　貯血式自己血輸血には 3, 4. 年齢や体重の制限はなく, 2. 全身状態が良好な待機手術患者が適応となる. しかし, 1. 手術直前の貯血は避け, 必要であれば手術直前の希釈式自己血輸血を利用する.

問題 88 A 型患者の骨髄移植で, ドナー血液型と移植後 1 週間の輸血用血液製剤の血液型との組合せで正しいのはどれか.
1. ドナー O 型 ——— 赤血球輸血は A 型
2. ドナー O 型 ——— 血小板輸血は O 型
3. ドナー B 型 ——— 新鮮凍結血漿輸血は O 型
4. ドナー B 型 ——— 赤血球輸血は AB 型
5. ドナー B 型 ——— 新鮮凍結血漿輸血は AB 型

解答 5

　骨髄移植後 1 週間では, 患者 A 型, ドナー O 型の場合には 1. 血球製剤は O 型, 2. 血小板は A 型を使用する. 患者 A 型, ドナー B 型の場合では 4. 血球製剤は O 型, 3, 5. 新鮮凍結血漿は AB 型を使用する.

問題 89 オモテ検査で B 型, ウラ検査で O 型と判定された.
　　　原因となるのはどれか. **2 つ選べ**.
1. 後天性 B
2. 寒冷凝集素
3. 不規則抗体
4. 無ガンマグロブリン血症
5. 直接抗グロブリン試験陽性

解答 2, 3

　2. 寒冷凝集素や 3. 不規則抗体が存在する場合は, ウラ検査の A 血球, B 血球との反応が陽性となる. 4. 無ガンマグロブリン血症では抗体量が少なく, ウラ検査が陰性となる. 5. 直接抗グロブリン試験陽性では, オモテ検査の抗 A, 抗 B との反応が陽性となる.

問題 90 2019 年の我が国の簡易生命表で 0 歳男性と 0 歳女性の平均余命の差に最も近いのはどれか.
1. 1 年
2. 3 年
3. 6 年
4. 9 年
5. 12 年

解答 3

　2019 年の我が国の簡易生命表によると, 0 歳男性の平均余命は 81.41 歳, 0 歳女性の平均余命は 87.45 歳であり, その差は 6.04 歳である.

問題 91 要因 A は疾患 B のリスクファクターであると判定するために不可欠なのはどれか.
1. 疾患 B の患者は要因 A を持つ.
2. 要因 A が疾患 B の発症に先行する.
3. 要因 A が存在しないと疾患 B を発症しない.
4. 要因 A と疾患 B の間に量−反応関係が成り立つ.
5. 要因 A に曝露されると疾患 B を発症することを動物実験で再現できる.

解答 2

　選択肢 1 以外はいずれも"疫学的因果関係"を判定するための基準であり, それを満たしている場合に因果関係がある可能性がより高いといえる. しかし, 2. 関連の時間性以外は必須条件ではない. 1. 例えば家族歴は乳がんのリスクファクターであるが, 家族性乳がんは全乳がんの 5〜10 %であり, 乳がん患者の多くが家族歴を有しているとはいえない. 2. 要因 A が疾患 B の発症に先行することである(関連の時間性). 3. 例えば喫煙は肺がんのリスクファクターであるが, 喫煙していなくてもアスベストやその他の原因で肺がんになる人はいる(関連の特異性). 4. 例えば水痘感染は帯状疱疹のリスクファクターであるが, 2 回水痘感染をすると帯状疱疹になりやすくなる, などといったことは一般的にはない(関連の強固性). 5. 例えば重いものを持ち上げる作業は腰痛のリスクファクターであるが, 動物実験で再現することは不可能である(関連の整合性).

問題 92 ヘルスプロモーションに**含まれない**のはどれか.
1. 公共の場での禁煙の推進
2. 家庭で使える医療機器の開発
3. 地域住民への健康教育の実施
4. ウォーキングが行える歩道の整備

解答 5

　選択肢のうち, ヘルスプロモーションに含まれるのは, 1. 公共の場での禁煙の推進, 2. 家庭で使える医療機器の開発, 3. 地域住民への健康教育の実施, 4. ウォーキングが行える歩道の整備である. 5. 救急医療機関への搬送体制の整備は, 比較的広域の救急医療政策といえる.

5. 救急医療機関への搬送体制の整備

問題 93 がん対策基本法の基本的施策に**含まれない**のはどれか.
1. がん登録の推進
2. がん検診の受診率の向上
3. がんに関する研究の推進
4. がん治療にかかる医療費の適正化
5. 専門的な知識・技術を有する医療従事者の育成

選択肢のうち,がん対策基本法の基本的施策に含まれるのは,1. がん登録の推進,2. がん検診の受診率の向上,3. がんに関する研究の推進,5. 専門的な知識・技術を有する医療従事者の育成である.4. がん治療にかかる医療費の適正化は含まれない.

問題 94 公衆衛生の事業とそれを規定する法律との組合せで正しいのはどれか.
1. 労働者の健康診断の実施 ———— 労働基準法
2. 市町村保健センターの設置 ———— 健康増進法
3. 自動車排出ガスの排出規制 ———— 環境基本法
4. 医療安全支援センターの設置 ——— 医療法
5. 公共の場所での受動喫煙の防止 —— 地域保健法

解答 4

公衆衛生の事業とそれを規定する法律の正しい組合せは,1. 労働者の健康診断の実施—労働安全衛生法,2. 市町村保健センターの設置—地域保健法,3. 自動車排出ガスの排出規制—大気汚染防止法,4. 医療安全支援センターの設置—医療法,5. 公共の場所での受動喫煙の防止—健康増進法である.

問題 95 2 byte で表せる状態の数はどれか.
1. 16 通り
2. 256 通り
3. 1,024 通り
4. 16,384 通り
5. 65,536 通り

解答 5

1 byte は 8 bit であり,bit はコンピュータや情報理論における基本単位である.通常,1 bit は 0,1 の 2 進数の 1 桁で 2 つの状態を表すことができる.したがって,2 byte = 16 bit = 2^{16} = 65,536 通りとなる.

問題 96 臨床検査情報の一次利用はどれか.
1. 保健所への報告
2. 医学研究への利用
3. 教育用資料の作成
4. 疾患の診断への利用
5. データベースへの利用

解答 4

臨床検査情報を含む医療情報の一次利用とは,患者の診療などによって得られた情報を,4. 本人の疾患の診断や治療など,取得した本来の目的で使用することである.二次利用とは,医療・健康分野の教育研究や行政における統計作成など,本来の目的以外で使用することをいう.

問題 97 滅菌について正しいのはどれか.**2 つ選べ**.
1. γ 線は包装後の滅菌に有効である.
2. 濾過滅菌は血清の滅菌に適さない.
3. 乾熱滅菌はエンドトキシンを無毒化する.
4. 高圧蒸気滅菌は芽胞を有する細菌に無効である.
5. 過酸化水素プラズマ滅菌はカテーテルの滅菌に無効である.

解答 1, 3

1. γ 線は透過力が優れるため,包装後の滅菌に有効である.3. 十分な温度と時間をかけることによって乾熱滅菌はエンドトキシンを無毒化できる.2. 濾過滅菌は熱に不安定な血清などの滅菌に適する.4. 高圧蒸気滅菌では芽胞を有する細菌を含む全ての微生物が死滅する.5. 過酸化水素プラズマ滅菌はカテーテルなどの非耐熱性器材の滅菌に適する.

問題 98 トランスデューサ**でない**のはどれか.
1. 圧電素子
2. OP アンプ
3. サーミスタ
4. ストレンゲージ
5. ポテンショメータ

解答 2

2. OP(オペ)アンプは演算増幅器のことで,微弱な電気信号を増幅することができる集積回路である.1. 圧電素子は圧力が加わることで起電力が発生,3. サーミスタは温度変化により電気抵抗が変化,4. ストレンゲージは歪みにより電気抵抗が変化,5. ポテンショメータは変位を電圧に変換するトランスデューサである.

問題 99 カラー RGB 各 1 byte の階調,1,000×1,000 画素,60 フレーム/秒,15 秒の動画がある.
データを圧縮しない場合,動画ファイルのおよそのサイズ〔byte〕はどれか.
1. $2.7×10^6$
2. $9×10^6$
3. $2.7×10^9$
4. $9×10^9$

解答 3

動画ファイルのサイズは画面解像度×カラー階調×フレームレート×時間で求められる.問題のカラー階調は RGB 各 1 byte となっているので合計 3 byte となる.よって 1,000×1,000×3×60×15 = $2.7×10^9$ となる.

5. 9×10^{12}

問題 100 光学顕微鏡について正しいのはどれか.

1. 開口数が大きいほど分解能が低下する.
2. 尿沈渣の観察はコンデンサを上げて行う.
3. 像の明るさは対物レンズの開口数の 2 乗に比例する.
4. 総合倍率は接眼レンズと対物レンズの倍率の和で表される.
5. 実視野は接眼レンズの視野数と対物レンズの倍率の積で表される.

解答 3

3 が正しい. 1. 開口数とは焦点深度に逆比例する数値で, 大きいほど分解能はよくなるがコントラストは低下する. 2. 尿沈渣の観察はコンデンサを下げて行うことが多い. 4. 総合倍率は接眼レンズと対物レンズの積で表される. 5. 実視野は接眼レンズの視野数を対物レンズの倍率で割ることで表される.

第68回臨床検査技師国家試験　別冊

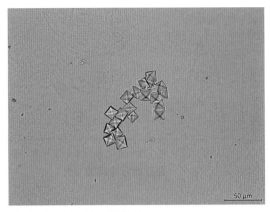

No.1　写真（午前：問題4）

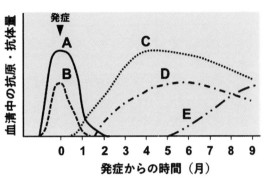

No.2　図（午前：問題12）

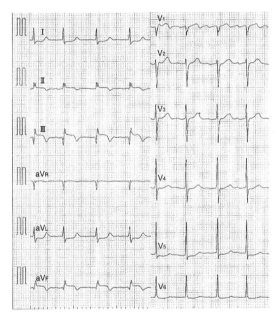

No.3　図（午前：問題16）

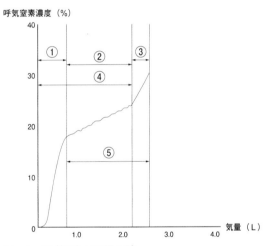

No.4　図（午前：問題18）

第68回臨床検査技師国家試験　別冊

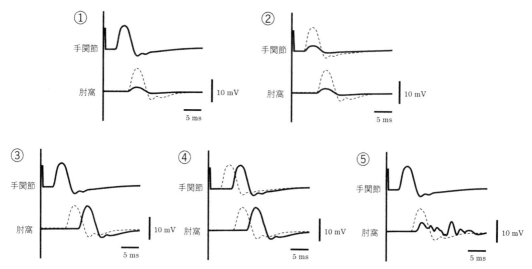

No.5　図（午前：問題22）

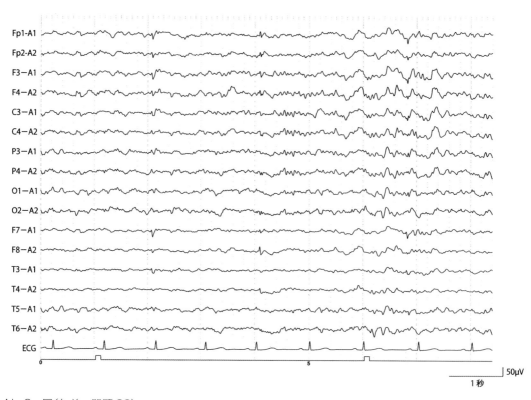

No.6　図（午前：問題23）

第68回臨床検査技師国家試験　別冊

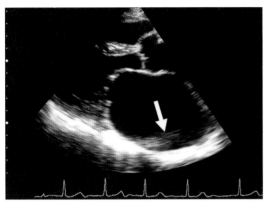

No.7　写真（午前：問題25）

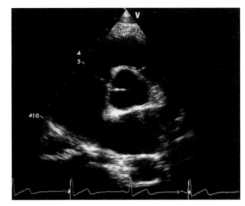

No.8　写真（午前：問題26）

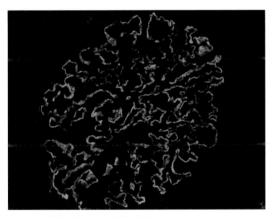

No.9　写真（午前：問題47）

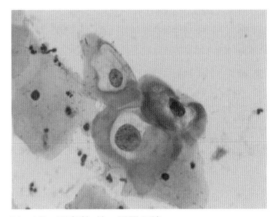

No.10　写真（午前：問題58）

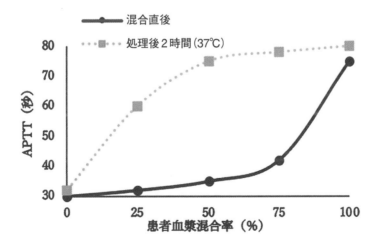

No.11　図（午前：問題61）

第68回臨床検査技師国家試験　別冊

A　　　　　　　　　　　　　B

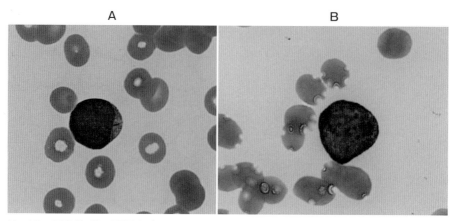

No.12　写真(午前:問題64)

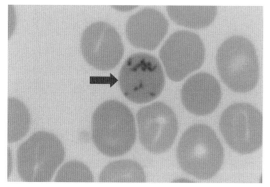

No.13　写真(午前:問題65)

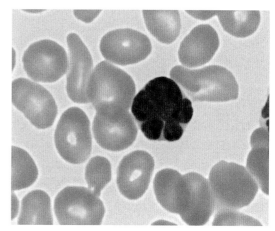

No.14　写真(午前:問題67)

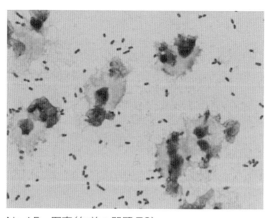

No.15　写真(午前:問題73)

第 68 回臨床検査技師国家試験　別冊

弱拡大

強拡大

細胞A

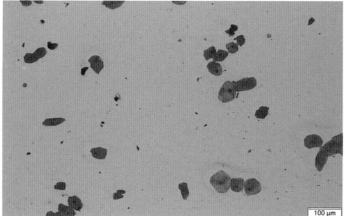

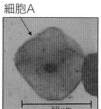

50μm

細胞B

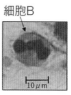

10μm

100 μm

No.16　写真(午前：問題 74)

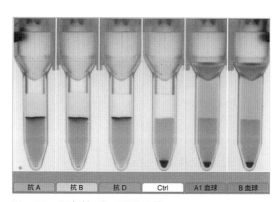

| 抗 A | 抗 B | 抗 D | Ctrl | A1 血球 | B 血球 |

No.17　写真(午前：問題 86)

第68回臨床検査技師国家試験　別冊

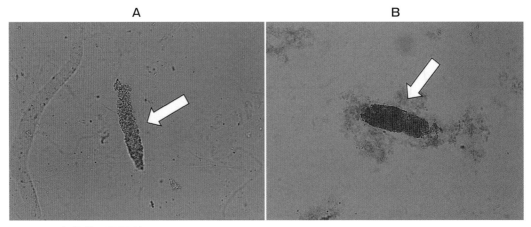

No.1　写真(午後：問題3)

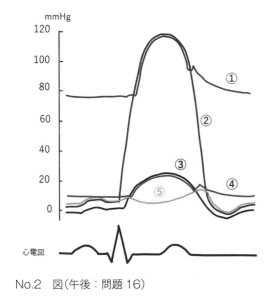

No.2　図(午後：問題16)

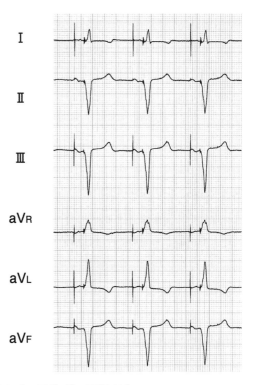

No.3　図(午後：問題17)

第68回臨床検査技師国家試験　別冊

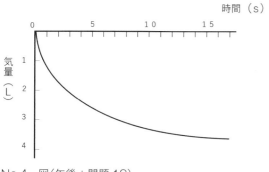

No.4　図（午後：問題19）

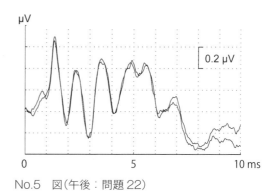

No.5　図（午後：問題22）

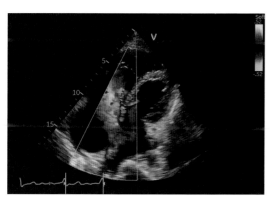

No.6　写真（午後：問題24）

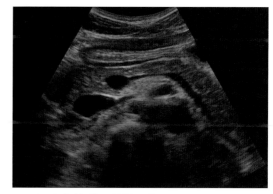

No.7　写真（午後：問題25）

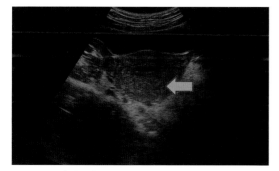

No.8　写真（午後：問題26）

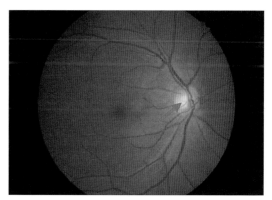

No.9　写真（午後：問題28）

第 68 回臨床検査技師国家試験　別冊

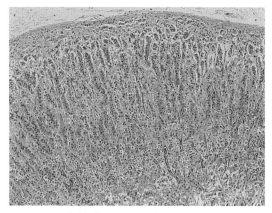

No.10　写真（午後：問題 48）

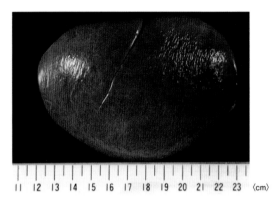

No.11　写真（午後：問題 57）

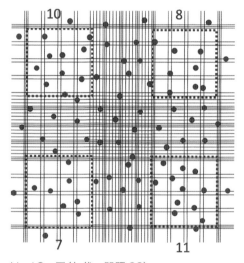

No.12　図（午後：問題 62）

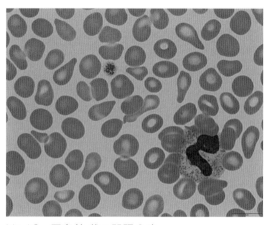

No.13　写真（午後：問題 64）

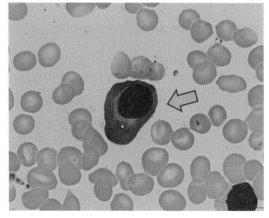

No.14　写真（午後：問題 66）

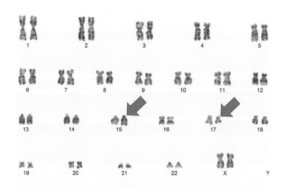

No.15　写真（午後：問題 67）

第 68 回臨床検査技師国家試験　別冊

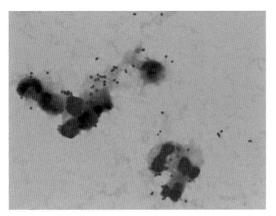

No.16　写真（午後：問題 68）

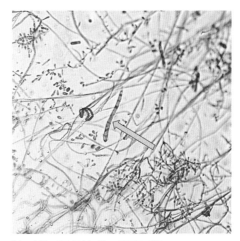

No.17　写真（午後：問題 76）

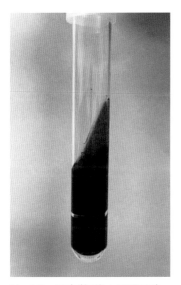

No.18　写真（午後：問題 77）

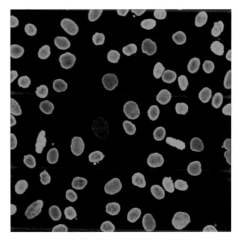

No.19　写真（午後：問題 79，80）

2021

2021 年

第 67 回臨床検査技師国家試験

（2021 年 2 月 17 日実施）

別冊（白黒およびカラー図譜）は33〜38 ページにあります．

※厚生労働省の発表
・本試験は受験者数 5,115 名，合格者数 4,101 名，合格率は 80.2%.
・〈午前の部〉第 88 問を「3 通りの解答を正解として採点する」としている．

〔午　前〕

問題 1 検査や投薬の種類・量に関わらず，病気の種類と入院日数に応じて医療費が決められる診療報酬計算の方式を指す用語はどれか．
1. APACHE 〈acute physiology and chronic health evaluation〉
2. DPC 〈diagnosis procedure combination〉
3. GCP 〈good clinical practice〉
4. SOP 〈standard operation procedure〉
5. TQC 〈total quality control〉

解答 2
2. DPC は国内では "包括医療費支払い制度" と呼称される診療報酬制度である．2003 年から導入され，医療行為に応じて診療報酬が決まる "出来高払い制" と異なり，特定の疾患群の入院では行われる医療行為にかかわらず，同一の診療報酬を償還する．1. APACHE（ICU 入室患者の重症度評価の指標），3. GCP（治験を実施する際に守るべきルール），4. SOP（標準作業手順書），5. TQC（全プロセスで総合的に品質管理を行うこと）は皆さんご存じのはずである．

問題 2 尿試験紙法による検査でビタミンC 内服の影響が小さいのはどれか．
1. 糖
2. 潜　血
3. 蛋　白
4. 亜硝酸塩
5. ビリルビン

解答 3
ビタミンC は一般名では L-アスコルビン酸である．アスコルビン酸は還元作用があるため，尿試験紙項目では 1. 糖，2. 潜血，4. 亜硝酸塩，5. ビリルビンの 4 項目は偽陰性になる．3. 蛋白は影響を受けない．

問題 3 尿沈渣中の白血球と上皮細胞との鑑別に用いるのはどれか．
1. Berlin blue 染色
2. Prescott-Brodie 染色
3. Samson 染色
4. May-Giemsa 染色
5. Sudan Ⅲ 染色

解答 2
1. Berlin blue 染色はヘモジデリン顆粒の検出，3. Samson 染色は髄液細胞の算定，4. May-Giemsa 染色は血液細胞の鑑別，5. Sudan Ⅲ 染色は脂肪成分の検出である．2. Prescott-Brodie 染色は，リンパ球以外の白血球は青〜黒青色に染まり，リンパ球，赤血球，上皮細胞類は赤色に染色される．

問題 4 糞便の特徴と疾患の組合せで正しいのはどれか．**2 つ選べ．**
1. 黒色便 ——————— 下部消化管出血
2. 灰白色便 ——————— 閉塞性黄疸
3. 白色下痢便 ——————— アメーバ赤痢
4. 米のとぎ汁様便 ——————— コレラ
5. イチゴゼリー状粘血便 ——————— 細菌性赤痢

解答 2, 4
1. 黒色便は上部消化管出血や鉄剤投与時，3. 白色下痢便はロタウイルス感染，5. イチゴゼリー状粘血便は赤痢アメーバ感染である．下部消化管出血では鮮紅色便になり，細菌性赤痢では膿と粘液による膿粘血便になる．2, 4 は正しい．

問題 5 最もサイズが小さいのはどれか.

1. 鉤虫卵
2. 鞭虫卵
3. 横川吸虫卵
4. 日本住血吸虫卵
5. Westerman 肺吸虫卵

問題 6 成人男性がアフリカから帰国後に発熱した. 末梢血厚層塗抹の Giemsa 染色標本(別冊 No.1)を別に示す.

この感染症について正しいのはどれか.

1. 自然治癒する.
2. 治療薬はない.
3. ツェツェバエが媒介する.
4. 感染初期に肝臓で増殖する.
5. 細胞内寄生細菌感染症である.

問題 7 採血中に患者の顔面が蒼白になり, 気分不快を訴えた.

この採血合併症について**誤っている**のはどれか.

1. 徐脈になる.
2. 高齢者に多い.
3. 血圧が低下する.
4. 緊張が誘因となる.
5. 直ちに採血を中止する.

問題 8 空気感染予防策を必要とするのはどれか. 2つ選べ.

1. 結 核
2. 水 痘
3. 風 疹
4. 百日咳
5. 流行性耳下腺炎

問題 9 ピンク色泡沫状で漿液性の喀痰が得られた.

考えられる疾患はどれか.

1. 肺 癌
2. 肺梗塞
3. 肺水腫
4. 気管支炎
5. 気管支拡張症

問題 10 黄色のバイオハザードマークが貼付されている容器に廃棄するのはどれか.

1. 開封した注射針
2. 血液が入った採血管
3. 痰が入った採取容器
4. 血液が付着したガーゼ
5. 採血時に用いた酒精綿

問題 11 一次救命処置に**含まれない**のはどれか.

1. 意識確認
2. 気道確保

解答 3

寄生虫卵のサイズは回虫受精卵を"中等度大"とし, それより大きいものは"大型虫卵", 小さいものは"小型虫卵"と表現する. 5. Westerman 肺吸虫卵は大型虫卵であり, 1. 鉤虫卵や 4. 日本住血吸虫卵は中等度大である. 2. 鞭虫卵は横径は小さいが長径は回虫受精卵に近く, 選択肢の中では 3. 横川吸虫卵が最もサイズが小さい.

解答 4

末梢血厚層塗抹標本(別冊 No.1)でマラリア原虫の輪状体が観察されている. 薄層塗抹標本とは違ってマラリア原虫種の判定はやや難しい. 3. マラリアはハマダラカが媒介する原虫感染症であり, 1, 2. 抗マラリア剤はあるが自然治癒は期待できない. 4, 5. ハマダラカから感染するとまず肝細胞内で増殖し, その後赤血球に移行する.

解答 2

血管迷走神経反応(VVR)は, 採血時の合併症として, 神経損傷とともに重要である. 採血中または採血直後に出現し, 3. 血圧低下, 1. 徐脈, 気分不良, 吐き気, 失神などを引き起こす. VVR が起きた場合, 5. 直ちに採血を中止する. 4. 不安や緊張, 睡眠不足や空腹などが誘因となり, 2. 比較的若年者に多いといわれる.

解答 1, 2

感染経路別の主な病原体として, "空気感染"は 1. 結核菌, 2. 水痘ウイルス, 麻疹ウイルス, "飛沫感染"は 3. 風疹ウイルス, 5. ムンプスウイルス(流行性耳下腺炎), インフルエンザウイルス, 4. 百日咳菌(百日咳), 肺炎球菌, マイコプラズマ, "接触感染"はメチシリン耐性黄色ブドウ球菌(MRSA), *Clostridioides*(*Clostridium*) *difficile*, ノロウイルスなどである.

解答 3

喀痰性状と病態との関係は古くから診断学の基礎である. ピンク色, 泡沫状, 漿液性の特徴は血液と空気が混ざる病態であり, 3. 肺水腫に特徴的とされる.

解答 1

厚生労働省は, 感染性廃棄物を入れた容器に"バイオハザードマーク"を貼付することを奨励しており, 内容物・梱包方法・容器の材質などで以下の3種類に分類される.
・赤:血液など液状, 泥状のもの/廃液などが漏えいしない密閉容器.
・黄色:注射針, メスなど鋭利なもの/対貫通性のある堅牢な容器.
・オレンジ:血液が付着したガーゼなど固形状のもの/丈夫なプラスチック袋を二重にして使用.

解答 4

一次救命処置は心肺停止または呼吸停止に対する, 専門的な器具や薬品などを使う必要がない心肺蘇生(CPR)で, 二次救命処置は病院などの医療機関において医師や救急救命士が行う高度な

3. 人工呼吸

4. 静脈路確保

5. AED の使用

問題 12 ヒトパピローマウイルスによって引き起こされるのはどれか.

1. 乳　癌

2. 卵巣癌

3. 子宮筋腫

4. 子宮頸癌

5. 子宮体癌

問題 13 間質性肺炎の血清マーカーはどれか. **2 つ選べ.**

1. CYFRA

2. KL-6

3. ProGRP

4. SLX

5. SP-D

問題 14 心不全の重症度評価に用いられるのはどれか.

1. AST

2. BNP

3. CK

4. LD

5. トロポニン

問題 15 慢性閉塞性肺疾患〈COPD〉で増加するのはどれか.

1. 残気量

2. 肺活量

3. 1 秒率

4. 1 秒量

5. 肺拡散能

問題 16 成人の心電図で異常値はどれか.

1. P 波幅　　　0.10 秒

2. PR 時間　　0.18 秒

3. QRS 幅　　0.20 秒

4. QTc　　　　0.40 秒

5. 電気軸　　　60 度

問題 17 心電図(**別冊 No.2**)を別に示す.

正しいのはどれか.

1. 右胸心

2. 右軸偏位

3. 側壁梗塞

4. 胸部電極の付け間違い

5. 四肢電極の付け間違い

問題 18 トレッドミル負荷試験について正しいのはどれか. **2 つ選べ.**

1. 不安定狭心症は禁忌である.

2. 目標心拍数は体重で決める.

CPR である. 4. 静脈路確保は二次救命措置となる.

解答 4

ウイルス感染による発癌では, ヒトパピローマウイルスによる 4. 子宮頸癌の他に, B 型や C 型肝炎ウイルスによる肝癌, EB ウイルスによる悪性リンパ腫や鼻咽頭癌, ヒト T 細胞白血病ウイルス I 型(HTLV-1)による成人 T 細胞白血病リンパ腫などがある.

解答 2, 5

間質性肺炎の診断や病勢のマーカーとして, 2. KL-6(シアル化糖鎖抗原)や 5. SP-D(肺サーファクタントプロテイン D)の測定が行われる. KL-6 や SP-D は, 肺胞壁を構成する II 型肺胞上皮細胞に特異的に発現している. 1. CYFRA(サイトケラチン 19 フラグメント), 3. ProGRP(ガストリン放出ペプチド前駆体), 4. SLX(シアリル Le^x-i 抗原)は肺癌の腫瘍マーカーとして利用されている.

解答 2

1. AST, 3. CK, 4. LD については, 5. トロポニンともども急性心筋梗塞時の逸脱酵素であるが, 心不全のバイオマーカーとしては用いられない. 2. BNP は NT-proBNP ともども, 特に慢性うっ血性心不全の評価に有用であることが複数の大規模臨床研究で示されている.

解答 1

慢性閉塞性肺疾患(COPD)は喫煙などにより長期的に有害物質を吸入曝露することで生じる炎症性疾患であり, 肺の粘膜と末梢気道周囲の線維化, 肥厚により閉塞性換気障害を引き起こし, 4. 1 秒量, 3. 1 秒率の低下や肺胞破壊による 5. 肺拡散能や 2. 肺活量の低下を呈する. また, 気道狭窄によって空気とらえ込み現象を生じ, 1. 残気量が増加する.

解答 3

成人心電図の基準値は 1. P 波幅 : 0.06～0.12 秒, 2. PR 時間 : 0.12～0.20 秒, 3. QRS 幅 : 0.06～0.10 秒, 4. QTc : 0.35～0.44 秒, 5. 電気軸 : 0～90 度なので, 3. QRS 幅 : 0.20 秒が異常値となる.

解答 5

別冊 No.2 の心電図で四肢誘導の I 誘導が P, QRS, T 波とも陰性, aV_R 誘導は P, QRS, T 波ともに陽性であるが, 胸部誘導は V_3 付近で移行帯(R 波と S 波の波高がほぼ等しい)があり, 右胸心は否定的であることから, 5. 四肢電極の右手と左手の付け間違いが考えられる.

解答 1, 4

トレッドミル負荷試験は, 4. 運動により誘発される虚血性心疾患や不整脈の診断に用いられる. 2. 負荷の目標心拍数は 220 から年齢を引いた 80～90 % を目安とし, 3. 誘導方法は Mason-Likar 誘導変法を用いることが多い. 5. 運動負荷プロトコルの 1

3. 誘導方法は CM5 誘導を用いる.

4. 運動誘発性不整脈の診断に用いられる.

5. Bruce 法では 1 分ごとに負荷量を増大させる.

問題19 傍胸骨長軸のカラードプラ像（**別冊 No.3**）を別に示す.

　この症例で聴取される可能性が最も高い心雑音はどれか.

1. 機能性雑音
2. 連続性雑音
3. 拡張早期雑音
4. 全収縮期雑音
5. 駆出性収縮期雑音

問題20 ボイル・シャルルの法則の記載で正しいのはどれか.

　ただし，気体の体積，圧力，絶対温度をそれぞれ V，P，T とし，定数を R とする.

1. $P \cdot T / V = R$
2. $P \cdot V / T = R$
3. $R \cdot P / T = V$
4. $R \cdot V / P = T$
5. $T \cdot V / P = R$

問題21 吸気および呼気ともに最大努力で得られたフローボリューム曲線（**別冊 No.4**）を別に示す.

　考えられるのはどれか.

1. 気管狭窄
2. 間質性肺炎
3. 気管支喘息
4. 胸椎後側弯症
5. 慢性閉塞性肺疾患

問題22 ガス希釈法による測定が必要な肺気量分画はどれか. **2つ選べ.**

1. 全肺気量
2. 1 回換気量
3. 最大吸気量
4. 予備呼気量
5. 機能的残気量

問題23 低水準の消毒が**適切でない**のはどれか.

1. ヘッドホン
2. 心電図の電極
3. マウスピース
4. ノーズクリップ
5. 体表アプローチエコープローブ

問題24 超音波画像のアーチファクトで虚像が**出現しない**のはどれか.

1. 音響陰影
2. 多重反射
3. レンズ効果
4. サイドローブ

解答 3

　別冊 No.3 はカラードプラを用いた傍胸骨長軸断層像で，画像中央右上から左下方に青色の flow がみられることより大動脈弁閉鎖不全症と思われる. 大動脈弁の閉鎖後にみられ，心雑音の時相は 3. 拡張早期にみられる. その他, 1. 機能性雑音は運動直後や発熱時に生じる無害性の雑音で，2. 連続性雑音では動脈管開存症，4. 全収縮期雑音では三尖弁閉鎖不全症，5. 駆出性収縮期雑音では大動脈弁狭窄症などが挙げられる.

解答 2

　ボイル・シャルルの法則はボイルの法則 $P \cdot V = R$（温度と質量が一定のとき，気体の体積 V は圧力 P に反比例する）と，シャルルの法則 $V / T = R$（圧力と質量が一定のとき，気体の体積 V は絶対温度 T に比例する）を組合せ，2. $P \cdot V / T = R$（質量が一定のとき，気体の体積 V は，圧力 P に反比例し，絶対温度 T に比例する）としたものである.

解答 1

　別冊 No.4 のフローボリューム曲線はピークフローの気流速度が著明に低下しており，1. 上気道狭窄（気管狭窄）を呈する. 2. 間質性肺炎は肺の間質に炎症をきたす拘束性換気障害で，3. 気管支喘息および 5. 慢性閉塞性肺疾患（COPD）は末梢気道の閉塞を起こすが，上気道狭窄は伴わない.

解答 1, 5

　2. 1 回換気量，3. 最大吸気量，4. 予備呼気量はスパイロメトリより測定できるが，1. 全肺気量および 5. 機能的残気量は測定できず，不活性ガスであるヘリウム (He) を用いたガス希釈法（閉鎖回路法）にて測定する. その他の測定法には窒素洗い出し法（開放回路法）や体プレチスモグラフィー法などがある.

解答 3

　3. シリコン製などのマウスピースを繰り返し使用する場合は，滅菌処理もしくは高水準消毒を行う.

解答 1

　超音波は，音響インピーダンスが著しく異なる組織を通過する際に，その前面で強い反射面を形成する. この反射面より深部には超音波が伝わらないため欠損像となる. これが 1. 音響陰影といわれるアーチファクトであり，結石や骨，消化管ガスなどの後方でみられる. その他の選択肢は全て虚像が出現するアーチファクトである.

5．ミラーイメージ

問題 25 右季肋部縦走査による超音波像（**別冊 No.5**）を別に示す．
所見はどれか．

1．肝表面不整
2．カメレオンサイン
3．ブルズアイサイン
4．モザイクパターン
5．肝腎コントラストの増強

解答 5

別冊 No.5 では，右季肋部縦走査にて肝右葉と右腎が描出されている．肝実質の輝度上昇に伴い，5．肝腎コントラストが増強し，脂肪肝の所見を認める．1．肝表面不整は慢性肝炎や肝硬変の像，2．カメレオンサインは体位変換により血管腫の内部エコーが変化する像，3．ブルズアイサインは転移性肝腫瘍，4．モザイクパターンは肝細胞癌でみられる像である．

問題 26 感音性難聴を呈するのはどれか．**2 つ選べ．**

1．耳垢塞栓
2．耳硬化症
3．中耳炎
4．突発性難聴
5．メニエール〈Ménière〉病

解答 4，5

1．耳垢塞栓は外耳，2．耳硬化症と 3．中耳炎は中耳に認められ，伝音性難聴を呈する．4．突発性難聴は内耳の有毛細胞，5．メニエール（Ménière）病は蝸牛に障害が認められ，感音性難聴を呈する．

問題 27 反回神経を分岐する脳神経はどれか．

1．Ⅷ
2．Ⅸ
3．Ⅹ
4．Ⅺ
5．Ⅻ

解答 3

1．Ⅷは聴神経，2．Ⅸは舌咽神経，4．Ⅺは副神経，5．Ⅻは舌下神経である．反回神経は 3．迷走神経（Ⅹ）の分枝である．

問題 28 中心前回にあるのはどれか．

1．運動領
2．感覚領
3．嗅覚領
4．視覚領
5．連合領

解答 1

1．運動領は中心前回に存在する．2．感覚領は中心後回に存在する．3．嗅覚領は大脳半球底部の前頭から側頭に存在する．4．視覚領は後頭葉に存在する．5．連合領は一次性皮質領域の近傍に位置している．

問題 29 血糖コントロールの指標について正しいのはどれか．

1．HbA1c は溶血性疾患で低値になる．
2．HbA1c は過去約 2 週間の平均血糖値を反映する．
3．グリコアルブミンは過去約 2 か月の平均血糖値を反映する．
4．1,5-アンヒドログルシトール〈1,5-AG〉は腎性糖尿で高値になる．
5．1,5-アンヒドログルシトール〈1,5-AG〉は過去約 3 か月の平均血糖値を反映する．

解答 1

1．溶血性疾患では，赤血球の寿命が短くなることで糖分に接する機会が減少し，HbA1c は低くなる．2．HbA1c は過去 1～2 か月，3．グリコアルブミンは過去 2 週間の平均血糖値を反映する．5．1,5-アンヒドログルシトール（1,5-AG）は，リアルタイムの血糖の動態を反映する．また，4．腎性糖尿では 1,5-AG は低値となる．

問題 30 乳酸について**誤っている**のはどれか．

1．肝硬変で減少する．
2．筋肉で産生される．
3．低酸素血症で増加する．
4．血中では陰イオンとして存在する．
5．乳酸アシドーシスではアニオンギャップが増加する．

解答 1

乳酸は肝臓で代謝される．1．肝硬変では乳酸の代謝が十分に行われず，乳酸は増加する．その他に乳酸が増加するケースとして，循環不全，低酸素血症，糖尿病や肝不全が挙げられる．

問題 31 ケトン体はどれか．**2 つ選べ．**

1．胆汁酸
2．アセトン
3．ピルビン酸

解答 2，5

ケトン体はカルボニル基と 2 つの炭化水素基が結合した化合物である．体内には 2．アセトン，5．3-ヒドロキシ酪酸，アセト酢酸がある．通常は血中にほとんど存在しないが，グルコースが得られない状態（糖代謝異常や飢餓）においてはケトン体が代替エ

4. アラキドン酸

5. 3-ヒドロキシ酪酸

問題 32 ビタミン欠乏症と疾患の組合せで**誤っている**のはどれか.

1. ビタミン A ―――――― 夜盲症

2. ビタミン B_1 ―――――― Wernicke 脳症

3. ビタミン C ―――――― 壊血病

4. ビタミン D ―――――― くる病

5. ビタミン K ―――――― 脚 気

問題 33 ヘキソキナーゼが作用する糖はどれか. **2つ選べ.**

1. リボース

2. リブロース

3. ガラクトース

4. キシルロース

5. フルクトース

問題 34 糖代謝について正しいのはどれか. **2つ選べ.**

1. ソマトスタチンはインスリン分泌を促進する.

2. インスリン抵抗性はインスリン分泌が低下した状態である.

3. C-ペプチドとインスリンは 1:2 の分子数比で放出される.

4. 糖新生系はピルビン酸からグルコースを新生する代謝系である.

5. ジペプチジルペプチダーゼ 4 〈DPP-4〉はインクレチンを分解する.

問題 35 無機質と結合蛋白質の組合せで正しいのはどれか.

1. 鉄 ―――――――――― トランスサイレチン

2. 銅 ―――――――――― α_2-マクログロブリン

3. 亜 鉛 ―――――――――― セルロプラスミン

4. カルシウム ―――――――――― フェリチン

5. マグネシウム ―――――――――― アルブミン

問題 36 生体内で炎症時に減少する蛋白質成分はどれか.

1. α_1-アンチトリプシン

2. α_1-酸性糖蛋白

3. ハプトグロビン

4. トランスフェリン

5. フィブリノゲン

問題 37 ビリルビンの極大吸収波長 [nm] はどれか.

1. 260

2. 340

3. 450

4. 540

5. 570

ネルギー源として利用されることになる.

解答 5

5. ビタミン K は肝臓での血液凝固因子Ⅱ・Ⅶ・Ⅸ・Ⅹの合成に働く. したがって, ビタミン K の欠乏は出血傾向, 血液凝固時間の延長を引き起こす. 脚気はビタミン B_1 の欠乏によって起きる. ビタミン B_1 はチアミンと称される水溶性ビタミンで, 糖質代謝に必須であり, 解糖系やクエン酸回路の一部において補酵素として働いている. 他の組合せは全て正しい.

解答 5

正解は 5 と考えられる. ヘキソキナーゼは, グルコースやマンノース, 5. フルクトースなどのヘキソースの 6 位水酸基をリン酸化する解糖系の律速酵素である. ヘキソースは 6 個の炭素原子をもつ単糖を意味する. なお, 3. ガラクトースもヘキソースではあるが, ガラクトキナーゼの作用を受けガラクトース 1-リン酸になる. 1. リボース, 2. リブロース, 4. キシルロースはペントース(5 単糖)で, ヘキソキナーゼは作用しない.

※厚生労働省の正解:3, 5

解答 4, 5

4. 糖新生はピルビン酸, 乳酸, アミノ酸などから解糖系を逆反応してグルコースを産生する経路である. 5. インクレチンは小腸から分泌されるホルモンで, インスリンの分泌を促進, グルカゴンの分泌を抑制する. これにより食後の血糖値上昇を抑える. ジペプチジルペプチダーゼ 4(DPP-4)はインクレチンを分解する酵素で, DPP-4 阻害薬はインスリンの分泌を調整して血糖を下げる薬として利用されている. 1. ソマトスタチンはインスリンやグルカゴンなどの分泌を抑制する. 2. インスリン抵抗性とは, インスリンに対する感受性が低下した状態である. 3. プロインスリンが分解されると, C-ペプチドとインスリンが 1 分子ずつ生成する.

解答 5

無機質と結合蛋白質の組合せについて, 5. 血液中のマグネシウムはアルブミンやリン酸, 重炭酸などの陰イオンと結合している. これらと結合していない血液中のマグネシウムの全体の約 70% がイオン化マグネシウムとして存在し, 生理活性を有する. なお, 1. 鉄はフェリチン, 2. 銅はセルロプラスミン, 3. 亜鉛はアルブミン, 4. カルシウムはアルブミンが結合蛋白質である.

解答 4

4. トランスフェリンは主に肝臓で合成される. 炎症時には肝臓での産生が低下し, アルブミンとともに減少する. 血清中では鉄と結合し, さまざまな組織に鉄を輸送している. 1. α_1-アンチトリプシン, 2. α_1-酸性糖蛋白, 3. ハプトグロビン, 5. フィブリノゲンは急性期反応蛋白で, 炎症に伴い血中に増加する.

解答 3

ビリルビンの極大吸収波長は 450〜455 nm である.

問題 38　細胞内液に含まれるイオン［mEq/L］で最も多いのはどれか.

1. Cl^-
2. HCO_3^-
3. HPO_4^{2-}
4. Mg^{2+}
5. Na^+

解答　3

　体液は細胞膜を介して細胞内液と細胞外液に大別される. 細胞内液にはカリウムイオン(K^+), リン酸イオン(HPO_4^{2-}), 蛋白質イオンが多く, 細胞外液ではナトリウムイオン(Na^+)やクロールイオン(Cl^-)が多い. 設問の選択肢のなかでは3. HPO_4^{2-}が最も多く, 100 mEq/Lを示す. 1. Cl^-は1 mEq/L, 2. 重炭酸イオン(HCO_3^-)は10 mEq/L, 4. マグネシウムイオン(Mg^{2+})は27 mEq/L, 5. Na^+は15 mEq/Lと報告がある.

問題 39　リポ蛋白の表面部に存在しているのはどれか. **2つ選べ.**

1. レシチン
2. 遊離脂肪酸
3. トリグリセライド
4. 遊離型コレステロール
5. エステル型コレステロール

解答　1, 4

　リポ蛋白の表面部は親水性のリン脂質(1. レシチンなど)と4. 遊離型コレステロール, アポ蛋白で構成されている. また, リポ蛋白の中心(核)は疎水性の3. トリグリセライドと5. エステル型コレステロールで構成されている. なお, 2. 遊離脂肪酸は脂肪組織から血中に放出された物質である.

問題 40　中間比重リポ蛋白〈IDL〉の比重について正しいのはどれか.

1. HDL_3とHDL_2の中間
2. HDL_2とLDLの中間
3. LDLとVLDLの中間
4. VLDLとCMの中間
5. CMとCMレムナントの中間

解答　3

　リポ蛋白はその比重により, カイロミクロン(CM), 超低比重リポ蛋白(VLDL), 中間比重リポ蛋白(IDL), 低比重リポ蛋白(LDL), 高比重リポ蛋白(HDL_2, HDL_3)に分類される. それぞれの比重はCM<0.93, VLDL 0.93〜1.006, IDL 1.006〜1.019, LDL 1.019〜1.063, HDL 1.063〜1.210と報告されている. したがって, IDLは3. LDLとVLDLの中間が正答となる.

問題 41　核酸を**含まない**細胞内小器官はどれか.

1. 核小体
2. 粗面小胞体
3. リボソーム
4. ミトコンドリア
5. ゴルジ〈Golgi〉装置

解答　5

　5. ゴルジ(Golgi)装置は合成された蛋白質にさまざまな糖を付加し, 糖蛋白質を作り出す. 核酸は含まない. なお, 1. 核小体は細胞質内の核酸, 特にリボソームRNA(rRNA)を作る. 2. 粗面小胞体は表面にたくさんの3. リボソーム(rRNA)を有し, 蛋白質合成を行う. 4. ミトコンドリアはミトコンドリアDNAをもつ.

問題 42　逸脱酵素で**ない**のはどれか.

1. CK
2. LD
3. ALT
4. AST
5. ChE

解答　5

　逸脱酵素とは臓器・器官(肝臓, 心筋, 骨格筋など)に多く含まれている酵素で, 障害(疾患, 炎症など)を受けると, 細胞から血液中に漏れ出る酵素を意味する. 1. CKは心筋, 骨格筋, 3. ALT, 4. ASTは肝細胞の障害により, 細胞質内にあった酵素が細胞外へ漏れ出し, 血中に流出する. 2. LDも逸脱酵素で, 全身の組織や細胞に存在する. 一方, 5. コリンエステラーゼ(ChE)は肝細胞で合成されており, その障害に伴い低下する.

問題 43　ビタミンDの25位を水酸化する臓器はどれか.

1. 肺
2. 肝　臓
3. 胸　腺
4. 腎　臓
5. 副甲状腺

解答　2

　食物から摂取, または皮膚で合成されたビタミンDは, 2. 肝臓で25位が水酸化されて25-ヒドロキシビタミンDになり, 腎臓で1α位が水酸化を受けて活性型の1,25-ジヒドロキシビタミンDに代謝され, 機能している.

問題 44　カルシウムイオン50 mg/dLは何mEq/Lか. ただし, カルシウム原子量は40とする.

1. 0.25
2. 1.25
3. 2.50
4. 12.5
5. 25.0

解答　5

　mEq/Lは電解質の濃度を表す単位で, Eqはequivalent(イクイバレント)の略である. mEq/Lは溶液1 L中に溶けている溶質の当量数であり, 電解質濃度(mEq/L)はモル濃度(mmol/L)×電荷数で求める. カルシウム(Ca)の価数は2なのでCa^{2+}のイオン濃度は50 mg/dL=500 mg/L, 500/40 mmol/L×2=25 mEq/Lである.

問題 45 パラフィン切片の伸展について正しいのはどれか.

1. 気泡の発生を防ぐ.
2. 切片を乾燥させてから行う.
3. 切片の傷を修復するために行う.
4. 小さな切片では伸展の必要がない.
5. パラフィンの融点と同じ温度で行う.

解答 1

　パラフィン切片の伸展操作とは, 切片を載せたスライドガラスを 5. パラフィンの融点より 10〜15℃低く温めたパラフィン伸展器上にて切片を伸ばし水分を蒸発させ, 切片をスライドガラスに張り付ける操作である. その際, 切片とスライドガラスの間に発生する 1. 気泡の発生を防ぐために, できるだけ空気の溶け込んでいない水を使用する. 伸展操作は 4. 薄切後の切片の大小にかかわらず必要で, 2. 切片を乾燥させる操作は切片伸展後の操作となる. しかし, 伸展操作時に 3. 切片の傷を修復することはできない.

問題 46 銀液を使用するのはどれか. **2つ選べ.**

1. PAS 染色
2. Grimelius 染色
3. Berlin blue 染色
4. Masson-Fontana 染色
5. methyl green-pyronin 染色

解答 2, 4

　病理組織切片の染色に用いる銀液にはさまざまなものがあり, 2. Grimelius 染色, Kossa 反応には硝酸銀液, 渡辺の鍍銀法, 4. Masson-Fontana 染色ではアンモニア銀液, PAM 染色, Grocott 染色にはメセナミン銀液, Bodian 染色にはプロテイン銀液が用いられる.

問題 47 肝臓の特殊染色標本(**別冊 No.6**)を別に示す. 染色はどれか.

1. azan 染色
2. oil red O 染色
3. Victoria blue 染色
4. toluidine blue 染色
5. Masson trichrome 染色

解答 1

　別冊 No.6 は, 1. azan 染色された肝臓の組織像である. 肝臓の膠原線維が青色に染め分けられていることから, 肝臓の線維化を把握することを目的として利用される 1. azan 染色や 5. Masson trichrome 染色が候補として挙げられるが, 本例はヘマトキシリンで核が染色されていないことから, 1. azan 染色と判断することができる. 2. oil red O 染色は中性脂肪を赤く染めることができ, 3. Victoria blue 染色は HBs 抗原や弾性線維の証明, 4. toluidine blue 染色は異染色性を利用して酸性粘液多糖類を確認することができる.

問題 48 酵素抗体法について正しいのはどれか.

1. 凍結切片では行わない.
2. ポリマー法は感度が高い.
3. 加熱処理後は急速に冷却する.
4. 一次抗体と二次抗体を混和する.
5. 内因性ペルオキシダーゼの除去は発色後に行う.

解答 2

　免疫組織化学染色の標識物質に酵素を利用した酵素抗体法には直接法や間接法, LSAB 法, 2. ポリマー法などがあり, 近年では高感度であるポリマー法が汎用されている. 1. 凍結切片は組織・細胞の蛋白質を変性させる固定液や有機溶剤による操作が少ないため, 脂肪成分や酵素抗体法のために有用である. 抗原性賦活化法には, 加熱処理や蛋白分解酵素処理などがあり, 3. 加熱処理の際には切片の剝離や偽陰性化を防ぐために急激な冷却は避けなければならない. 4. 二次抗体は一次抗体を検出するために用いられる抗体であるため, 混和して使用することはない. 5. 内因性ペルオキシダーゼの除去は偽ペルオキシダーゼ活性を除去するために抗原抗体反応前に行われる.

問題 49 H-E 染色標本(**別冊 No.7**)を別に示す. この臓器はどれか.

1. 下垂体
2. 唾液腺
3. 甲状腺
4. 膵　臓
5. 副　腎

解答 3

　別冊 No.7 は 3. 甲状腺の組織像で, 単層立方上皮細胞で囲まれた多数の濾胞がみられる. 濾胞内には好酸性のコロイドと呼ばれるゼラチン状物質が充満している. また, 濾胞上皮細胞は甲状腺ホルモンを合成し分泌する.

問題 50 圧迫萎縮を示すのはどれか.

1. 閉経後の骨粗鬆症
2. 成人における胸腺萎縮
3. 長期臥床による骨格筋萎縮
4. 水腎症における腎実質の菲薄化
5. 末期癌における脂肪組織の萎縮

解答 4

　圧迫萎縮とは, 機械的な圧迫が長時間持続して加わったときに起こる萎縮のことをいう. 大動脈瘤による脊椎骨・胸骨の萎縮や, 尿流の停滞により腎盂が拡張し起こる腎実質萎縮(4. 水腎症における腎実質の菲薄化)などがある. 1. 閉経後の骨粗鬆症や, 2. 成人における胸腺萎縮は加齢とともに認められる生理的萎縮に分類され, 3. 長期臥床による骨格筋萎縮は廃用萎縮, 5. 末期癌における脂肪組織の萎縮は栄養障害性萎縮に分類される.

問題 51 肝硬変症の合併症として**適切でない**のはどれか.

解答 3

　肝硬変とは, 肝炎ウイルス感染, 多量・長期の飲酒, 過栄養, 自己免疫などにより起こる慢性肝炎や肝障害が徐々に進行して肝

1. 黄　疸
2. 腹　水
3. 肝腫大
4. 食道静脈瘤
5. 女性化乳房

臓が硬くなった状態をいう．肝硬変では肝臓内に生じた線維化のため，肝臓は小さくなり，肝臓に流入する血管の抵抗が高まることから，門脈をはじめとする流入血管に血液がうっ滞し，血液の成分が血管外へ染み出すことにより，2. 腹水が貯留したり，肝臓を迂回して心臓へと還流しようとする側副血行路(4. 食道静脈瘤)が発達する．また，肝硬変では肝機能も低下しているため，胆汁代謝経路の障害による 1. 黄疸や，女性ホルモンの分解が進まず体内に蓄積することによる，5. 女性化乳房などさまざまな症状が現れる．

問題 52 toluidine blue 染色で異染色性を示すのはどれか．
1. アミロイド
2. コロイド
3. セロイド
4. ヘモジデリン
5. リポフスチン

解答 1

toluidine blue 染色では，酸性粘液多糖類や糖蛋白の酸性粘液，1. アミロイドなどがトルイジン青本来の色調とは異なった異染色性(メタクロマジー)を示し，赤紫色に染まる．甲状腺にみられる 2. コロイド様物質は hematoxylin eosin 染色で確認することができるが，4. ヘモジデリンの証明には Berlin blue 染色が用いられ，生体内色素である 3. セロイドや 5. リポフスチンの抗酸性物質を証明するには，Ziehl-Neelsen 染色が用いられる．

問題 53 肉芽腫を形成するのはどれか．
1. アメーバ大腸炎
2. 潰瘍性大腸炎
3. 偽膜性腸炎
4. 虚血性大腸炎
5. クローン〈Crohn〉病

解答 5

肉芽腫とは，種々の原因による慢性的な炎症によって，類上皮細胞，マクロファージ，組織球，巨細胞などの炎症細胞が集積し，その周囲をリンパ球，形質細胞と線維組織が取り囲んで生じる腫瘤性病変のことである．5. クローン(Crohn)病は慢性経過を示す炎症性の腸炎で，組織学的には炎症細胞浸潤が消化管の壁全層にみられ，小さな肉芽腫を形成する特徴があることから肉芽腫性大腸炎とも呼ばれている．

問題 54 脱灰処理について正しいのはどれか．
1. 脱脂操作前に行う．
2. 中性脱灰液では炭酸ガスが発生する．
3. EDTA 脱灰法は抗原性の保持が悪い．
4. 振盪器を用いると脱灰時間が短縮される．
5. プランク・リクロ〈Plank-Rychlo〉法は 40℃ で行う．

解答 4

脱灰処理のポイントとして，脱灰前に十分固定することが重要で，脱灰する組織片は可能な限り薄く小さく切り出す．脂肪に富む組織片の場合，1. 脱灰操作前に脱脂操作を行うことにより脱灰効率が上がる．また，4. 脱灰中に振盪や撹拌，超音波やマイクロ波の照射により脱灰時間を短縮することもできる．3. EDTA 脱灰法は中性溶液として利用され，組織傷害も少なく染色性や抗原性の保持に優れているが，脱灰速度が極めて遅い．5. プランク・リクロ(Plank-Rychlo)法は，脱灰速度が速く，過脱灰による染色性低下が生じやすいことから，4℃で緩やかに脱灰する低温脱灰法が推奨されている．

問題 55 喀痰細胞診の Papanicolaou 染色標本(**別冊 No.8**)を別に示す．
　出現している細胞はどれか．
1. 肺胞組織球
2. 気管支上皮細胞
3. 腺癌細胞
4. 小細胞癌細胞
5. 扁平上皮癌細胞

解答 4

別冊 No.8 は，小細胞癌を考える細胞像である．小型な腫瘍細胞であるが，クロマチンが増量し，裸核状で N/C 比が高く，腫瘍細胞同士が圧排性に結合した木目込み細工様細胞様配列や線状配列を認めることから，4. 小細胞癌細胞に特徴的な細胞像である．

問題 56 炎症の四主徴に**含まれない**のはどれか．
1. 潰　瘍
2. 腫　脹
3. 疼　痛
4. 発　熱
5. 発　赤

解答 1

炎症とは生体に加わるさまざまな刺激に対する生体防御反応である．炎症の代表的症状としては，2. 腫脹，3. 疼痛，4. 発熱，5. 発赤があり，炎症の四主徴といわれ，これに局所の機能障害を含めて炎症の五徴候と呼ばれている．

問題 57 我が国において最も頻度の高い悪性リンパ腫はどれか．
1. 濾胞性リンパ腫

解答 5

リンパ球系細胞が腫瘍性に増殖したものを悪性リンパ腫といい，リンパ節に多く発生するが，消化管や脳など全身の臓器からも発生する．悪性リンパ腫は，病理組織像と腫瘍細胞の生物学的

2. Burkitt リンパ腫

3. Hodgkin リンパ腫

4. マントル細胞リンパ腫

5. びまん性大細胞型 B 細胞リンパ腫

特徴によって，3. Hodgkin リンパ腫と非 Hodgkin リンパ腫に大きく分けられ，組織亜型別の頻度は国や人種によって異なるが，我が国では非 Hodgkin リンパ腫の一つである 5. びまん性大細胞型 B 細胞リンパ腫が最も頻度が高い（35％）．また，日本では Hodgkin リンパ腫（4％）と 1. 濾胞性リンパ腫（7％）が少ないのに対し，欧米では Hodgkin リンパ腫が 20〜30％，濾胞性リンパ腫が 17〜33％となっている．

問題 58 神経組織の染色に**用いない**のはどれか.

1. Bodian 染色

2. Klüver-Barrera 染色

3. Nissl 染色

4. orcein 染色

5. PTAH 染色

解答 4

神経組織の染色法として，神経原線維を染める 1. Bodian 染色，ニッスル小体を染める 3. Nissl 染色，髄鞘とニッスル小体を染める 2. Klüver-Barrera 染色，神経膠線維や線維素の証明を目的とした 5. PTAH 染色などがある．4. orcein 染色は弾性線維や HBs 抗原の染色法として使用されている．

問題 59 基準範囲に性差を認める血算項目はどれか. **2 つ選べ**.

1. 赤血球数〈RBC〉

2. 網赤血球比率〈Ret〉

3. 平均赤血球容積〈MCV〉

4. ヘモグロビン濃度〈Hb〉

5. 平均赤血球ヘモグロビン濃度〈MCHC〉

解答 1，4

検体検査の基準範囲において，性差を認めるものがいくつかあるが，赤血球関連の指標はその代表である．男性は女性に比べ，1. 赤血球数（RBC），4. ヘモグロビン濃度（Hb），ヘマトクリットが高値となる．赤血球恒数には性差はない．他には，クレアチニン，尿酸，中性脂肪，γ-GT などが男性において検査値が高い一方，HDL-コレステロールは女性において検査値が高いことを記憶すべきである．

問題 60 発作性夜間ヘモグロビン尿症〈PNH〉の診断に用いられる抗体はどれか.

1. 抗 CD4

2. 抗 CD19

3. 抗 CD34

4. 抗 CD45

5. 抗 CD59

解答 5

発作性夜間ヘモグロビン尿症（PNH）では，*PIGA* 遺伝子の体細胞変異により，グリコシルホスファチジルイノシトール（GPI）アンカー生合成が欠損した多能性造血幹細胞が生じる．したがって，PNH では GPI アンカー型の補体制御因子である DAF/CD55 と，5. CD59 を欠損した異常赤血球が，感染などを契機に活性化した自己補体で溶血を起こす．GPI アンカー型蛋白の欠損をフローサイトメトリで確認することは診断面でも重要である．

問題 61 血漿鉄消失時間の測定結果（**別冊 No.9**）を別に示す.

考えられるのはどれか.

1. 鉄欠乏性貧血

2. 巨赤芽球性貧血

3. 再生不良性貧血

4. 二次性赤血球増加症

5. 自己免疫性溶血性貧血

解答 3

図（別冊 No.9）は血漿鉄消失時間をみたものであり，患者では明らかにこれが遅延している．赤血球造血の低下している 3. 再生不良性貧血では，鉄利用が低下するため血漿鉄消失時間が遅延する．ただ，他の有用な検査が開発・臨床応用されるに伴い，本検査が実臨床において実施される機会は少なくなっている．

問題 62 透過光を用いた血小板凝集能測定の方法について**誤っている**のはどれか.

1. 空腹時に採血する.

2. EDTA 加血漿を使用する.

3. 多血小板血漿の血小板数を確認する.

4. 血小板が凝集すると光透過度が増加する.

5. 凝集惹起物質にアデノシン二リン酸〈ADP〉を用いる.

解答 2

透過光法による血小板凝集能検査は血小板機能検査の代表である．クエン酸ナトリウムで抗凝固した多血小板血漿（PRP）に，5. アデノシン二リン酸（ADP），コラーゲンのような血小板凝集惹起物質を添加し，透過光をモニタリングするものである．4. 凝集能が低下していると，光透過度の変化が少ない．2. EDTA 加血漿は Ca^{2+} のキレート作用が強く，凝集反応を惹起できなくなるので，検体として不適である．

問題 63 表面抗原と細胞の組合せで**誤っている**のはどれか.

1. CD2 ――――― 形質細胞

2. CD3 ――――― T 細胞

3. CD13 ―――― 好中球

4. CD34 ―――― 造血幹細胞

解答 1

1. CD2 抗原（LFA-2）は，従来より T 細胞のロゼット形成にかかわるヒツジ赤血球レセプターとして知られている．つまり，T 細胞マーカーである．他の 4 つの組合せ（2〜5）は適切であり，臨床目的的の細胞表面マーカー検査において活用されているので記憶されたい．

5. CD61 ――――― 血小板

問題 64 血球とその形態の特徴との組合せで**誤って**いるのはどれか.
1. 単　球 ――――― 核小体
2. 好中球 ――――― drumstick〈太鼓のばち〉
3. 好酸球 ――――― ペルオキシダーゼ反応陽性
4. 形質細胞 ――――― 核周明庭
5. 骨髄芽球 ――――― 核と細胞質の面積比〈N/C 比〉が高い

問題 65 自己免疫性溶血性貧血で高値を示すのはどれか. **2つ選べ.**
1. フェリチン
2. 網赤血球数
3. 間接ビリルビン
4. ハプトグロビン
5. 総鉄結合能〈TIBC〉

問題 66 広範な皮下出血と APTT 延長が認められたので APTT の交差混合試験を実施した.
結果を表に示す.

患者血漿：正常血漿	10：0	8：2	5：5	2：8	0：10
混和直後[秒]	92	83	71	50	31
37℃・2 時間後[秒]	94	93	86	72	32

考えられるのはどれか.
1. 後天性血友病 A
2. ビタミン K 欠乏症
3. von Willebrand 病
4. アレルギー性紫斑病
5. 播種性血管内凝固〈DIC〉

問題 67 末梢血の Wright-Giemsa 染色標本(**別冊 No.10A**)とエステラーゼ二重染色標本(**別冊 No.10B**)を別に示す.
最も考えられるのはどれか.
1. 急性赤白血病
2. 急性単球性白血病
3. 急性巨核芽球性白血病
4. 急性前骨髄球性白血病
5. 急性リンパ芽球性白血病

問題 68 原核生物の特徴で正しいのはどれか.
1. 核膜を有する.
2. 有糸分裂する.
3. 環状の染色体を有する.
4. ミトコンドリアを有する.
5. 細胞壁はセルロースからなる.

問題 69 選択物質として胆汁酸塩を含む培地はどれか. **2つ選べ.**

解答 1
　1. 核小体は幼若細胞や白血病細胞に特徴的で，成熟した単球には認めない. 他の4つの組合せ(2〜5)は適切であり，血液形態学の基本的事項ばかりである.

解答 2, 3
　自己免疫性溶血性貧血では，抗赤血球自己抗体により赤血球が傷害を受け，溶血する. 赤血球の破壊亢進のため，ビリルビンの産生が過剰となり，3. 血清間接ビリルビン値が上昇する. 一方，貧血を代償するため，骨髄での赤血球の産生が高まり，2. 網赤血球数は増加する.

解答 1
　交差混合試験(クロスミキシングテスト)においては，正常血漿と患者血漿を混和した直後に APTT を測定する即時反応と，混和後37℃で2時間インキュベーションした後に APTT を測定する遅延反応がある. 本表のように，遅延反応にて，上に凸の傾向がより顕著になれば凝固因子インヒビター型と判断する. 広範な皮下出血と合わせ，1. 後天性血友病 A に合致する.

解答 2
　エステラーゼ染色では，比較的短鎖の低級脂肪酸エステルを加水分解する非特異的エステラーゼと，比較的長鎖の高級脂肪酸エステルを分解する特異的エステラーゼとに区別され，前者は単球系細胞，後者は顆粒球系細胞が陽性である. 写真(別冊 No.10B)では前者のみが陽性であり，また，写真(別冊 No.10A)では普通染色において幼若な単球系細胞が著増している. 2. 急性単球性白血病の症例と考えられる.

解答 3
　細菌は原核生物に分類され，DNA が3. 環状の染色体(核様体)として存在し，1. 核膜や4. ミトコンドリアを有しない. 細菌は二分裂で増殖する. 2. 有糸分裂するのは真核生物(真菌，原虫，植物)である. Gram 陽性菌の細胞壁は，ペプチドグリカン層が主成分で，その他にタイコ酸，リポタイコ酸，細胞壁結合蛋白質などから構成されている. 一方，Gram 陰性桿菌の細胞壁は3層構造で，内層はペプチドグリカン，中層は蛋白，外層はリポ蛋白とリポ多糖体(LPS)で構成されている. この LPS は内毒素(エンドトキシン)とも呼ばれる. 5. セルロースを細胞壁に有するのは植物である.

解答 1, 3
　培地の選択物質として，胆汁酸塩，NaCl(食塩)，チオ硫酸ナ

1. SS 寒天培地
2. CCFA 寒天培地
3. TCBS 寒天培地
4. セレナイト培地
5. Skirrow 寒天培地

問題 70 細胞壁合成阻害薬はどれか.
1. コリスチン
2. ゲンタマイシン
3. バンコマイシン
4. レボフロキサシン
5. クロラムフェニコール

問題 71 芽胞を有するのはどれか.
1. *Acinetobacter baumannii*
2. *Clostridioides difficile*
3. *Escherichia coli*
4. *Haemophilus influenzae*
5. *Klebsiella pneumoniae*

問題 72 血中濃度モニタリングが必要な抗菌薬はどれか.
1. ペニシリン G
2. バンコマイシン
3. エリスロマイシン
4. テトラサイクリン
5. レボフロキサシン

問題 73 消毒用エタノールに抵抗性を示すのはどれか. **2つ選べ.**
1. ノロウイルス
2. *Candida albicans*
3. *Clostridioides difficile*
4. *Pseudomonas aeruginosa*
5. *Staphylococcus aureus*

問題 74 ワクチンが**開発されていない**ウイルスはどれか.
1. 風疹ウイルス
2. 麻疹ウイルス
3. C 型肝炎ウイルス
4. 水痘・帯状疱疹ウイルス
5. インフルエンザウイルス

問題 75 目的菌と染色法の組合せで正しいのはどれか.
1. *Bacillus* 属 ――――― Hiss 法
2. *Cryptococcus* 属 ――――― Leifson 法
3. *Klebsiella* 属 ――――― Wirtz 法
4. *Nocardia* 属 ――――― Kinyoun 法
5. *Trichophyton* 属 ――――― Neisser 法

問題 76 多剤耐性結核菌の判定に使用される抗菌薬はどれか. **2つ選べ.**
1. イソニアジド
2. エタンブトール

トリウム、亜セレン酸ナトリウム、クリスタル紫、抗菌薬などが使用されている. 胆汁酸塩を含む培地として, *Salmonella* 属菌(サルモネラ)や *Shigella* 属菌(赤痢菌)を選択分離する 1. SS 寒天培地, *Vibrio* 属菌(ビブリオ)を選択分離する 3. TCBS 寒天培地がある. その他, 胆汁酸塩を含む非選択分離培地として, MacConkey 寒天培地, DHL 寒天培地などがある.

解答 3
細胞壁合成阻害薬は, β-ラクタム系(ペニシリン系, セフェム系, カルバペネム系, モノバクタム系), グリコペプチド系(3. バンコマイシン, テイコプラニンなど), ホスホマイシンに大別される. 1. コリスチンはポリペプチド系薬, 2. ゲンタマイシンはアミノグリコシド系薬, 4. レボフロキサシンはニューキノロン系薬, 5. クロラムフェニコールは蛋白合成阻害薬である.

解答 2
芽胞を有する Gram 陽性桿菌は *Clostridium* 属菌と 2. *Clostridioides difficile* あるいは *Bacillus* 属菌であり, 前者は嫌気性菌, 後者は好気性菌である.

解答 2
薬物治療において血中濃度をモニタリングすることを TDM と呼んでいる. 臨床薬物動態学の観点から血中の薬物濃度を測定することで, その薬物の治療効果(有効性)や副反応(安全性)を確認しながら, 適切な薬物投与を行うことが目的である. TDM が必要な抗菌薬は 2. バンコマイシンやテイコプラニンなどのグリコペプチド系薬とゲンタマイシンやアルベカシンなどのアミノグリコシド系薬である.

解答 1, 3
消毒用エタノールは消毒効果を最も発揮できるように, エタノール濃度をあらかじめ 70~80%に調整したものである. 消毒用エタノールは多くの細菌に有効であるが, 3. *Clostridioides difficile*, *Bacillus cereus* のような有芽胞菌には除菌効果を発揮できないことがある. また, ウイルスでは, エンベロープをもたない 1. ノロウイルス, ロタウイルス, アデノウイルス, A 型肝炎ウイルスなどは消毒用エタノールに抵抗性を示す.

解答 3
ワクチンがまだ開発されていないのは, 3. C 型肝炎ウイルス(HCV), E 型肝炎ウイルス(HEV), ヒト免疫不全ウイルス(HIV), ノロウイルス, アデノウイルス, RS ウイルスなどである. 1. 風疹ウイルス, 2. 麻疹ウイルス, 4. 水痘・帯状疱疹ウイルスは生ワクチンが, 5. インフルエンザは不活化の多価ワクチンが使用されている.

解答 4
4. *Nocardia* 属菌は抗酸菌に比べて Ziehl-Neelsen 染色で脱色されやすいので, 脱色に塩酸アルコールの代わりに 0.5%硫酸水を用いた Kinyoun 染色を行うことが推奨される. なお, 1. Hiss 法は莢膜, 2. Leifson 法は鞭毛, 3. Wirtz 法は芽胞, 5. Neisser 法は *Corynebacterium diphtheriae*(ジフテリア菌)の異染小体の染色に使用される.

解答 1, 5
抗菌薬が効かないあるいは効きにくい菌を "耐性菌" といい, 複数系統の薬剤に効かない菌を "多剤耐性菌" と呼ぶ. 多剤耐性結核菌(MDR-TB)は *Mycobacterium tuberculosis*(結核菌)に対して最も有効な抗結核薬とされる 1. イソニアジド(INH), 5. リ

3. ストレプトマイシン
4. ピラジナミド
5. リファンピシン

問題 77 腸内細菌科の細菌を TSI 培地(左)と SIM 培地(右)へ接種し，35℃で好気培養した結果(**別冊 No.11**)を別に示す．SIM 培地にはインドール試薬を滴下済みである．
　考えられる細菌はどれか．
1. *Citrobacter freundii*
2. *Escherichia coli*
3. *Klebsiella pneumoniae*
4. *Proteus vulgaris*
5. *Shigella sonnei*

問題 78 プラスミドについて**誤っている**のはどれか．
1. 環状の DNA である．
2. 接合によって伝達する．
3. 耐性因子の 1 つである．
4. 染色体から独立した遺伝体である．
5. 細菌に感染するウイルスの総称である．

問題 79 ABO 血液型抗原について正しいのはどれか．
1. O 型では H 抗原がない．
2. 赤血球のみに発現している．
3. 亜型は後天的な抗原変異である．
4. 特異性を決定するのは糖鎖である．
5. 新生児の発現量は成人と同じである．

問題 80 ABO 血液型検査を行ったところ，オモテ検査 B 型，ウラ検査 O 型で判定保留となった．
　最も考えられるのはどれか．
1. B 亜型
2. cisAB 型
3. 後天性 B
4. 白血病
5. 不規則抗体

問題 81 HEp-2 細胞を核材に用いた抗核抗体の蛍光抗体法による染色写真(**別冊 No.12**)を別に示す．
　最も考えられる疾患はどれか．
1. 関節リウマチ
2. CREST 症候群
3. Sjögren 症候群
4. 混合性結合組織病
5. 全身性エリテマトーデス

ファンピシン(RFP)の両剤に対して同時に耐性を獲得している結核菌のことである．さらに近年，超多剤耐性結核菌(XDR-TB)という概念も定義された．これは MDR-TB のうち，ニューキノロン系薬(フルオロキノロン，レボフロキサシンなど)の 1 種類以上に耐性，かつ抗結核薬であるアミカシン，カナマイシン，カプレオマイシンのどれかに耐性をもつものとされている．

解答 2
　写真(別冊 No.11)の TSI 培地(左)は，斜面部分が黄色であることから乳糖・白糖分解で，高層部分も黄色であることからブドウ糖分解，ガス産生，硫化水素非産生と判定できる．SIM 培地(右)はインドール試薬滴下後に赤くなっているので，インドール陽性，運動性陽性，硫化水素非産生である．これらの性状を呈するのは 2. *Escherichia coli* である．1. *Citrobacter freundii* は硫化水素産生，インドール陰性，3. *Klebsiella pneumoniae* は運動性陰性，インドール陰性，4. *Proteus vulgaris* は硫化水素産生，5. *Shigella sonnei* は運動性陰性，ガス非産生，インドール陰性である．

解答 5
　プラスミドは，1. 環状の二本鎖 DNA で細胞質内に存在し，4. 染色体から独立した遺伝体である．細菌の薬剤耐性や病原性に関与するものがある．2. 接合で他の菌に遺伝子を伝達する能力のある F(fertility：生殖)プラスミド，毒素産生の遺伝子を含むビルレンスプラスミド，3. 薬剤耐性と深く関与する R(resistance)プラスミドなどがある．5. 細菌に感染するウイルスは "ファージ" である(形質導入)．

解答 4
　4. ABO 血液型抗原は糖鎖抗原で，第 19 染色体上の H 遺伝子の糖転移酵素が，前駆物質にフコースを付加して H 抗原を作る．1. H 抗原は Bombay，ParaBombay 以外の血液型に発現しており，H 抗原に第 9 染色体上の A 遺伝子の糖転移酵素が，*N*-アセチルガラクトサミンを付加して A 抗原，B 遺伝子の糖転移酵素がガラクトースを付加して B 抗原になる．5. A，B，H 抗原は，出生時，赤血球膜上には成人の 3 分の 1 程度の発現で，2. ほとんどの臓器，分泌物や体液に分布している．3. 亜型は先天性がほとんどで，後天性変化は白血病での A 抗原減弱や後天性 B がある．

解答 5
　1. B 亜型は B 抗原の反応が弱く，陰性やミックスフィールドを示し，ウラ検査が B 型で不規則抗体として弱い抗 B を保有することがある．2. cisAB 型は 1 つの染色体上に A，B 遺伝子があり，不規則抗体として弱い抗 A，抗 B を保有することがある．3. 後天性 B は腸内細菌により A 抗原の糖鎖抗原が変化して AB 様反応を示す．4. 白血病では A，B 抗原が減弱してミックスフィールドとなる．

解答 2
　写真(別冊 No.12)の染色パターンは centromere 型(散在斑紋型)で 2. CREST 症候群にみられる．speckled 型(斑紋型)で抗 U1-RNP 抗体が推定される場合は 4. 混合性結合組織病，抗 SS-A/SS-B 抗体が推定される場合は 3. Sjögren 症候群，抗 Sm 抗体では 5. 全身性エリテマトーデスと関連する．homogeneous 型(均質型)や peripheral 型(辺縁型)も全身性エリテマトーデスと関連する．1. 関節リウマチでは，リウマトイド因子や抗 CCP 抗体を検出する．

問題 82 ハプテンに対する抗体の作製で**誤っている**のはどれか.

1. 動脈注射する.
2. 複数回接種する.
3. アジュバントを用いる.
4. キャリア蛋白に結合させる.
5. ポリクローナル抗体が作られる.

解答 1

不完全抗原はハプテンとも呼ばれ，抗体との結合力はあるが，抗原が小さいために抗体産生能力がない．抗体を産生させるため，1，2．動物の皮下あるいは腹腔内に複数回接種する．ハプテンは，4．キャリアと呼ばれる蛋白などの高分子物質と架橋して，3，5．アジュバントと呼ばれる免疫補助物質と一緒に免疫することでポリクローナル抗体を作る.

問題 83 末梢血のフローサイトメトリのドットプロット図（**別冊 No.13**）を別に示す.
　矢印で示すのはどれか.

1. 単　球
2. 顆粒球
3. 血小板
4. リンパ球
5. 壊れた細胞の破片

解答 2

図（別冊 No.13）はフローサイトメトリのスキャッタグラム（散布図）である．前方散乱光はレーザー光の軸に対して前方向の小さい角度で散乱する光で，粒子（細胞）の大きさに関する情報を提供する．レーザー光の軸に対して約 90 度の角度で散乱する側方散乱光は粒子（細胞）内顆粒や核などで生じる散乱光であり，細胞の内部構造に関連する．矢印で示される右上の大きな集団は 2．顆粒球と考えられる.

問題 84 ABO 血液型のオモテ検査で部分凝集を呈する原因はどれか.**2 つ選べ**.

1. 亜　型
2. 連銭形成
3. 異型輸血後
4. 寒冷凝集素
5. ABO 不適合腎移植後

解答 1，3

オモテ検査での部分凝集は，A，B 抗原の反応が弱い 1．亜型や新生児で起こる．後天的に部分凝集を示すものは，3．異型適合輸血や骨髄移植後などがある．ウラ検査で O 型のように A，B 血球に凝集を示すのは，2．連銭形成や 4．寒冷凝集素がある.

問題 85 新鮮凍結血漿を輸血する適応となる検査データとして正しいのはどれか.

1. PT が 40％以下
2. PT-INR が 1.5 以上
3. APTT が基準値の 1.5 倍以上
4. 血清アルブミン値が 2.0 g/dL 以下
5. 血漿フィブリノゲン値が 150 mg/dL 以下

解答 5

凝固因子の補充を目的とした新鮮凍結血漿の投与は，他に安全な代替品がない場合に適応となる．その際のトリガー値は，1．PT 30％以下または 2．PT-INR が 2.0 以上，3．APTT は各施設の基準上限の 2 倍以上または 25％以下，5．血漿フィブリノゲン値が 150 mg/dL 以下である．4．アルブミン投与では明確なトリガー値を示すエビデンスが乏しいが，急性および慢性低蛋白血症の改善は，それぞれ 3.0 および 2.5 g/dL が目安である.

問題 86 Donath-Landsteiner 抗体の特徴として正しいのはどれか.

1. 異好抗体
2. 温式抗体
3. 自然抗体
4. CD35 特異性
5. P 血液型特異性

解答 5

発作性寒冷ヘモグロビン尿症は，Donath-Landsteiner 抗体により寒冷曝露後に発作性反復性に血管内溶血を起こす．5．Donath-Landsteiner 抗体は P 抗原に特異性があり，患者血清，P 抗原陽性の O 血球，正常新鮮血清を氷中で 30 分反応後，37℃で 30 分反応で溶血を示す.

問題 87 遺伝性血管神経性浮腫の原因はどれか.

1. C3 欠損
2. CD59 欠損
3. 補体の寒冷活性化
4. C1 インヒビター欠損
5. アデノシンデアミナーゼ〈ADA〉欠損

解答 4

4．C1 インヒビター欠損は，遺伝性血管神経性浮腫を起こす．decay-accelerating factor（DAF，CD55）や homologous restriction factor（2．CD59）の欠損は発作性夜間ヘモグロビン尿症をきたす．5．アデノシンデアミナーゼ（ADA）欠損症は，T，B，NK 細胞が著減して重症複合免疫不全症となり，易感染性を示す.

問題 88 免疫担当細胞で正しいのはどれか.**2 つ選べ**.

1. B 細胞は抗原提示能を持たない.
2. マスト細胞は Fcγ 受容体を発現している.
3. NK 細胞はウイルスに感染した自己細胞を攻撃する.
4. マクロファージはオプソニン化した細菌を貪食

解答 3，4

1．B 細胞は抗体産生を行う液性免疫のみではなく，抗原提示細胞としても働く．2．マスト細胞は Fcε 受容体を発現して，即時性アレルギーにかかわる．3．NK 細胞は Fcγ 受容体を発現して，IgG 抗体で覆われた細胞に結合して死滅させる抗体依存性細胞傷害機序をもつ．CD4 陽性ヘルパー T 細胞は，MHC クラス Ⅱ抗原と反応する．また，5．CD8 陽性キラー T 細胞は MHC クラス Ⅰ抗原と反応する.

する.

5. CD8 陽性キラー T 細胞は MHC クラス II 抗原と
　反応する.

問題89 造血幹細胞移植の提供者に行うべき検査は
どれか. **2つ選べ.**

1. HLA 検査
2. HIV 抗体検査
3. 不規則抗体検査
4. 単球貪食能試験
5. リンパ球サブセット検査

問題90 医療計画の5疾病5事業**でない**のはどれか.

1. 高血圧
2. 糖尿病
3. 災害医療
4. 精神疾患
5. 周産期医療

問題91 正しい組合せはどれか.

1. 禁煙教室 ————————— 一次予防
2. 健康相談 ————————— 二次予防
3. 服薬指導 ————————— 三次予防
4. 作業環境測定 ——————— 二次予防
5. 精神科デイケア ————— 一次予防

問題92 健康日本21(第二次)に**含まれない**のはどれ
か.

1. 健康格差の縮小
2. 健康寿命の延伸
3. 生活習慣病の予防
4. 高齢者の社会参加の促進
5. 児童の虐待防止対策の強化

問題93 ダイオキシン類について**誤っている**のはど
れか.

1. 催奇形性がある.
2. 神経毒性がある.
3. 生物濃縮を起こす.
4. DNA 障害作用がある.
5. 内分泌攪乱作用がある.

問題94 原因物質と職業がんの組合せで**誤っている**
のはどれか.

1. 石　綿 ————————— 肺　癌
2. ヒ　素 ————————— 皮膚癌
3. ベンゼン ————————— 白血病
4. β-ナフチルアミン ———— 胆管癌
5. 塩化ビニルモノマー ——— 肝血管肉腫

問題95 生体物質の光学的特性について正しいのは
どれか.

1. 水は赤外線の吸収が小さい.
2. 硝子体は可視光をよく吸収する.

解答 1, 2

造血幹細胞移植は，HLA の適合性が高いほうが生着率が高
く，他の臓器移植のように ABO 血液型が一致する必要はない.
提供者は，B 型・C 型肝炎や HIV・HTLV-1・梅毒などの血液を
介して感染する病原体を保有していないことが必須である.

解答 1

医療計画の5疾病に含まれる事業として，がん，脳卒中，心筋
梗塞等の心血管疾患，2. 糖尿病，および4. 精神疾患の治療ま
たは予防に係る事業がある. また，医療の確保に必要な5事業と
して，救急医療，3. 災害時における医療，へき地の医療，5. 周
産期医療，小児医療(小児救急医療を含む)がある.

解答 1

正しい組合せとして，1. 禁煙教室，2. 健康相談，4. 作業環
境測定は一次予防，3. 服薬指導は二次予防，5. 精神科デイケア
は三次予防である.

解答 5

2012 年に策定された健康日本21(第二次)は，あらゆる世代に
ついて健康で良好な社会環境を構築することを目標としている.
国民の健康増進の推進に関する基本的な方向として，①健康寿命
の延伸と健康格差の縮小，②生活習慣病の発症予防と重症化予防
の徹底，③社会生活を営むために必要な機能の維持および向上，
④健康を支え，守るための社会環境の整備，⑤栄養・食生活，身
体活動・運動，休養，飲酒，喫煙および歯，口腔の健康に関する
生活習慣および社会環境の改善がある. 5. 児童の虐待防止対策
の強化に関する事項は述べられていない.

解答 4

ダイオキシン類について正しいのは，1. 催奇形性がある，2.
神経毒性がある，3. 生物濃縮を起こす，5. 内分泌攪乱作用があ
る，である. 4. DNA 障害作用はない.

解答 4

原因物質と職業がんの組合せで正しいのは1. 石綿—肺癌，
2. ヒ素—皮膚癌，3. ベンゼン—白血病，4. β-ナフチルアミン
—膀胱癌，5. 塩化ビニルモノマー—肝血管肉腫である.

解答 4

1. 水は赤外線をよく吸収する. 2. 角膜から水晶体，硝子体を
経て網膜に至る光路で，可視光はほとんど吸収されることなく網
膜に到達する. 3. ヘモグロビンは可視光をよく吸収する. 4. は
正しい. 5. メラニンは波長が長くなるほど光の吸収は小さくなる.

3. ヘモグロビンは近赤外線をよく吸収する.

4. 生体の高分子物質は紫外線をよく吸収する.

5. メラニンは波長が長い可視光をよく吸収する.

問題 96 電圧利得 20 倍の増幅器 A_1 と 200 倍の A_2 を直列に接続したときの増幅度として最も近い値 [dB] はどれか.

1. 30
2. 46
3. 60
4. 66
5. 72

解答 5

　直列で接続された増幅器の電圧利得はそれぞれの電圧利得 (dB) を足せばよい. 20 倍は 26 dB, 200 倍は 46 dB なので, 26＋46＝72 dB. または電圧利得が 20×200＝4,000 倍なので 72 dB となる. 電圧利得 (dB) は, $20 \log_{10}$(出力電圧／入力電圧) で表される. 2 倍＝6 dB であることは覚えておくとよい.

問題 97 測定対象の物理量変化に対応した起電力を利用したセンサはどれか. **2 つ選べ**.

1. 圧電素子
2. CdS セル
3. サーミスタ
4. ホール素子
5. ストレインゲージ

解答 1, 4

　1. 圧電素子は圧力が加わると起電力が発生する素子のことで, ピエゾ素子などがある. 4. ホール素子は電流に垂直方向に磁場をかけると起電力が生じるホール効果を利用した素子である. 2. CdS セルは光を電気抵抗に, 3. サーミスタは温度を電気抵抗に, 5. ストレインゲージはひずみを電気抵抗に変換する.

問題 98 病院電気設備の安全基準〈JIS T 1022〉において非接地配線方式を設けなければならない医用室はどれか.

1. 集中治療室
2. 検体検査室
3. 病理検査室
4. 生理検査室
5. 一般病室

解答 1

　非接地配線方式は, 絶縁不良の機器が接続されても漏電ブレーカが落ちることなく, 安定して電力を供給するための電源設備である. 絶縁トランスの二次側電路のどちらも接地しない配線方式である. 電源の遮断による影響が大きい手術や 1. 集中治療室などの医用室に設けなければならない.

問題 99 コンピュータデータベースの操作言語はどれか.

1. SQL
2. HTML
3. SMTP
4. UNIX
5. TELNET

解答 1

　1. SQL はデータの操作や定義を行うためのデータベース言語. 2. HTML は主に Web ページを作成するためのマークアップ言語. 3. SMTP は電子メールを送信する際の通信プロトコル. 4. UNIX はコンピュータ用のオペレーティングシステムの 1 つ. 5. TELNET はネットワークに接続された機器を遠隔操作するための仕組みである.

問題 100 光学顕微鏡の説明で**誤っている**のはどれか.

1. コンデンサレンズは絞りを通過した光を集光するためにある.

2. 実体顕微鏡では観察対象が動くと同じ方向に像が動いて見える.

3. 双眼実体顕微鏡で両眼観察すると, 観察対象が立体的に見える.

4. 高倍率対物レンズの方が低倍率対物レンズに比べ焦点距離が長い.

5. 対物レンズの倍率は標本に対する中間像(倒立の実像)の倍率である.

解答 4

　対物レンズの倍率を M, 焦点距離を f, 光学的筒長を $\varDelta$ とすると, $f = \varDelta/M$ と表される. したがって, 4. 高倍率対物レンズの方が低倍率対物レンズに比べ焦点距離は短い. 他の説明は全て正しい.

〔午　後〕

問題 1 イムノクロマト法による便潜血検査について正しいのはどれか.

解答 4

　1. 通常は室温で 3 日以内は安定しているが, 低温で保存する. 2. 食事制限は不要である. 3. 用いるのは抗ヒトヘモグロビ

1. 検体は冷凍で輸送する.
2. 食事制限が必要である.
3. IgG 感作赤血球を用いる.
4. プロゾーン現象がみられる.
5. 上部消化管出血と下部消化管出血の検出感度は同等である.

ンマウスモノクローナル抗体である. 5. 上部消化管出血の検出感度は低い.

問題 2 網膜芽細胞腫の原因遺伝子はどれか.

1. *ABL1*
2. *BRCA1*
3. *EGFR*
4. *KRAS*
5. *RB1*

解 答 5

がん発症のドライバー遺伝子は次の通りである. 1. *ABL1*：慢性骨髄性白血病. 2. *BRCA1*：乳癌・卵巣癌. 3. *EGFR*：肺癌 他. 4. *KRAS*：大腸癌 他. 5. *RB1*：網膜芽細胞腫.

問題 3 細胞周期の段階のうち，G 染色法において染色体を観察するのに適しているのはどれか.

1. 間　期
2. 前　期
3. 中　期
4. 後　期
5. 終　期

解 答 3

分染を含め染色体検査には，染色体の分離が容易なため，一般に 3. 分裂中期の細胞が用いられる.

問題 4 夕食にしめ鯖を摂取後，深夜に激烈な腹痛を訴えた. 上部消化管の内視鏡像(**別冊 No.1**)を別に示す.

この寄生虫について正しいのはどれか.

1. 病変は胃に限局する.
2. 生の牛肉でも感染する.
3. ヒトを終宿主としている.
4. −20℃保存で虫体は死滅する.
5. 有効な抗寄生虫薬が存在する.

解 答 4

病歴からまずアニサキス症を疑う. 3. アニサキスはクジラなど海獣類を終宿主とする線虫で, 2. その中間宿主である魚介類を生食して感染する. 1. 病型は胃アニサキス症の他に腸アニサキス症もある. 5. 有効な治療薬はなく，一般には内視鏡的に虫体を摘出する. 予防法として最も有効な方法は, 4. −20℃で 48 時間以上冷凍保存することである.

問題 5 検便で診断できるのはどれか.

1. 無鉤条虫症
2. 剛棘顎口虫症
3. Manson 孤虫症
4. 広東住血線虫症
5. 多包条虫〈エキノコックス〉症

解 答 1

腸管寄生虫はどれかを問う問題である. この問題は "ヒトの検便で" とするべきであった. 3. Manson 孤虫症はヒトの幼虫移行症の名称であるため，検便で診断できない. 2. 剛棘顎口虫症, 5. 多包条虫(エキノコックス)症は人体では幼虫移行症を起こし腸管寄生ではないが，それぞれの終宿主動物では腸管寄生であるため検便で診断できることになる. 4. 広東住血線虫はヒトでも終宿主のネズミでも血管内寄生であるため，検便では診断できない. あくまで人体に限定した出題であるなら，ヒトの腸管寄生虫である 1. 無鉤条虫症が正答である.

問題 6 漏出性腹水に合致する所見はどれか.

1. 混　濁
2. pH 7.20
3. 比重 1.026
4. LD 480 U/L
5. 蛋白 1.8 g/dL

解 答 5

漏出液の一般的な性状は以下の通りである. 1. 色調は淡黄色・透明である. 2. pH＞7.2 である. 3. 比重は 1.015 以下である. 4. LD は 200 U/L 以下である. 5. 蛋白は 2.5 g/dL 以下である.

問題 7 塩基置換により終止コドンが生じる遺伝子変異の種類はどれか.

1. サイレント変異
2. ナンセンス変異
3. ミスセンス変異
4. フレームシフト変異

解 答 2

塩基の置換により, 1. サイレント変異ではアミノ酸種は変化せず, 2. ナンセンス変異では終止コドンに変化する. 3. ミスセンス変異はアミノ酸種が変化する変異, 4. フレームシフト変異は塩基の欠失または挿入による広範囲のコドン変化, 5. ミススプライシング変異は，一般に mRNA 合成時のエクソン，イントロンつなぎ合わせ異常による変異である.

5. ミススプライシング変異

問題 8　ヒトのテロメアについて**誤っている**のはどれか.

1. 染色体を安定化する.
2. 染色体両腕の末端領域を指す.
3. テロメラーゼにより短縮する.
4. 体細胞では分裂ごとに短縮する.
5. 6 塩基の繰り返し DNA 配列からなる.

解答　3
　3. テロメラーゼはテロメアを伸長させる. 人ではテロメラーゼ活性がないか非常に低く, 細胞分裂によってテロメアの短縮が起こる. 他の記述は正しい.

問題 9　健常成人の脳脊髄液について正しいのはどれか.

1. 色調は黄色である.
2. 糖濃度は血漿の約 10% である.
3. 蛋白濃度は血清の約 10% である.
4. 細胞成分はリンパ球が主体である.
5. クロール濃度は血清より低値である.

解答　4
　髄液の一般的な性状は以下の通りである. 1. 色調は無色・透明である. 2. 糖濃度は血糖の 60〜80% である. 3. 蛋白濃度は血清の約 0.5% である. 5. クロール濃度は血清より高値になる. 4. は正しい.

問題 10　x̄-R 管理図法で管理するのはどれか. **2 つ選べ**.

1. 施設間差
2. 標準液の劣化
3. 検体採取の過誤
4. 分析機器の異常
5. パニック値の検出

解答　2, 4
　x̄-R 管理図法は, 内部精度管理の最も一般的な管理技法である. 1. 施設間差は外部精度管理で評価. 3. 検体採取の過誤は pre-analytical 過誤. 5. パニック値の検出は分析結果に対する対処である.

問題 11　肝硬変の症候に**含まれない**のはどれか.

1. 脾　腫
2. 下肢静脈瘤
3. 血小板減少
4. ICG 15 分停滞率上昇
5. コリンエステラーゼ低値

解答　2
　肝細胞の慢性非可逆的欠失を病態とする肝硬変では, 非代償期になると, 肝機能低下と門脈圧亢進に伴う各種症状を呈する. 門脈圧亢進では腹壁静脈の怒張は生じるが, 2. 下肢静脈への影響は少ない.

問題 12　M 蛋白が検出されるのはどれか. **2 つ選べ**.

1. 骨髄線維症
2. 多発性骨髄腫
3. Hodgkin リンパ腫
4. 急性リンパ性白血病
5. 原発性マクログロブリン血症

解答　2, 5
　血清中にモノクローナルな免疫グロブリンの増加を認める疾患を総称して, M 蛋白血症と呼ぶ. 2. 多発性骨髄腫は骨髄腫細胞が IgG, IgA, IgD, IgE, Bence-Jones の M 蛋白を産生する. 5. 原発性マクログロブリン血症は, 形質細胞様リンパ球が IgM の M 蛋白を産生する点と, 骨や腎病変の頻度が 2. 多発性骨髄腫よりも少ない点が異なる. 意義不明の単クローン性 γ-グロブリン血症(MGUS)や重鎖(H 鎖)病でも M 蛋白を認める.

問題 13　Down 症候群で認められるのはどれか.

1. t(8 ; 14)
2. t(9 ; 22)
3. 13 トリソミー
4. 21 トリソミー
5. X モノソミー

解答　4
　1. t(8 ; 14)は Burkitt リンパ腫, 2. t(9 ; 22)はフィラデルフィア染色体, 3. 13 トリソミーは小頭症, 発達障害(パトウ症候群), 5. X モノソミーはターナー症候群の染色体異常である.

問題 14　乳癌の腫瘍マーカーはどれか.

1. AFP
2. CA15-3
3. DU-PAN-2
4. PSA
5. SCC

解答　2
　腫瘍マーカーの診断感度と特異度は低く, 早期癌の発見には効力を発揮できない. 乳癌の代表的腫瘍マーカーである 2. CA15-3 は, 原発性乳癌よりも転移性乳癌での陽性率が高く, 進行性乳癌でも陽性率が高いことから, 癌治療中の経過観察や再発チェックの面で有用とされており, 臨床的評価が高い. 臓器特異性の高い腫瘍マーカーとしては, 肝癌の 1. AFP や PIVKA-II, 膵癌・胆道系癌の 3. DU-PAN-2, 前立腺癌の 4. PSA などがある. また, 5. SCC は子宮頸癌, 肺癌, 食道癌, 頭頸部癌,

皮膚癌などの扁平上皮癌のマーカーとして臨床で応用されている.

問題 15 血清コリンエステラーゼ活性が低下するのはどれか.
1. 鉛中毒
2. 水銀中毒
3. 青酸中毒
4. 有機リン中毒
5. 一酸化炭素中毒

解答 4

薬物中毒で,血清コリンエステラーゼ活性低下といえば,4. 有機リン中毒が有名である.1. 鉛中毒では貧血,鉛縁,2. 無機水銀では腎不全,有機水銀では水俣病を認める.3. 青酸はミトコンドリア ATP 産生を阻害する.5. 一酸化炭素中毒では代謝性アシドーシスを認める.

問題 16 心電図(**別冊 No.2**)を別に示す.
　　正しいのはどれか.
1. 右脚ブロック
2. 左脚ブロック
3. 急性前壁中隔梗塞
4. A 型 WPW 症候群
5. B 型 WPW 症候群

解答 4

別冊 No.2 の心電図には 1. 右脚ブロックや 2. 左脚ブロック,3. 急性前壁中隔梗塞などの虚血性心疾患所見はみられず,全誘導に PR 短縮と QRS 波にデルタ(⊿)波を認める.V_1 誘導で陽性デルタ波と高電位の R 波所見を認めることから,左房・左室間に副伝導路(ケント束)を有する 4. A 型 WPW 症候群が考えられる.

問題 17 血流依存性血管拡張反応〈FMD〉の測定で**誤っている**のはどれか.
1. 測定する腕とは対側の上腕で血圧を測定する.
2. 安静時の上腕動脈の血管径を測定する.
3. 前腕部または上腕部を駆血する.
4. 駆血圧は収縮期血圧とする.
5. 駆血解除後,最大拡張時の血管径を測定する.

解答 4

血流依存性血管拡張反応(FMD)測定は,上肢動脈駆血(5 分間)の解除後に,血流によるずり応力で生じる内皮細胞の血管拡張反応(NO 産生による)をみる手法である.2,5. 上腕動脈の血管径を,安静時と最大拡張時に超音波で測定する.3. 駆血は測定側の前腕もしくは上腕で行い,4. 収縮期血圧の+30〜+50 mmHg が必要である.1. 血圧計測は対側の上腕で行う.

問題 18 左室流入血流速波形の E/A を計測するのはどれか.
1. B モード法
2. M モード法
3. カラードプラ法
4. パルスドプラ法
5. 連続波ドプラ法

解答 4

E/A の計測位置は拡張早期の僧帽弁弁尖端部である.計測部位(血流サンプル部)が特定の部位であることや,狭窄などの高速血流部位ではないことから,4. パルスドプラ法を用いて計測する.狭窄や閉鎖不全の高速血流速度計測には 5. 連続波ドプラ法を,全体的な血流評価には 3. カラードプラ法を用いる.

問題 19 連続波ドプラ法で三尖弁逆流の最大流速が 3.0 m/s であった.
　　推定される収縮期肺動脈圧 [mmHg] はどれか.
　　ただし,右房圧を 5 mmHg とする.
1. 27
2. 31
3. 36
4. 41
5. 45

解答 4

三尖弁逆流の血流速度による肺動脈圧の推定を行う設問で,算出される右室・右房の圧較差は,三尖弁逆流の最大流速が 3.0 m/s であることから,ベルヌーイの簡易式($\varDelta P = 4 \times V^2$)を用いて,$3.0 \times 3.0 \times 4 = 36$ mmHg と計算される.これに右房圧 5 mmHg を加えた 41 mmHg が収縮期肺動脈圧となる.

問題 20 酸素解離曲線のシフトに**関与しない**のはどれか.
1. pH
2. 温　度
3. 二酸化炭素分圧
4. ヘモグロビン濃度
5. 2,3-ジホスホグリセリン酸〈2,3-DPG〉

解答 4

酸素解離曲線は 1. pH の低下,2. 高体温の状態,3. 二酸化炭素分圧の上昇,5. 2,3-ジホスホグリセリン酸(2,3-DPG)の上昇により右にシフトし,ヘモグロビンの親和性が低下し,末梢組織への酸素供給が容易となる.これを Bohr(ボーア)効果という.

問題 21 安静呼気位から最大吸気位までの肺気量はどれか.
1. 肺活量

解答 4

肺気量分画のうち,安静呼気位(基準位)から最大吸気位までの肺気量は 4. 最大吸気量(3. 1 回換気量+5. 予備吸気量)という.1. 肺活量は 1 回換気量+予備吸気量+予備呼気量,2. 全肺

2. 全肺気量

3. 1回換気量

4. 最大吸気量

5. 予備吸気量

問題22 フローボリューム曲線(**別冊 No.3**)を別に示す.

　この症例で低下するのはどれか.

1. 1秒率

2. 残気量

3. 全肺気量

4. 機能的残気量

5. 静肺コンプライアンス

問題23 単一呼吸法によるクロージングボリューム測定で使用するガスはどれか.

1. 酸素単独

2. 酸素および窒素

3. 酸素およびヘリウム

4. 酸素および一酸化炭素

5. 酸素および二酸化炭素

問題24 右肋骨弓下横走査による超音波像(**別冊 No.4**)を別に示す.

　矢印が示すのはどれか.

1. 音響陰影

2. 鏡面現象

3. 多重反射

4. サイドローブ

5. 後方エコー増強

問題25 前頸部横走査による超音波像(**別冊 No.5**)を別に示す.

　食道はどれか.

1. ①

2. ②

3. ③

4. ④

5. ⑤

問題26 脳波で1.5〜2.5 Hz 鋭徐波複合を認めるのはどれか.

1. 欠神発作

2. West 症候群

3. 覚醒時大発作てんかん

4. Lennox-Gastaut 症候群

5. 若年性ミオクロニーてんかん

問題27 運動神経線維はどれか.

1. Aα

2. Aβ

3. Aδ

4. B

5. C

気量は肺活量＋残気量で求められる.

解答 1

　別冊 No.3 のフローボリューム曲線から $\dot{V}_{75}$, $\dot{V}_{50}$, $\dot{V}_{25}$ の気流速度が著明に減少しており, 1. 1秒率の低下が考えられる. また, 高度の慢性閉塞性肺疾患が疑われ, 空気とらえ込み現象による 2. 残気量増加から 3. 全肺気量や 4. 機能的残気量の増加, 5. 静肺コンプライアンスの増大が考えられる.

解答 1

　単一呼吸法(レジデント・ガス法)では最大呼気位から100%酸素を最大吸気位まで吸入し, その後最大呼気位まで再度呼出する. その呼出の終わりに高い肺尖部からの呼出気の N_2 濃度が上昇する部分(クロージングボリューム)を測定する方法で, 使用するガスは 1. 酸素単独である.

解答 1

　1. 音響陰影(別冊 No.4 の矢印は胆石による音響陰影)は, 超音波が透過し難い組織の後方で音波が減弱する現象で, 2. 鏡面現象は強い反射面よりも浅部にある像が深部に反転して見える像である. 3. 多重反射は強い音波が繰り返し反射・受信されることで生じる. 4. サイドローブは主方向(メインローブ)以外のビームにより出現する像である. 減衰の少ない組織の後方では, 5. 後方エコー増強が生じる.

解答 4

　別冊 No.5 は前頸部横走査により甲状腺を描出した超音波像である. 超音波像左を被検者右側, 右を被検者左側と推察すると, 示しているものは以下となる. ①右内頸静脈, ②右総頸動脈, ③気管, ④食道, ⑤甲状腺左葉の囊胞.

解答 4

　各設問での脳波所見は以下の通りである. 1. 欠神発作：3 Hz 棘徐波複合. 2. West 症候群：ヒプスアリスミア. 3. 覚醒時大発作てんかん(2010 年より全般強直間代発作のみを示すてんかんに変更)：多棘徐波が多いが, 3 Hz 棘徐波複合もみられる. 4. Lennox-Gastaut 症候群：1.5〜2.5 Hz 鋭徐波複合. 5. 若年性ミオクロニーてんかん：全般性多棘徐波複合.

解答 1

　1. Aα は固有知覚・運動神経, 2. Aβ は触覚・圧覚を感知する感覚神経, 3. Aδ は感覚・温覚・触覚を感知する感覚神経, 4. B は自律神経, 5. C は痛覚を感知する感覚神経・自律神経である.

問題 28　神経伝導検査で，感覚線維機能のみ評価可能なのはどれか．

1. 脛骨神経
2. 尺骨神経
3. 正中神経
4. 橈骨神経
5. 腓腹神経

解答　5

　5. 腓腹神経は運動神経成分が存在しないため，神経伝導検査では感覚線維機能のみが評価できる．

問題 29　メタボリックシンドロームの診断基準に含まれるのはどれか．**2 つ選べ**．

1. 中性脂肪
2. 遊離脂肪酸
3. 総コレステロール
4. HDL-コレステロール
5. LDL-コレステロール

解答　1，4

　メタボリックシンドロームとは，ウエスト周囲径(男性≧85 cm，女性≧90 cm)に加え，①血清中性脂肪≧150 mg/dL かつ/または HDL-コレステロール≦40 mg/dL，②収縮期(最大)血圧≧130 mmHg かつ/または拡張期(最小)血圧≧85 mmHg，③空腹時血糖≧110 mg/dL のいずれか 2 項目以上を満たす場合である．

問題 30　下垂体後葉ホルモンはどれか．**2 つ選べ**．

1. オキシトシン
2. 甲状腺刺激ホルモン
3. 成長ホルモン
4. バソプレシン
5. プロラクチン

解答　1，4

　1. オキシトシン，4. バソプレシン以外は下垂体前葉ホルモンである．

問題 31　心筋梗塞発症時に最も早く上昇するのはどれか．

1. LD
2. CK-MB
3. 心筋トロポニン T
4. 心筋ミオシン軽鎖
5. 心臓型脂肪酸結合蛋白〈H-FABP〉

解答　5

　心筋梗塞発症後，異常値を呈するまでの時間はそれぞれ，5. 心臓型脂肪酸結合蛋白(H-FABP)は 2 時間以内，3. 心筋トロポニン T・トロポニン I は 3〜4 時間，2. CK-MB は 3〜5 時間，4. 心筋ミオシン軽鎖は 4〜8 時間，1. LD は 6〜10 時間である．

問題 32　Michaelis-Menten の式について正しいのはどれか．

　ただし，〔S〕：基質濃度，v：速度，$Vmax$：最大反応速度，Km：Michaelis 定数とする．

1. Km 値の単位は mg/dL で表す．
2. 0 次反応領域で $Vmax$ がえられる．
3. Km 値とは $Vmax$ の $\frac{1}{3}$ の速度をあたえる〔S〕を意味する．
4. 〔S〕が Km 値に対して著しく低いとき $v = Vmax$ に近似する．
5. 終点分析法で反応時間を早めるには Km 値が大きい酵素を使用する．

解答　2

　1，3. Km 値(mol/L)は最大反応速度 $Vmax$ の 2 分の 1 の速度をあたえるときの基質濃度〔S〕であり，4. 基質濃度が Km 値に対して著しく高いときに，$v = Vmax$ に近似する．5. Km 値が小さい酵素は基質との親和性が高いことを意味し，終点分析法において反応時間が早くなる．

問題 33　ホルモンと生理作用の組合せで正しいのはどれか．

1. インクレチン ――― 抗利尿作用
2. オキシトシン ――― 抗アレルギー作用
3. コルチゾール ――― 子宮収縮作用
4. バソプレシン ――― インスリン分泌促進作用
5. アンジオテンシンⅡ ― 血管収縮作用

解答　5

　各ホルモンの正しい生理作用は次の通りである．1. インクレチンはインスリン分泌促進，2. オキシトシンは子宮収縮，3. コルチゾールは基礎代謝維持，血糖上昇など，4. バソプレシンは抗利尿作用である．

問題 34 電磁波はどれか. **2 つ選べ.**
1. β 線
2. γ 線
3. 赤外線
4. 電子線
5. 陽子線

解答 2, 3
1. β 線, 4. 電子線, 5. 陽子線は粒子線である.

問題 35 上昇するアイソザイムと疾患の組合せで正しいのはどれか.
1. ALP$_1$ ――― 閉塞性黄疸
2. ALP$_2$ ――― 悪性腫瘍の骨転移
3. ALP$_3$ ――― 肝硬変
4. ALP$_4$ ――― 腎不全
5. ALP$_5$ ――― 潰瘍性大腸炎

解答 1
1. 閉塞性黄疸では 1 型(高分子肝型)が著しく増加する. 2. 悪性腫瘍の骨転移では 3 型(骨型), 3. 肝硬変, 4. 腎不全では 5 型(小腸型), 5. 潰瘍性大腸炎では 6 型(免疫グロブリン結合型)の上昇が知られている.

問題 36 日本臨床化学会〈JSCC〉勧告法で共役酵素を**用いない**のはどれか.
1. AST
2. AMY
3. CK
4. ChE
5. γ-GT

解答 5
5. γ-GT の測定は γ-GT に γ-グルタミル-3-カルボキシ-4-アニリドとグリシルグリシンを反応させ, γ-グルタミルグリシルグリシンと 3-カルボキシ-4-ニトロアニリンを生成させる反応であり, 共役酵素を必要としない.

問題 37 ビタミンについて正しいのはどれか. **2 つ選べ.**
1. ビタミン A は抗酸化作用がある.
2. ビタミン D は骨代謝に関与する.
3. ビタミン C は視覚の正常化に関与する.
4. ビタミン E はコラーゲンの形成に関与する.
5. ビタミン B$_6$ はアミノトランスフェラーゼの補酵素となる.

解答 1, 2, 5
3. 視覚の正常化にはビタミン A が関与し, 4. コラーゲンの形成にはビタミン C が関与する. 2, 5 は正しい. また, 抗酸化作用を有するビタミンとしてビタミン A, C, E が知られており, 1 も正解である. したがって, 解を 2 つに絞れない.
※厚生労働省の正解:2, 5

問題 38 必須アミノ酸で**ない**のはどれか.
1. セリン
2. バリン
3. リジン
4. メチオニン
5. トリプトファン

解答 1
必須アミノ酸は, 2. バリン, 3. リジン, 4. メチオニン, 5. トリプトファン, イソロイシン, スレオニン, ヒスチジン, フェニルアラニン, ロイシンが知られている.

問題 39 血液中で蛋白質と結合して存在しているのはどれか.
1. 尿 素
2. アンモニア
3. クレアチン
4. ビリルビン
5. クレアチニン

解答 4
4. 非抱合型ビリルビンはアルブミンと結合して, 血中を運搬される. 抱合型ビリルビンが血中に長く滞留するとアルブミンと共有結合することが知られており, これを δ-ビリルビンという.

問題 40 血清 10 μL を使用して 10 分間の酵素反応を行ったところ, 10 nmol の基質量が変化した.
　　酵素量〔U/L〕はどれか.
1. 　　　1
2. 　　 10
3. 　　100
4. 　1,000

解答 3
1 U は 1 分間に 1 μmol の基質量を変化させることが可能な酵素量である. 10 分間に 10 nmol の基質量が変化したことから, 1 分当たりでは 1 nmol(10^{-3} μmol). これは血清 10 μL を用いたときであるため, 問題の酵素量〔U/L〕である 1 L 当たりでは, 1 L(10^6 μL)/10(μL) $= 10^5$ 倍になる. よって, 10^{-3}(μmol)$\times 10^5 = 100$(μmol), つまりは 100〔U/L〕.

5. 10,000

問題41 病原体の構成成分で検査に用いられるのは
どれか. **2つ選べ.**
1. プレセプシン
2. エンドトキシン
3. プロカルシトニン
4. アミロイドA蛋白
5. (1 → 3)-β-D-グルカン

解答 2, 5

2. エンドトキシンはGram陰性菌の細胞壁を構成するリポ多糖で, 5. (1 → 3)-β-D-グルカンは真菌の細胞壁を構成する多糖体である.

問題42 尿を検体として測定するのはどれか.
1. オステオカルシン
2. デオキシピリジノリン
3. 骨型アルカリホスファターゼ
4. 酒石酸抵抗性酸ホスファターゼ5b型
5. Ⅰ型プロコラーゲンN末端プロペプチド

解答 2

2. デオキシピリジノリン以外は血清を材料とする.

問題43 ケトン基を有するのはどれか. **2つ選べ.**
1. 乳酸
2. グリシン
3. グルコース
4. ピルビン酸
5. フルクトース

解答 4, 5

1. 乳酸のヒドロキシ基の水素が乳酸デヒドロゲナーゼによって脱離し, ケトン(カルボニル基)へと変化した物質が4. ピルビン酸である. 5. フルクトースは2位にケトン基を有するケトースである.

問題44 腎糸球体障害の指標となる検査項目はどれか. **2つ選べ.**
1. 血清エリスロポエチン
2. 血清クレアチニン
3. 血清シスタチンC
4. 尿中N-アセチルグルコサミニダーゼ〈NAG〉
5. 尿中 β_2-ミクログロブリン

解答 2, 3

1. 血清エリスロポエチンは腎性貧血, 4. 尿中N-アセチルグルコサミニダーゼ(NAG)や5. 尿中 β_2-ミクログロブリンは近位尿細管障害の指標である.

問題45 子宮頸部擦過細胞診のPapanicolaou染色標本(**別冊 No.6**)を別に示す.
細胞はどれか.
1. 頸管腺細胞
2. 扁平上皮細胞
3. 腺癌細胞
4. 扁平上皮癌細胞
5. ヘルペス感染細胞

解答 2

別冊No.6は, 2. 扁平上皮細胞を考える細胞像である. 重層扁平上皮細胞の中でも表層細胞で核と細胞質の面積比(N/C比)が小さく, 細胞質は角化の程度によりエオジン・オレンジG好染, あるいはライトグリーン淡染となる.

問題46 セルブロック法について**誤っている**のはどれか.
1. 免疫染色ができる.
2. ホルマリンで固定する.
3. 細胞集塊の観察に適する.
4. パラフィン切片を作製する.
5. 細胞数が少ない検体の方が有用性が高い.

解答 5

セルブロック法とは, 細胞診検体を種々の方法にて固形化した後, 2. ホルマリンで固定, 通常の工程でパラフィン包埋ブロックを作製し, 4. パラフィン切片を作製, 染色といった組織学的手法を取り入れることにより, 3. 細胞集塊の立体的構造を二次元的に観察することができる優れた方法で, 1. 免疫染色や遺伝子的検索にも応用されている. 5. 細胞数の多い, 少ないにかかわらず有用性の高い手法である.

問題47 電子顕微鏡標本作製についての組合せで正しいのはどれか.
1. グルタルアルデヒド ――――― 後固定
2. 酢酸ウラン ――――――――― 包埋
3. ガラスナイフ ―――――――― トリミング
4. ダイヤモンドナイフ ――――― 超薄切

解答 4

透過型電子顕微鏡(TEM)は超薄切された試料により, 細胞内の微細構造を観察する. 試料(組織)をグルタルアルデヒドで前固定し, オスミウム酸で脂質成分を後固定する二重固定が用いられる. 固定終了後はエタノールで脱水し, 酸化プロピレンで置換後, 包埋にはエポキシ樹脂が用いられる. 樹脂包埋ブロックはウルトラミクロトームを用いて4. ダイヤモンドナイフで超薄切後, 酢酸ウラン溶液とクエン酸鉛溶液にて電子染色を行う.

5. ビームカプセル —————— 電子染色

問題 48 病理学的検査において使用される有害物質で, 管理濃度が 0.1 ppm であるのはどれか.
1. アセトン
2. キシレン
3. メタノール
4. クロロホルム
5. ホルムアルデヒド

解答 5

有害物質とは人の健康に害を及ぼす可能性のある物質を指し, 病理学的検査では数多く取り扱っている. 取り扱う有害物質は毒物及び劇物取締法, 労働安全衛生法に基づく特定化学物質障害予防規則や有機溶剤中毒予防規則, 化学物質排出把握管理促進法 (PRTR 法)などに従って適切に対応しなければならない. 病理組織学的検査で大量に使用する 5. ホルムアルデヒド(ホルマリン)は, 特定化学物質障害予防規則で特定第 2 類物質に分類され, 管理濃度を 0.1 ppm と定めたうえで, 作業環境測定の実施が義務付けられている.

問題 49 H-E 染色標本(**別冊 No.7**)を別に示す.
炎症の種類はどれか.
1. 化膿性炎
2. 出血性炎
3. 漿液性炎
4. カタル性炎
5. 肉芽腫性炎

解答 5

別冊 No.7 は, 紡錘形核を示す類上皮細胞に囲まれた多核巨細胞を認め, 類上皮細胞周囲にはリンパ球の浸潤像もみられることから, 5. 肉芽腫性炎を考える組織像である.

問題 50 細胞診検体採取で, 主に穿刺吸引法を用いる部位はどれか.
1. 口 腔
2. 甲状腺
3. 膀 胱
4. 子宮頸部
5. 子宮内膜

解答 2

穿刺吸引法を用いた細胞診検体採取は, 2. 甲状腺や唾液腺, 乳腺などの体表部臓器や軟部組織, 表在性リンパ節が対象となる. また, 近年では内視鏡の先端部に設置した超音波プローブを用いて超音波ガイド下に気管支領域や肝胆膵領域の病変を穿刺吸引する方法も行われている. 1. 口腔粘膜や 4. 子宮頸部は直視下に綿棒やブラシによる擦過が可能であるが, 5. 子宮内膜は直視できないため, 専用のブラシで擦過が行われる. 3. 膀胱の病変に関しては, 自然尿や膀胱洗浄尿が検体として用いられる.

問題 51 H-E 染色標本(**別冊 No.8**)を別に示す.
臓器はどれか.
1. 脳
2. 肝 臓
3. 腎 臓
4. 膵 臓
5. リンパ節

解答 3

別冊 No.8 は, 3. 腎臓の組織像である. 腎小体は糸玉のような毛細血管の糸球体と, それを包むボーマン嚢からなる. また, 腎小体とこれに続く尿細管は, 腎臓の構造上・機能上の最小単位で, 腎単位またはネフロンと呼ばれている.

問題 52 重層扁平上皮で覆われているのはどれか. 2 つ選べ.
1. 気管支
2. 食 道
3. 大 腸
4. 膀 胱
5. 腟

解答 2, 5

重層扁平上皮は皮膚以外に口腔, 2. 食道, 直腸下端部, 5. 腟, 角膜などに認められる. 鼻腔, 気管, 1. 気管支は多列線毛円柱上皮, 胃や 3. 大腸は単層円柱上皮, 4. 膀胱は移行上皮が覆っている.

問題 53 臍帯の血管について正常なのはどれか.
1. 1 動脈 1 静脈
2. 1 動脈 2 静脈
3. 2 動脈 1 静脈
4. 2 動脈 2 静脈
5. 2 動脈 3 静脈

解答 3

臍帯内には, 3. 2 本の臍動脈と 1 本の臍静脈があり, その間を Wharton 膠質が埋めている. 臍動脈は胎児側から胎盤側へ静脈血を運び, 臍静脈は胎盤の絨毛間腔にて動脈血化された血液を胎児側に運ぶ. また, Wharton 膠質は血管を包み込み, 臍帯圧迫から血管を保護している.

問題 54 パラフィン包埋法の脱水に使用されるのはどれか.
1. キシレン
2. トルエン

解答 3

水と親和性のないパラフィンを臓器に浸透させるためには, 組織内の水分を可能な限り除去する脱水操作が必要となる. 脱水操作には通常, 3. アルコールが用いられるが, 高濃度のアルコールから始めると組織の収縮や変形をきたすため, 低濃度から高濃

3. アルコール
4. ホルマリン
5. クロロホルム

度へと段階的に行う必要がある．また，脱水後の脱アルコール操作とパラフィン溶液への橋渡しをする中間剤として，両方に親和性のある 1. キシレンや 2. トルエン，5. クロロホルムが用いられる．

問題55 酸性色素はどれか．**2つ選べ**.
1. エオジン
2. ライト緑
3. メチレン青
4. トルイジン青
5. ヘマトキシリン

解答 1，2
　酸性色素とは，分子内にヒドロキシ(-OH)基，カルボキシ(-COOH)基，スルホン酸(-SO₃H)基などの反応基をもち，Na⁺と塩を形成している色素である．組織標本作製時に利用される酸性色素には，1. エオジン，酸性フクシン，ピクリン酸，オレンジ G，アゾカルミン G，アニリン青，2. ライト緑などがある．酸性色素は一般にアルコールよりも水に溶けやすく，細胞質，膠原線維，筋線維などの染色に利用される．また，3. メチレン青，4. トルイジン青は塩基性色素に分類されるが，5. ヘマトキシリンが塩基性色素としての性格をもつようになるためには，ヨウ素酸ナトリウムを加え酸化させ，多価の金属陽イオンを含む媒染剤を結合させなければならない．

問題56 細胞診検体の種類と塗抹法の組合せで正しいのはどれか．
1. 胸　水　————　捺印法
2. リンパ節　————　圧挫法
3. 尿　————　直接塗抹法
4. 喀　痰　————　すり合わせ法
5. 脳腫瘍　————　引きガラス法

解答 4
　体腔液(1. 胸水，腹水，心嚢液)は，通常遠沈後に適量を引きガラス法で塗抹する．2. リンパ節検体は割面をスライドガラスに軽く押しつける捺印法が用いられる．3. 尿は細胞成分が少ない材料もあることから，オートスメアなどを用いた集細胞法により塗抹される．4. 喀痰などの粘稠性の高い材料や穿刺吸引材料の塗抹に対しては，すり合わせ法が用いられる．5. 脳腫瘍などの柔らかく小さな組織には，組織片を軽く押し潰してから2枚のスライドガラスを引き離す圧挫法が用いられる．

問題57 大動脈弓から直接分岐する血管はどれか．**2つ選べ**.
1. 腕頭動脈
2. 右総頸動脈
3. 右椎骨動脈
4. 左内頸動脈
5. 左鎖骨下動脈

解答 1，5
　右側は大動脈弓より 1. 腕頭動脈が分岐し，右鎖骨下動脈と 2. 右総頸動脈とに分かれて起始し，左側は大動脈弓より直接左総頸動脈と 5. 左鎖骨下動脈が分岐する．3. 左右の椎骨動脈は，頸の付け根でそれぞれ左右の鎖骨下動脈から分岐し，頸部後方で第6頸椎の横突孔を下から上に貫通して頭蓋内に入っている．また，4. 左右の内頸動脈は左右総頸動脈から分かれ，枝を出さずに咽頭の外側を上り，側頭骨の頸動脈管から頭蓋腔に入っている．

問題58 毒物及び劇物取締法で劇物に指定されているのはどれか．**2つ選べ**.
1. 塩　酸
2. アセトン
3. エタノール
4. ホルムアルデヒド
5. イソプロピルアルコール

解答 1，4
　毒物及び劇物取締法は，危険有害化学物質(毒物及び劇物)についての紛失，盗難，不正使用の防止のための法律で，業務上の取扱者は法の遵守が義務付けられている．1. 塩酸や 4. ホルムアルデヒド(ホルマリン)は劇物及び特定化学物質に指定され，毒物及び劇物取締法および特定化学物質障害予防規則により規制されている化学物質となっている．また，有機溶剤中毒予防規則で中毒性の健康被害を引き起こす有機溶剤として，2. アセトン，3. エタノール，5. イソプロピルアルコールが指定されている．

問題59 末梢血の Wright-Giemsa 染色標本(**別冊 No.9**)を別に示す．
　考えられるのはどれか．**2つ選べ**.
1. 血栓性血小板減少性紫斑病
2. 溶血性尿毒症症候群
3. 無 β-リポ蛋白血症
4. 原発性骨髄線維症
5. サラセミア

解答 1，2
　写真(別冊 No.9)には，ヘルメット型など，機械的・物理的な作用により損傷を受けて出現する破砕赤血球を多く認める．まず，血栓性微小血管障害症(TMA)を考えるべきである．選択肢の中では，1. 血栓性血小板減少性紫斑病，2. 溶血性尿毒症症候群がこれに該当する．

問題60 骨髄異形成症候群について**誤っている**のはどれか．

解答 5
　骨髄異形成症候群(MDS)では，2. 異常クローンを有する幹細胞が骨髄中で腫瘍性に増殖する．そして，4. これら異常幹細胞

1. 血球減少を認める.
2. 腫瘍性疾患である.
3. 無効造血が亢進する.
4. 造血細胞の形態異常を認める.
5. 骨髄の芽球比率は30％以上である.

から増殖・分化した血球はさまざまな異形成を示し, 3. その多くはアポトーシスに陥り（無効造血）, 1. 血球減少を認める. 現在のWHO分類では, 5. MDSは芽球比率20％未満としている.

問題61 骨髄穿刺液のWright-Giemsa染色標本（**別冊No.10**）を別に示す.
　この症例で認められる所見はどれか.
1. ファゴット細胞
2. 抗HTLV-1抗体
3. Bence Jones蛋白
4. Reed-Sternberg細胞
5. *BCR-ABL1*融合遺伝子

解答 3
　写真（別冊No.10）では形質細胞が著増しており, 一部異型性を有している. 多発性骨髄腫の症例と考えられる. 多発性骨髄腫においては, 単クローン性に産生された免疫グロブリンの軽鎖（κ型, λ型）である3. Bence Jones蛋白が産生され, 分子量が小さいため尿中に排泄される.

問題62 産生にビタミンKを**必要としない**凝固因子はどれか.
1. プロトロンビン
2. 第V因子
3. 第VII因子
4. 第IX因子
5. 第X因子

解答 2
　ビタミンKは, グルタミン酸残基（Glu）をγ-カルボキシグルタミン酸残基（Gla）に変換する酵素であるγ-カルボキシラーゼの補因子として作用する. ビタミンK依存性凝固蛋白質である1. 第II因子（プロトロンビン）, 3. 第VII因子, 4. 第IX因子, 5. 第X因子はその活性発現にこのGla残基を必要とする.

問題63 末梢血の好酸球減少がみられるのはどれか.
1. 気管支喘息
2. アニサキス症
3. Cushing症候群
4. Churg-Strauss症候群
5. アレルギー性気管支肺アスペルギルス症

解答 3
　好酸球はアレルギー反応に関与し, I型アレルギー, 寄生虫感染症などでは好酸球増多症を認める. 一方, 好酸球減少が臨床的に問題になることは多くはないが, 3. Cushing症候群, 副腎皮質ステロイドによる治療時, さらにはストレス時などに認める.

問題64 T細胞リンパ腫はどれか.
1. 濾胞性リンパ腫
2. Burkittリンパ腫
3. マントル細胞リンパ腫
4. 未分化大細胞リンパ腫
5. リンパ形質細胞性リンパ腫

解答 4
　悪性リンパ腫は, Hodgkinリンパ腫と非Hodgkinリンパ腫（NHL）に大別される. 4. 未分化大細胞リンパ腫はNHLに分類され, 細胞表面マーカー検査でT細胞マーカーが陽性になる. CD30陽性が特徴的であり, 大多数の症例で*ALK*遺伝子再構成陽性となる. ALK陽性未分化大細胞リンパ腫は比較的若年で発症し, 予後がよい.

問題65 網赤血球について正しいのはどれか.
1. 成熟赤血球より比重が大きい.
2. デオキシリボ核酸を多く含む.
3. 健常人では総赤血球数の約8％を占める.
4. 正染性赤芽球から脱核直後の赤血球である.
5. 採血後の時間経過に従い, 採血管内で増加する.

解答 4
　4. 網赤血球は赤芽球が成熟し, 正染性赤芽球から脱核した直後の大型で幼若な赤血球であり, 1. 成熟赤血球より比重が小さい. また, 3. 健常人では総赤血球数の3％を超えることはない. リボ核酸（RNA）を含むが, 核がないので, 2. デオキシリボ核酸（DNA）は含まない. 約1日で成熟赤血球になる. 5. 生体における骨髄での赤血球産生の指標となり, 網赤血球の増加は骨髄での赤血球産生亢進, その減少は産生低下を反映する.

問題66 巨大血小板がみられるのはどれか. **2つ選べ.**
1. von Willebrand病
2. May-Hegglin異常症
3. Bernard-Soulier症候群
4. Wiskott-Aldrich症候群
5. Chédiak-Higashi症候群

解答 2, 3
　末梢血塗抹標本上, 赤血球より大きな血小板を巨大血小板とすることが多い. 巨大血小板を認める典型的疾患として, *MYH9*遺伝子異常症である2. May-Hegglin異常症と血小板膜糖蛋白質（GP）Ib/IX/V複合体の欠損である3. Bernard-Soulier症候群がある. 特発性血小板減少性紫斑症など後天性血小板疾患でも大型の血小板を認めるが, 巨大血小板を認めることは少ない.

問題67 播種性血管内凝固〈DIC〉の所見で正しいのはどれか. **2つ選べ.**
1. 血小板数増加

解答 2, 5
　播種性血管内凝固（DIC）では, 感染症・悪性腫瘍など種々の基礎疾患の存在下に, 全身の細小血管内において凝固活性化が持続し, 微小血栓が播種性に形成される. 凝固因子の消費により,

2. D-ダイマー上昇

3. フィブリノゲン上昇

4. アンチプラスミン上昇

5. プロトロンビン時間延長

問題68 血液媒介感染を起こすのはどれか. **2つ選べ.**

1. RS ウイルス

2. アデノウイルス

3. B 型肝炎ウイルス

4. インフルエンザウイルス

5. ヒト免疫不全ウイルス〈HIV〉

問題69 血液培養陽性ボトル内容液の Gram 染色標本(**別冊 No.11**)を別に示す. 35℃, 5%炭酸ガス培養後のヒツジ血液寒天培地上のコロニーは β 溶血を示し, カタラーゼ試験陰性および PYR 試験陽性であった.

推定されるのはどれか.

1. *Listeria monocytogenes*

2. *Peptostreptococcus anaerobius*

3. *Staphylococcus aureus*

4. *Streptococcus pneumoniae*

5. *Streptococcus pyogenes*

問題70 検体と検出菌の組合せで汚染菌と解釈されるのはどれか.

1. 喀　痰 ——— *Streptococcus pneumoniae*

2. 血　液 ——— *Staphylococcus aureus*

3. 髄　液 ——— *Propionibacterium acnes*

4. 胆　汁 ——— *Klebsiella pneumoniae*

5. 中間尿 ——— *Escherichia coli*

問題71 多形性を示す Gram 陰性桿菌はどれか.

1. *Escherichia coli*

2. *Proteus mirabilis*

3. *Haemophilus influenzae*

4. *Legionella pneumophila*

5. *Pseudomonas aeruginosa*

問題72 121℃, 20分間の加熱処理で感染性が**失われない**のはどれか.

1. 真　菌

2. 芽胞菌

3. ウイルス

4. プリオン

5. マイコプラズマ

5. プロトロンビン時間が延長するとともに, 引き続く線溶反応により 2. D-ダイマーが上昇する.

解答 3, 5

輸血や血液製剤, 針刺し事故などによる感染を特に血液(媒介)感染と呼ぶ. 血液媒介感染するのは, 3. B 型肝炎ウイルス(HBV), C 型肝炎ウイルス(HCV), 5. ヒト免疫不全ウイルス(HIV)などである. 1. RS ウイルスや 4. インフルエンザウイルスは, 飛沫による気道感染である. 2. アデノウイルスは飛沫感染の他, 接触感染が主体である.

解答 5

血液培養陽性の Gram 染色標本(別冊 No.11)で連鎖状の Gram 陽性球菌が観察される. 血液寒天培地で β 溶血, カタラーゼ試験陰性, PYR 試験陽性を示すのは, 5. *Streptococcus pyogenes* のみである. 1. *Listeria monocytogenes* は Gram 陽性桿菌, 2. *Peptostreptococcus anaerobius* は嫌気性の Gram 陽性球菌, 3. *Staphylococcus aureus* はカタラーゼ試験陽性の Gram 陽性ブドウ状球菌, 4. *Streptococcus pneumoniae* はカタラーゼ試験陰性であるが, α 溶血のランセット状 Gram 陽性球菌である.

解答 3

血液や髄液から検出されても汚染菌(コンタミネーション)の可能性が高い細菌は, *Staphylococcus epidermidis* を代表とする coagulase negative Staphylococci(CNS), 3. *Propionibacterium acnes*, *Bacillus* 属菌, *Corynebacterium* 属菌などである. 血液で1セットのみの陽性でも起炎菌の可能性が高いのは, 2. *Staphylococcus aureus*, 5. *Escherichia coli* のような腸内細菌科細菌, *Pseudomonas aeruginosa*, *Bacteroides fragilis* group., *Candida* 属菌などである.

解答 3

3. *Haemophilus influenzae* は Gram 陰性の短桿菌で, 多形性を示す. "多形性" とは, 球菌状や桿菌あるいはフィラメント状などさまざまな形態を呈する性質である. なお, 属名の *Haemophilus* は, 血液成分である X 因子(hemin)や V 因子(NAD および NADP)などを生育に必要とすることに由来する. 種形容語の *influenzae* は 1891 年冬に欧州地域でインフルエンザが大流行した際, ドイツのコッホ研究所の R. Pfeiffer と北里柴三郎が患者の鼻咽頭から小型の桿菌を発見し, インフルエンザの原因微生物と誤解して 1892 年 1 月のドイツ医事週報に発表したことが名称の起源である.

解答 4

現在知られている最も抵抗力の強い感染性物質は 4. プリオンであるが, これを不活化するには 134℃, 18 分の高圧蒸気滅菌(プレバキューム式)が必要である. プリオン以外で抵抗性の強い細菌の芽胞を死滅させるのが, 121℃, 20 分の高圧蒸気加熱処理で, いわゆる "滅菌" である. プリオンは蛋白質のみからなり, 核酸を含まない. プルシナーが提唱したプリオンという名称で呼ばれ, それによる疾患である伝染性海綿状脳症がプリオン病である. プリオン病には, 牛海綿状脳症(BSE, 俗称として狂牛病), CJD(Creutzfeldt-Jakob 病)などがある. また, 硬膜(屍体由来乾燥硬膜製品)の移植や角膜移植, 歯科治療などの医療行為で起こる医原性 CJD もある.

問題 73 染色法とその対象となる微生物の組合せで正しいのはどれか. **2つ選べ.**
1. 墨汁法 ──────── *Candida albicans*
2. KOH 法 ──────── *Trichophyton rubrum*
3. Grocott 染色 ──── *Corynebacterium diphtheriae*
4. Giménez 染色 ──── *Legionella pneumophila*
5. Ziehl-Neelsen 染色 ── *Mycoplasma pneumoniae*

問題 74 検体の輸送を目的に使用する培地はどれか.
1. セレナイト培地
2. Cary-Blair 培地
3. Skirrow 寒天培地
4. Thayer-Martin 寒天培地
5. 臨床用チオグリコレート培地

問題 75 *Escherichia coli* を対象に実施した薬剤耐性の確認試験(**別冊 No.12**)を別に示す.
検出目的の *β*-ラクタマーゼはどれか.
1. ペニシリナーゼ
2. オキサシリナーゼ
3. セファロスポリナーゼ
4. メタロ-*β*-ラクタマーゼ
5. 基質拡張型 *β*-ラクタマーゼ

問題 76 真菌と特徴の組合せで正しいのはどれか.
1. *Coccidioides immitis* ──────── 二形性真菌
2. *Cryptococcus neoformans* ──── 糸状菌
3. *Fonsecaea pedrosoi* ──────── 皮膚糸状菌
4. *Microsporum canis* ──────── 黒色真菌
5. *Sporothrix schenckii* ──────── 酵母様真菌

問題 77 Guillain-Barré〈ギラン・バレー〉症候群と関連しているのはどれか.
1. *Campylobacter jejuni*
2. *Haemophilus influenzae*
3. *Helicobacter pylori*
4. *Staphylococcus aureus*
5. *Treponema pallidum*

問題 78 イムノクロマト法による抗原検査が行われているのはどれか. **2つ選べ.**
1. 風疹ウイルス
2. 麻疹ウイルス

解答 2, 4
顕微鏡で観察するための染色法とその対象になる病原体は頻出問題である. 1. 墨汁法は髄液の *Cryptococcus neoformans*, 2. KOH 法は皮膚, 爪, 鱗屑などの皮膚糸状菌(*Trichophyton*, *Microsporum*, *Epidermophyton* 属菌), 3. Grocott 染色は組織などの真菌や放線菌, 4. Giménez 染色は喀痰などの *Legionella* 属菌, 5. Ziehl-Neelsen 染色は喀痰や髄液などで抗酸菌の観察に使用される.

解答 2
培地には使用の目的によって輸送培地, 分離培地, 選択分離培地, 増菌培地, 選択増菌培地, 確認培地, 保存用培地などがある. 2. Cary-Blair 培地は輸送培地, 1. セレナイト培地は *Salmonella* 属菌(サルモネラ)の選択増菌培地, 3. Skirrow 寒天培地は *Campylobacter* 属菌(カンピロバクター)の選択分離培地, 4. Thayer-Martin 寒天培地は *Neisseria gonorrhoeae*(淋菌)の分離培地, 5. 臨床用チオグリコレート培地は主に無菌材料の増菌培地である.

解答 5
β-ラクタマーゼはアミノ酸塩基配列の相同性に基づき, クラス A〜D の4種類に分類されている(Ambler 分類). クラス A は 1. ペニシリナーゼ, クラス B は 4. メタロ-*β*-ラクタマーゼで, カルバペネム系薬を含めてほとんどの *β*-ラクタム系薬を分解できる特性をもつ. クラス C は 3. セファロスポリナーゼで, AmpC 型 *β*-ラクタマーゼとも呼ばれている. クラス D は 2. オキサシリナーゼである. 5. 基質拡張型 *β*-ラクタマーゼ(ESBL)はクラス A に属する TEM 型や SHV 型ペニシリナーゼの遺伝子変異により, 第三, 第四世代セファロスポリン系薬まで基質特異性を拡張して分解できるようになった酵素である. ESBL の確認試験として, ディスク拡散法(別冊 No.12)では, セフタジジムとセフォタキシムのいずれかの薬剤でクラブラン酸存在下の阻止円径が単剤の阻止円径に比べて 5 mm 以上拡大した場合を陽性と判定する.

解答 1
1. 二形成真菌は, 生育環境によって酵母形あるいは菌糸形の両者に形態変換する真菌である. 二形成を示す真菌は, 輸入真菌症の起炎菌である 1. *Coccidioides immitis*, *Histoplasma capsulatum* や深部皮膚感染症の起炎菌 5. *Sporothrix schenckii* などである. 細胞壁にメラニン色素を含有する真菌は, 黒褐色の集落を作るため, "黒色真菌" と呼ばれている. 3. *Fonsecaea* 属, *Exophiala* 属, *Phialophora* 属などの真菌が含まれる. 2. *Cryptococcus neoformans* は酵母様真菌で, 髄膜炎の起炎菌として重要である. 4. *Microsporum* 属は皮膚糸状菌である.

解答 1
Guillain-Barré 症候群は 1919 年に Guillain と Barré らによって報告された急性特発性多発性根神経炎である. 神経根や末梢神経における炎症性脱髄疾患で, 発症は急性に起き, 多くは筋力が低下した下肢の弛緩性運動麻痺から始まる. 1. *Campylobacter jejuni* 感染後に起きる Guillain-Barré 症候群が多数報告されている. *C. jejuni* の菌体表層のリポオリゴ糖と運動神経軸索に豊富に分布するガングリオシドとの分子相同性のため, 抗体が神経接合部に結合し, 運動ニューロンの機能が障害されて筋力低下が起こることが示唆されている.

解答 3, 5
咽頭炎, 気管支炎, 肺炎などの呼吸器感染症に関係する病原体の検出に, イムノクロマト法を原理とする抗原検査が使用されている. 5. インフルエンザウイルス(A 型と B 型), 3. アデノウイルス, RS ウイルスなどの他, A 群溶血性連鎖球菌(*Streptococ-*

3. アデノウイルス
4. ムンプスウイルス
5. インフルエンザウイルス

問題79 体重 70 kg の成人に赤血球液 4 単位を輸血した際の予測上昇 Hb 値に最も近い値〔g/dL〕はどれか.

なお，循環血液量〔mL〕は体重〔kg〕×70 であり，2 単位の赤血球液は 60 g の Hb を含むこととする.

1. 2.0
2. 2.4
3. 2.8
4. 3.2
5. 3.6

問題80 輸血副反応のうち最も遅く発症するのはどれか.

1. 細菌感染症
2. 輸血後 GVHD
3. アレルギー反応
4. 輸血関連急性肺障害
5. 輸血関連循環過負荷

問題81 新生児溶血性疾患を引き起こすのはどれか. **2つ選べ.**

1. 抗 E
2. 抗 M
3. 抗 N
4. 抗 Le^b
5. 抗 JMH

問題82 健常人の末梢血リンパ球で最も数が多いのはどれか.

1. CD3 陽性細胞
2. CD4 陽性細胞
3. CD8 陽性細胞
4. CD19 陽性細胞
5. CD56 陽性細胞

問題83 T 細胞のみを刺激するマイトジェンはどれか. **2つ選べ.**

1. コンカナバリン A〈Con A〉
2. リポポリサッカリド〈LPS〉
3. フィトヘムアグルチニン〈PHA〉
4. ポークウィードマイトジェン〈PWM〉
5. スタフィロコッカス・アウレウスコーワン 1〈SAC〉

問題84 ツベルクリン反応に**関与しない**のはどれか.

1. 補 体
2. T 細胞

cus pyogenes)の検出キットが販売されている．簡便性，迅速性に優れ，ベッドサイドで実施できる，いわゆる POCT(point of care testing)における迅速診断に利用されている．

解答 2

供血者(健常者)の Hb 量を 15 g/dL と仮定する場合，2 単位 400 mL 中には 60 g の Hb が含まれ，4 単位の輸血には 120 g の Hb が含まれる．体重 1 kg 当たりの血液量を 70 mL とすると，循環血液量は 70 kg×70 mL＝4,900 mL で，100 mL(dL)中の Hb 量は 120 g/4,900 mL×100 mL で 2.4 g/dL となる．

解答 2

室温で保存している血小板製剤は，即時性の 1. 細菌感染症をごくまれに起こす．3. アレルギー反応は即時性で，血漿成分に由来する軽度の蕁麻疹，時に重篤なアナフィラキシー反応を起こすことがある．4. 輸血関連急性肺障害(TRALI)は輸血後 1～6 時間で激しい呼吸困難を呈し，肺に両側性間質影や肺浸潤影を認める．5. 輸血関連循環過負荷(TACO)は急速あるいは過剰な輸血により，輸血後 6 時間以内に心不全，チアノーゼ，呼吸困難，肺水腫などを起こす．2. 輸血後 GVHD は輸血後 1～2 週間で突然の発熱，発疹を生じ，続いて肝障害，下痢が出現して，汎血球減少症や多臓器不全をきたし致死的となる．

解答 1, 2

新生児溶血性疾患は，胎盤を通過できる母親の IgG 抗体が児に移行することで起こる．ABO 不適合が約 7 割．1. Rh 不適合が 2 割強で，残り 1 割弱がその他の血液型による．3, 4. 抗 M，N 抗体および抗 Le^a，Le^b 抗体は自然抗体で IgM 抗体が多いが，2. IgG 型抗 M 抗体の場合は新生児溶血性疾患や溶血性輸血反応を起こす．4. 生下時には Lewis 抗原は発現していないので新生児溶血性疾患は起きない．高頻度抗原の 5. JMH や Jr^a に対する抗体では新生児溶血性疾患を起こすことはない．

解答 1

CD は cluster of differentiation の頭文字で，白血球の表面にはさまざまな分子を発現していて，細胞の違いを識別できる．T 細胞の割合は多く，1. CD3 陽性細胞は成熟 T 細胞で 58～84％，2. CD4 陽性細胞はヘルパー/インデューサー T 細胞で 25～56％，3. CD8 陽性細胞はサプレッサー/キラー T 細胞で 17～44％，4. CD19 陽性細胞は B 細胞で 5～24％，5. CD56 陽性細胞は NK 細胞で 10～38％に発現している．

解答 1, 3

マイトジェンは細胞に添加することで DNA 合成を促進し，分裂，増殖を引き起こす物質で，2. リポポリサッカリド(LPS)と 5. スタフィロコッカス・アウレウスコーワン 1(SAC)は B 細胞のみ，4. ポークウィードマイトジェン(PWM)は T，B 両細胞を活性化する．

解答 1

Ⅳ型(遅延型)アレルギーは，2. 感作 T 細胞が抗原と反応して，5. インターフェロン γ(IFN-γ)などのサイトカインが放出され，3. マクロファージや細胞障害性 T 細胞を活性化して，細胞

3. マクロファージ
4. プロスタグランジン
5. インターフェロン γ〈IFN-γ〉

問題 85 抗体同定検査の抗原表（**別冊 No.13A**）及びカラム凝集法の間接抗グロブリン試験の結果（**別冊 No.13B**）を別に示す.

可能性の高い抗体はどれか.
1. 抗 c
2. 抗 C
3. 抗 E
4. 抗 Fy^b
5. 抗 Jk^b

問題 86 輸血後の反応について正しいのはどれか.
1. 赤血球液の 50℃ の加温では溶血所見がみられない.
2. 急性の溶血性輸血反応は輸血開始後 7〜10 日で発症する.
3. 急性の非溶血性輸血反応は主に発熱やアレルギー症状である.
4. 遅発性の溶血性輸血反応の原因は主に ABO 不適合輸血である.
5. 急性の溶血性輸血反応の原因は主に Rh 血液型に対する抗体である.

問題 87 標識抗原抗体反応の組合せで正しいのはどれか.
1. 蛍光抗体法 ————— ルテニウム
2. 酵素免疫測定法 ——— アルカリホスファターゼ
3. 化学発光免疫測定法 — ルシフェラーゼ
4. 生物発光免疫測定法
　　　　　　————— フルオレセインイソチオシアネート〈FITC〉
5. 電気化学発光免疫測定法
　　　　　　————— 金コロイド

問題 88 検査結果と解釈の組合せで正しいのはどれか.
1. IgG 型 HA 抗体陽性 ——— A 型肝炎の発症
2. HBe 抗体陽性 ————— B 型肝炎の垂直感染性上昇
3. HBs 抗体陽性 ————— B 型肝炎の感染初期
4. IgM 型 HBc 抗体陽性 —— B 型肝炎の発症
5. HCV 抗体陽性 ————— C 型肝炎の治癒

問題 89 CRP について**誤っている**のはどれか.
1. 肝臓で産生される.
2. オプソニン作用がある.
3. 急性相反応物質である.
4. 肺炎球菌に対する抗体である.
5. インターロイキン 6〈IL-6〉により誘導される.

性免疫が誘導される. ツベルクリン反応も反応時間が 24〜48 時間と遅く, 結核菌由来の蛋白抗原（ツベルクリン）に特異的に反応して多彩な細胞性反応が起こり, 皮内局所にマクロファージを主とする細胞集積により, 発赤, 硬結が起きる. 活性化したマクロファージは, 血管壁の透過性を高める 4. プロスタグランジンなどを放出する.

解答 3
カラム凝集法の結果（別冊 No.13）から, 可能性の高い抗体としては抗 E と抗 Fy^a が考えられ, 選択肢から 3. 抗 E となる.

解答 3
2, 5. 急性の溶血性輸血反応は, ABO 不適合輸血事例の通り, 輸血開始後すぐに発症する. 4. 遅発性の溶血性輸血反応は, Rh 抗体を主とする不規則抗体で起きる. 1. 赤血球の加温による溶血の副作用は, 即時型の非免疫性輸血反応に分類される.

解答 2
ルテニウム錯体化合物の酸化とトリプロピルアミンの還元作用は, 電気化学発光免疫測定法. アクリジニウムエステルは化学発光免疫測定法, ルミノールは化学発光酵素免疫測定法, ルシフェラーゼは生物発光免疫測定法, フルオレセインイソチオシアネート（FITC）は免疫抗体法（蛍光抗体法）に利用される. 金コロイドは抗体などに結合させて標識として利用する.

解答 4
4. IgM 型 HBc 抗体陽性は, B 型急性肝炎の感染初期に検出され, IgG 型 HBc 抗体に移行する. HBs 抗原は発症から急性期に検出され感染状態を示す. ウイルス量が多く感染力が強い活動期には HBe 抗原が検出され, 回復期には 2. HBe 抗体に移行する. HBs 抗原は治癒すると中和抗体の 3. HBs 抗体陽性に移行していく. C 型肝炎感染は 5. HCV 抗体陽性で確認し, 現在のウイルス血症の状況や治癒の判定には HCV-RNA を用いる.

解答 4
炎症局所で産生されるサイトカインは, 5. 肝臓のクッパー細胞に作用してインターロイキン 6（IL-6）を産生して, 1, 3. 肝臓で急性相反応物質である CRP を産生する. 4. CRP は肺炎球菌の C 多糖体と結合する血漿蛋白で, ストレスに対して短時間で増加, 炎症を抑制する. CRP は細菌などに結合して補体を活性化し, 2. マクロファージに取り込まれやすくするオプソニン作用がある.

問題 90 国勢調査で分かるのはどれか.

1. 粗死亡率
2. 平均寿命
3. 総再生産率
4. 老年化指数
5. 合計特殊出生率

国勢調査でわかるのは, 人口静態統計に用いられる指標である 4. 老年化指数である. 1. 粗死亡率, 2. 平均寿命, 3. 総再生産率, 5. 合計特殊出生率は人口動態統計に用いられる指標である.

問題 91 ある疾患の有病率を調べるために行うのはどれか.

1. 横断研究
2. コホート研究
3. 症例集積研究
4. 症例対照研究
5. 生態学的研究

ある疾患の有病率を調べるために行うのは, 一時点の調査を行う 1. 横断研究である. 2. コホート研究は集団を曝露群と非曝露群とに分けて長期にわたり追跡し, 疾病の発生状況をみる研究である. 3. 症例集積研究は記述研究である. 4. 症例対照研究は症例群と対照群を設定し, 過去にさかのぼって曝露の有無を比較する研究である. 5. 生態学的研究は集団単位のデータによって曝露と疾病頻度を比較する研究である.

問題 92 特定健康診査について**誤っている**のはどれか.

1. 対象者は 40〜74 歳である.
2. 根拠法は健康増進法である.
3. 基本項目に尿蛋白が含まれる.
4. 実施主体は医療保険者である.
5. メタボリックシンドロームに着目している.

特定健康診査とは, 増加する生活習慣病とその医療費の抑制を目的として, 5. メタボリックシンドロームに着目し 2008 年から始まった健診制度である. 1. 対象者は 40〜74 歳であり, 2. 根拠法は高齢者の医療の確保に関する法律である. 3. 健診の基本項目には尿糖, 尿蛋白といった尿検査などが含まれている. 4. 実施主体は医療保険者である.

問題 93 作業環境管理はどれか. **2 つ選べ.**

1. 保護具の使用
2. 労働時間の短縮
3. 局所排気装置の設置
4. 特殊健康診断の実施
5. 作業場の管理区分の判定

作業環境管理は, 疾病の原因となる有害要因を作業環境から除去する, 労働者の健康阻害防止のための基本となる対策である. 作業環境管理に該当するのは 3. 局所排気装置の設置と 5. 作業場の管理区分の判定である. 1. 保護具の使用と 2. 労働時間の短縮は作業管理, 4. 特殊健康診断の実施は健康管理に該当する.

問題 94 感染症の予防及び感染症の患者に対する医療に関する法律〈感染症法〉で二類感染症に定められているのはどれか. **2 つ選べ.**

1. 結核
2. コレラ
3. 痘そう
4. ペスト
5. ジフテリア

感染症の予防及び感染症の患者に対する医療に関する法律(感染症法)で二類感染症に定められているのは 1. 結核と 5. ジフテリアである. 2. コレラは三類感染症, 3. 痘そうと 4. ペストは一類感染症である.

問題 95 銅製導線が長さ 20.0 m, 断面積 0.10 mm^2 のとき, 銅の抵抗率を 1.68×10^{-8} Ωm とすると, その両端間の抵抗値〔Ω〕はどれか.

1. 0.84
2. 1.68
3. 3.36
4. 16.8
5. 84.0

物体の抵抗率を ρ〔Ω・m〕, 長さを L〔m〕, 断面積を S〔m^2〕とすると, 抵抗値 R は $R = \rho L/S$ で表され, 抵抗値は物体の長さが長くなると増大し, 断面積が大きくなると低下する. 問題の銅製導線の抵抗値は $1.68 \times 10^{-8} \times 20.0 \div (0.1 \times 10^{-6}) = 3.36$ Ω となる.

問題 96 商用交流によるマクロショックで最小感知電流〔mA〕はどれか.

1. 0.1
2. 1
3. 10
4. 100
5. 1,000

マクロショックとは人体の表面から流入する電流によって起こる反応のことで, ある閾値を超えるとちくちくと刺激を感じる. これを最小感知電流といい, 商用交流では 1 mA 程度で発生する. 10 mA 以上で筋肉の収縮が起こり, 行動の自由が奪われ(最小離脱電流), 100 mA 以上流れると心室細動が誘発される.

問題 97 コンピュータのハードディスク装置の信頼性向上のために利用されるのはどれか.

1. GPU
2. BIOS
3. DHCP
4. RAID
5. RS-232C

問題 98 300 種類の検査項目をコード化する場合,最小限必要な記憶容量〔bit〕はどれか.

1. 6
2. 7
3. 8
4. 9
5. 10

問題 99 ネットワーク情報システムに外部からの侵入を許す原因となるのはどれか.

1. ファイアウォールの設置
2. VPN システムによる通信
3. 公開鍵暗号システムの利用
4. OS の自動アップデートの中止
5. MAC アドレスによる機器認証

問題 100 電子天秤の設置場所として適切なのはどれか.

1. 気流が十分にある.
2. 設置台が可動する.
3. 温度が 10℃ である.
4. 日当たりが良好である.
5. 相対湿度が 60% である.

解 答 4

4. RAID とは複数のハードディスク装置を仮想的に 1 つのドライブのように認識,表示させる技術である. 複数のハードディスクがあることで,1 つのハードディスクが故障しても他のハードディスクが動き続けるため,ハードディスクの信頼性の向上が見込める.

解 答 4

記憶容量〔bit〕は 2 進数で表され,1 bit で表現できる種類は 0,1 の 2 種類である. 2 bit で表現できる種類は 2^2 で 4 種類. 300 種類をコード化するためには,2^n が 300 以上となる必要がある. $2^8 = 256$,$2^9 = 512$ となるため,最小限必要な bit 数は 9 bit となる.

解 答 4

4. OS はアップデートを行い,最新の状態・バージョンにしておくことで,システムの安定化を図れる. 古いバージョンでプログラムに脆弱性があった場合,サイバー攻撃によりネットワーク情報システムに外部からの侵入を許す原因となりうる.

解 答 5

5. 相対湿度は 60% 程度が望ましく,50% 以下では静電気の影響で測定値が不安定になることがある. 電子天秤は,1. 気流の影響を受けない,4. 直射日光が当たらない,温度が一定,2. 振動がない安定した水平な場所に設置する. 選択肢 3 も温度が 10℃ でも一定していれば問題ないが,より適切な選択肢は 5. 相対湿度 60% と考える.

第67回臨床検査技師国家試験　別冊

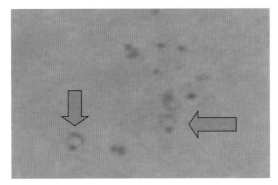

No.1　写真（午前：問題6）

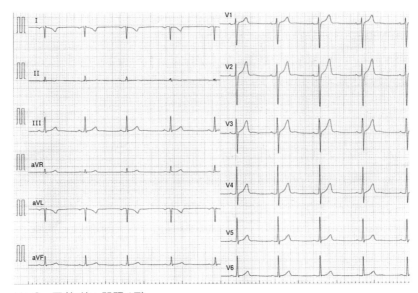

No.2　図（午前：問題17）

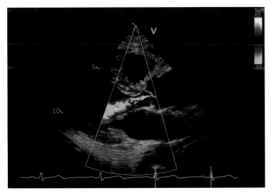

No.3　写真（午前：問題19）

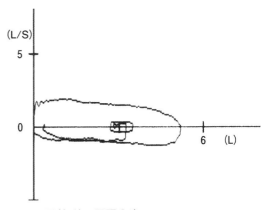

No.4　図（午前：問題21）

第 67 回臨床検査技師国家試験　別冊

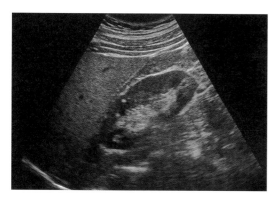

No.5　写真（午前：問題 25）

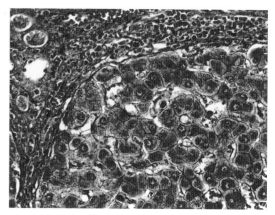

No.6　写真（午前：問題 47）

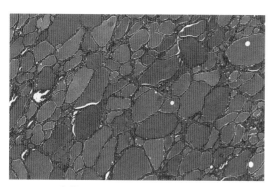

No.7　写真（午前：問題 49）

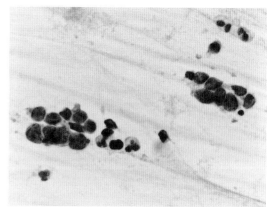

No.8　写真（午前：問題 55）

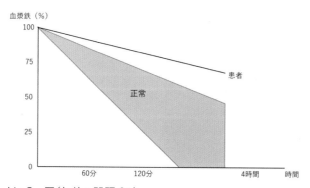

No.9　図（午前：問題 61）

第 67 回臨床検査技師国家試験　別冊

A　　　　　　　　　　　　B

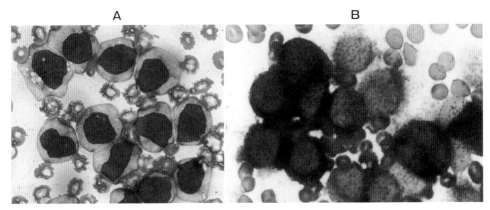

No.10　写真(午前：問題 67)

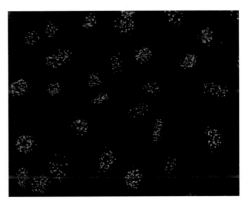

No.12　写真(午前：問題 81)

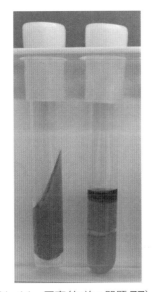

No.11　写真(午前：問題 77)

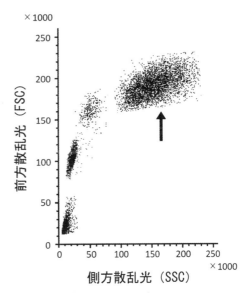

No.13　図(午前：問題 83)

第 67 回臨床検査技師国家試験　別冊

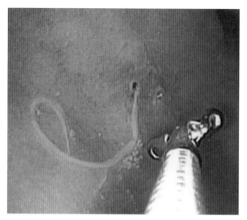

No.1　写真（午後：問題 4）

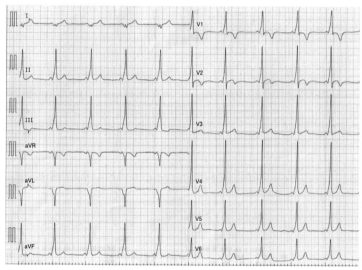

No.2　図（午後：問題 16）

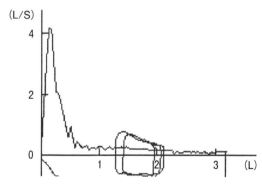

No.3　図（午後：問題 22）

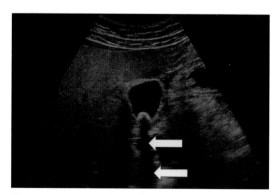

No.4　写真（午後：問題 24）

第 67 回臨床検査技師国家試験　別冊

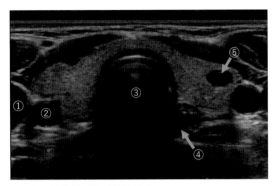

No.5　写真（午後：問題 25）

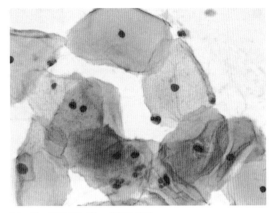

No.6　写真（午後：問題 45）

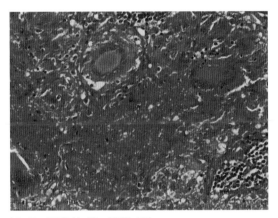

No.7　写真（午後：問題 49）

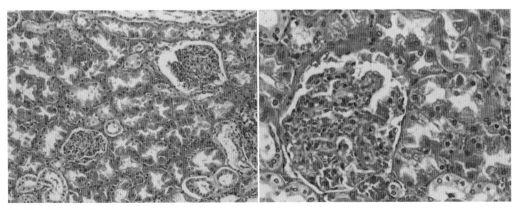

No.8　写真（午後：問題 51）

第 67 回臨床検査技師国家試験　別冊

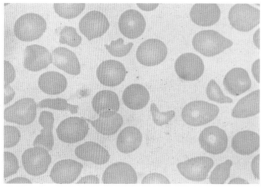

No.9　写真（午後：問題 59）

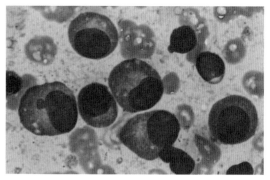

No.10　写真（午後：問題 61）

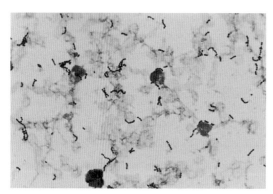

No.11　写真（午後：問題 69）

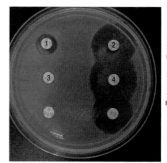

1：セフタジジム（30 μg）

2：セフタジジム（30 μg）＋クラブラン酸（10 μg）

3：セフォタキシム（30 μg）

4：セフォタキシム（30 μg）＋クラブラン酸（10 μg）

No.12　写真（午後：問題 75）

A

赤血球	Rh血液型					Duffy血液型		Kidd血液型	
	D	C	c	E	e	Fy^a	Fy^b	Jk^a	Jk^b
1	+	0	+	+	0	+	+	0	+
2	+	+	0	0	+	0	+	+	+
3	+	0	+	+	+	0	0	+	0
4	+	+	0	0	+	0	+	0	+
5	0	+	+	0	+	0	+	+	0
6	0	0	+	+	+	+	0	0	+

B

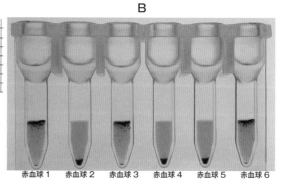

赤血球 1　赤血球 2　赤血球 3　赤血球 4　赤血球 5　赤血球 6

No.13　図・写真（午後：問題 85）

2020

2020 年

第 66 回臨床検査技師国家試験

（2020 年 2 月 19 日実施）

別冊（白黒およびカラー図譜）は34～40 ページにあります．

※厚生労働省の発表
・本試験は受験者数 4,854 名，合格者数 3,472 名，合格率は 71.5%．
・〈午後の部〉第 60 問を「3 通りの解答を正解として採点する」としている．

〔午　前〕

問題 1　臨床検査室において尿浸透圧の測定に用いられるのはどれか．
1. 屈折計法
2. 氷点降下法
3. ガラス電極法
4. 陽イオン抽出法
5. メタクロマジー法

解答　2

　浸透圧計の測定原理は，2. 氷点降下法である．別名として凝固点降下法とも呼ばれる．1. 屈折計法の他，試験紙法である 4. 陽イオン抽出法と 5. メタクロマジー法は尿比重の測定に用いられる．3. ガラス電極法は pH 測定に用いられている．

問題 2　関節液中にピロリン酸カルシウムが認められるのはどれか．
1. 痛　風
2. 偽痛風
3. 化膿性関節炎
4. 関節リウマチ
5. 変形性関節症

解答　2

　関節液中に結晶が認められる一般的な疾患には，痛風と偽痛風がある．ピロリン酸カルシウム結晶は 2. 偽痛風で認められる．尿酸ナトリウム結晶は 1. 痛風で認められる．まれに 3. 化膿性関節炎でもピロリン酸カルシウム結晶を認めることがあるが，偽痛風と比べると頻度はかなり低い．4. 関節リウマチと 5. 変形性関節症では結晶を認めない．

問題 3　尿沈渣の無染色標本（**別冊 No.1**）を別に示す．認められる結晶はどれか．
1. 尿酸結晶
2. シスチン結晶
3. ビリルビン結晶
4. リン酸カルシウム結晶
5. シュウ酸カルシウム結晶

解答　2

　別冊 No.1 の結晶は 2. シスチン結晶である．酸性尿で認められ，無色の六角板状の形状を呈する．塩酸，水酸化カリウム，アンモニア水で溶解することで確認を行う．

問題 4　臨床検査技師が放射性同位元素〈RI〉を取扱う際に遵守すべきなのはどれか．
1. ゴム手袋の二重装着
2. 放射線防護服の着用
3. 測定試薬の管理台帳作成
4. 放射線業務従事者の免許取得
5. RI 廃棄物のオートクレーブ処理

解答　3

　放射性同位元素（RI）の取扱いで臨床検査技師が遵守すべきは，選択肢の中では 3. 測定試薬の管理台帳作成が最も該当する．2. RI を取扱う際，放射線防護服の着用はしない．1. 4. 5 はナンセンス肢として除外される．なお，医療法等の一部を改正する法律（平成 29 年法律第 57 号，平成 30 年 12 月 1 日施行）において，3 が明記されているので参考にするとよい．

問題 5　糞便に用いる検査法はどれか．**2 つ選べ**．
1. Guthrie 法

解答　2, 5

　糞便に用いる検査法は，便中脂肪成分の検出方法である 2.

2. Sudan Ⅲ 染色法

3. スルホサリチル酸法

4. ジアゾカップリング法

5. 抗ヒトヘモグロビンイムノクロマト法

問題 6 夜間採血の新鮮血塗抹標本に検出された勢い良く動く虫体の写真（**別冊 No.2**）を別に示す．

この寄生虫の感染経路はどれか．

1. 経口感染

2. 経皮感染

3. 経気管感染

4. 経胎盤感染

5. 性行為感染

問題 7 静脈採血法について正しいのはどれか．**2 つ選べ**．

1. 採血前に患者自身に姓名を名乗ってもらう．

2. ホルダーは患者ごとに交換する．

3. 採血部位は尺側皮静脈が第一選択となる．

4. 抜針後は穿刺部を揉む．

5. 針はホルダーから外して廃棄する．

問題 8 試験紙法で尿潜血が陽性，尿沈渣で赤血球が陰性となるのはどれか．**2 つ選べ**．

1. IgA 腎症

2. 尿路結石

3. 横紋筋融解症

4. ABO 型不適合輸血

5. 急速進行性糸球体腎炎

問題 9 結核性髄膜炎の髄液所見として正しいのはどれか．

1. 糖の増加

2. 蛋白の減少

3. 単核球の増加

4. クロールの増加

5. アデノシンデアミナーゼ〈ADA〉活性の低下

問題 10 内部精度管理法で患者データを用いるのはどれか．**2 つ選べ**．

1. 累積和法

2. X̄-R 管理図法

3. 項目間チェック法

4. デルタチェック法

5. マルチルール管理図法

問題 11 急性リンパ芽球性白血病にみられる染色体異常はどれか．

1. t(8；14)

2. t(8；21)

3. t(9；22)

4. t(14；18)

5. t(15；17)

Sudan Ⅲ 染色法によるものと，便中ヘモグロビン検査の 5. 抗ヒトヘモグロビンイムノクロマト法である．1. Guthrie 法はフェニルケトン尿症のマス・スクリーニング法，3. スルホサリチル酸法は尿蛋白検査，4. ジアゾカップリング法は尿ビリルビン検査で用いられる．

解答 2

"夜間採血" と "勢い良く動く虫体" の説明文から，別冊 No.2 の寄生虫はリンパ系フィラリアのミクロフィラリアと判断するのが妥当である．蚊が媒介するため，2. 経皮感染が正答である．

解答 1，2

患者確認は，患者の姓名を述べてもらうことはもちろん，同姓同名の可能性も考え，誕生日や患者 ID なども同時に確認する．ホルダーなどの採血器具は全てディスポーザブルのものを使用し，患者ごとに交換する．採血部位は肘正中，橈骨，尺側皮静脈のうち，太さ，深さ，弾力性などの観点から最も適した血管を選択する．抜針後の穿刺部は強く圧迫する．針はホルダーから外さずに廃棄する．

解答 3，4

尿潜血が陽性にもかかわらず，尿沈渣赤血球が陰性で，結果に乖離がみられる要因には，ミオグロビン尿とヘモグロビン尿がある．ミオグロビン尿の原因としては 3. 横紋筋融解症，ヘモグロビン尿の原因としては，4. ABO 型不適合輸血がある．

解答 3

結核性髄膜炎の髄液検査所見は，1. 糖の低下，2. 蛋白の増加，3. 単核球の増加，4. クロールの低下，5. アデノシンデアミナーゼ（ADA）活性の上昇である．

解答 3，4

3. 項目間チェック法は患者データを用い，相関関係にある項目間の測定値の比やバランスを確認する手法で，4. デルタチェック法は患者データを用い，過去の検査値（前回値）と今回の検査で得られた値を比較することで検査値の精度管理を行う手法である．1. 累積和法，2. X̄-R 管理図法，5. マルチルール管理図法は精度管理試料を用いる．

解答 3

3. t(9；22)，つまり，22 番染色体と 9 番染色体間での転座であるフィラデルフィア染色体では，*BCR-ABL* キメラ遺伝子が生じる．それに伴う Abl チロシンキナーゼの恒常的活性化が，慢性骨髄性白血病や一部の急性リンパ芽球性白血病の病因となる．後者においては，本染色体異常は予後不良なものとして知られている．

問題 12 動脈血液ガス分析で，pH 7.48, Pa_{O_2} 98 Torr, Pa_{CO_2} 30 Torr, HCO_3^- 22 mmol/L であった．
　考えられるのはどれか．

1. 胃液吸引
2. 急性膵炎
3. 慢性肺気腫
4. 過換気症候群
5. 原発性アルドステロン症

解答 4

　呼吸性アルカローシスを呈していることから，4. 過換気症候群が考えられる．1〜3 は基本的にアシドーシスを呈し，5 は代謝性アルカローシスを呈する．動脈血液ガス分析上，Pa_{CO_2}<35 Torr，pH>7.45，A-aDO2 正常で，過換気状態と診断する．

問題 13 1 型糖尿病と関連のある自己抗体はどれか．

1. 抗 GAD 抗体
2. 抗 SS-A 抗体
3. 抗平滑筋抗体
4. 抗リン脂質抗体
5. 抗サイログロブリン抗体

解答 1

　1. 抗 GAD 抗体と抗膵島細胞質抗体(ICA)は 1 型糖尿病，2. 抗 SS-A や SS-B 抗体はシェーグレン症候群(Sjögren syndrome)，3. 抗平滑筋抗体は自己免疫性肝炎で陽性となる．4. 抗リン脂質抗体は抗リン脂質抗体症候群(APS)で陽性となり，習慣性流産や脳梗塞の原因となる．5. 抗サイログロブリン抗体は慢性甲状腺炎(橋本病)で陽性となり，抗甲状腺ペルオキシダーゼ(TPO)抗体とともに診断に利用される．

問題 14 肝硬変について**誤っている**のはどれか．

1. 肝右葉腫大が認められる．
2. 血小板減少が認められる．
3. 食道静脈瘤が認められる．
4. ICG 試験で排泄が停滞する．
5. C 型肝炎ウイルスによるものが多い．

解答 1

　肝障害で肝臓のサイズが大きくなることは一般的ではあるが，肝硬変期になると実質の縮小を伴う．2〜5 は，正しい記述である．

問題 15 推算糸球体濾過量〈eGFR〉の推算に必要な項目はどれか．**2 つ選べ**．

1. 身　長
2. 性　別
3. 体　重
4. 年　齢
5. 腹　囲

解答 2, 4

　推算糸球体濾過量(eGFR)の推算には 2. 性別，4. 年齢および血中クレアチニン値が用いられる．eGFR の推算式は，194×血清クレアチニン$^{-1.094}$×年齢$^{-0.287}$(女性の場合はこの式に×0.739)である．腎機能が低下すると，eGFR の数値は下がる．健康な人の eGFR は 90 mL/min/1.73 m^2 以上である．

問題 16 大動脈弁が閉じてから僧帽弁が開くまでの心時相はどれか．

1. 急速流入期
2. 駆出期
3. 心房収縮期
4. 等容弛緩期
5. 等容収縮期

解答 4

　大動脈弁の閉鎖〔心音の II 音の大動脈弁成分(IIa)が聴取されるとき〕から僧帽弁が開放し左室への血液流入が始まるまでの時間を 4. 等容弛緩期(IVR)といい，左室の拡張機能障害の程度を測る指標として用いられる．IVR の延長は心筋の拡張能の低下を表す．正常範囲はおよそ 70±12 msec で，40 代以上の年齢ではさらに 10 msec 程度長くなる．

問題 17 連続波ドプラ法を用いるのはどれか．**2 つ選べ**．

1. 三尖弁逆流速度測定
2. 僧帽弁輪運動速度測定
3. 大動脈弁狭窄症の弁口部圧較差推定
4. 左室流入血流速波形による左室拡張能評価
5. 僧帽弁閉鎖不全症の逆流弁口吸い込み血流の検出

解答 1, 3

　連続波ドプラ法は，送信および，受信専用の別々の振動子を用い，連続的に超音波の送受信を行うため，流速による制限を受けない．選択肢 1, 3 のような逆流や狭窄に伴う高速血流計測に適している(ただし，距離分解能をもたないため任意の部位での血流記録が不可能)．選択肢 2, 4 はパルスドプラ法，5 はカラードプラ法(PISA 法)を用いて評価する．

問題 18 心尖部四腔像の収縮期カラードプラ像(**別冊 No.3**)を別に示す．
　この症例で考えられる心雑音はどれか．

1. 連続性雑音
2. 拡張早期雑音

解答 4

　別冊 No.3 の描出画像は心尖部四腔断層の収縮期で，画面右下(左心房)にモザイクパターンを呈する中〜高度(左心房拡大著明なため高度逆流)の逆流(僧帽弁閉鎖不全)を認める．僧帽弁閉鎖不全は収縮期逆流性雑音の代表ともいえ，雑音の特徴は，I 音 II 音を覆い隠す(I 音 II 音がわかりにくい)平坦かつ柔らかな吹鳴様

3. 前収縮期雑音

4. 全収縮期雑音

5. 駆出性収縮期雑音

問題 19 心電図（**別冊 No.4**）を別に示す.
正しいのはどれか.

1. 右室梗塞

2. 下壁梗塞

3. 後壁梗塞

4. 高位側壁梗塞

5. 広範前壁梗塞

問題 20 スパイロメトリで測定できる肺気量分画はどれか. **2 つ選べ.**

1. 残気量

2. 全肺気量

3. 1 回換気量

4. 最大吸気量

5. 機能的残気量

問題 21 肺拡散能力の 1 回呼吸法による測定用吸入ガスに**含まれない**のはどれか.

1. CO

2. CO_2

3. He

4. N_2

5. O_2

問題 22 静肺コンプライアンスが上昇するのはどれか.

1. 肺気腫

2. 高度肥満

3. 肺線維症

4. 気管支喘息

5. 脊柱側弯症

問題 23 臨床検査技師が単独で行うことが**できない**のはどれか.

1. 基準嗅覚検査

2. 気道抵抗測定

3. 骨導聴力検査

4. 電気味覚検査

5. 気道過敏性試験

問題 24 肝硬変の超音波所見はどれか.

1. 肝表面の不整

2. カメレオンサイン

3. ブルズアイサイン

4. 肝深部エコーの減衰

5. 肝腎コントラストの増強

問題 25 乳腺の単純性嚢胞の超音波所見はどれか.

1. 側方陰影を伴う.

雑音（4. 全収縮期雑音）である.

解答 5
別冊 No.4 の心電図は，$V_2 \sim V_4$ 誘導に梗塞曲線（QS パターン）および冠性 T 波を呈していることから前壁梗塞が考えられ，さらに I，aV_L，V_5，V_6 誘導にも冠性 T 波を認め，側壁（高位側壁を含む）までの広範囲に及ぶ心筋障害が考えられる. よって，5. 広範前壁梗塞が最も考えられる.

解答 3, 4
5. 機能的残気量（FRC）を測定することで 1. 残気量（RV）および 2. 全肺気量（TLC）を算出できる. FRC の測定方法にはガス希釈法（閉鎖回路法，開放回路法）と体プレチスモグラフ法があり，スパイロメトリでは肺活量〔予備吸気量（IRV）＋1 回換気量（TV）＋予備呼気量（ERV）〕までしか測定できない. 4. 最大吸気量（IC）は IRV と TV の和である.

解答 2
1 回呼吸法による肺拡散能力（DL_{CO}）の測定には 4 種混合ガス（0.3% CO，10% He，20% O_2，N_2 Balance）が用いられ，2. CO_2 は使われない.

解答 1
コンプライアンスは気量変化（⊿V）/圧変化（⊿P）から求められる. 静肺コンプライアンスの測定では，ニューモタコグラフを用いて気量変化（⊿V）を，食道バルーンカテーテルを用いて圧変化（⊿P）を計測する. 正常値は 0.15〜0.25 L/cmH2O である. 閉塞性換気障害を呈する 1. 肺気腫は肺胞の破壊的変化により肺の弾性が失われた状態で，圧変化（⊿P）に対して気量変化（⊿V）がより増大し，高値（上昇）となる.

解答 5
5. 気道過敏性試験は気道収縮を促すメサコリンなどの薬剤を，低濃度から高濃度まで 1 分程度の間隔でネブライザー（噴霧器）を使用して患者に吸引させ，喘息などの診断に用いる検査である. 薬剤を吸引させることは医行為にあたり，臨床検査技師単独では検査できない. 「臨床検査技師等に関する法律：平成 17 年法改正」では 1. 基準嗅覚検査，2. 気道抵抗測定，3. 骨導聴力検査，4. 電気味覚検査は検査技師単独で検査することが認められている.

解答 1
肝硬変はさまざまな原因による肝障害が治癒されず，慢性の経過をたどった末の終末像である. 超音波所見としては 1. 肝表面の不整像（凹凸像）や肝実質のエコーパターンの不整（粗雑化），門脈圧亢進症に伴う脾腫や側副血行路の出現などが挙げられる. 2. カメレオンサインは体位変換にて血管腫の内部エコーが変化する像を指し，3. ブルズアイサインは転移性肝腫瘍，4. 肝深部エコーの減衰と 5. 肝腎コントラストの増強は脂肪肝の所見である.

解答 1 または 3（正答なし）
乳腺内の単純性嚢胞の代表的な超音波所見は，①形状：楕円形

2. 後方に音響陰影を伴う.
3. 辺縁が境界明瞭である.
4. 境界部に低エコー帯を伴う.
5. 内部に点状高エコーを認める.

もしくは円形, ②境界部:明瞭平滑, ③内部エコー:無エコー, ④音響的所見:外側陰影を呈することが多い, ⑤縦横比:通常小さい, ⑥動的検査:易変形, 可動性不良, などが挙げられる. なお, 外側陰影は側方陰影と呼ぶこともある(ただし超音波医学会の用語集には記載がないため, "側方陰影" は不適切な表現と判定される可能性はある). また, 上述のように嚢胞の境界は明瞭であるが, 辺縁(腫瘤部)と周辺(非腫瘤部)との接面が境界であり, 3. "辺縁が境界明瞭" はやや不適切な表現である.
※厚生労働省の解答:3

問題26 概日リズムの中枢はどれか. **2つ選べ.**
1. 海　馬
2. 松果体
3. 網様体
4. 下垂体後葉
5. 視交叉上核

解答 2, 5
概日リズムは中枢時計(視交叉上核)からのリズム信号に末梢時計(肝臓や内分泌腺)が二次的に同調している. よって概日リズムの中枢は5. 視交叉上核である. ただし, 設問は2つ選択となっている. 視交叉上核の神経支配のもとに, 2. 松果体では概日リズムに深くかかわるメラトニンの合成がリズミックに行われている. 以上より, 2. 松果体も中枢側と考えれば, 解答は5. 視交叉上核と2. 松果体となる.

問題27 電気味覚検査の対象となる鼓索神経を分岐する脳神経はどれか.
1. 三叉神経
2. 顔面神経
3. 舌咽神経
4. 迷走神経
5. 舌下神経

解答 2
鼓索神経は2. 顔面神経の分枝である.

問題28 血流依存性血管拡張反応〈FMD〉に影響を**与えない**因子はどれか.
1. 飲　水
2. 喫　煙
3. 月経周期
4. カフェイン
5. ビタミンC

解答 1
血流依存性血管拡張反応(FMD)の計測に影響を与える因子として, ①喫煙(原則, 検査前は禁煙), ②検査環境:閑静で温度一定(22~26℃), ③十分な安静時間, ④食事(原則, 朝食前の空腹時に計測), ⑤ビタミン類, カフェイン, アルコール飲料(6~12時間以上休止する), ⑥月経周期(月経周期第1~7日に測定)などが挙げられる.

問題29 生体で正しいのはどれか.
1. 血漿蛋白は酸として緩衝作用を示す.
2. 赤血球を高張液にさらすと膨張する.
3. 成人男性の体重の約80%は水である.
4. 間質液が異常に蓄積した状態を充血という.
5. 膠質浸透圧は血中アルブミン濃度に依存する.

解答 5
5. 膠質浸透圧は循環器系における血漿や間質液の浸透圧を意味し, これは血中のアルブミン濃度に依存する. アルブミン濃度が低いと, 組織液から血液へ水分などを取り込めず浮腫を招く. 1. 血漿蛋白は弱酸として作用している. 2. 赤血球は高張液で収縮し溶血する. 3. 体重の約60%が水である. 4. 間質液の蓄積により浮腫となる.

問題30 β-1,2 グリコシド結合をもつのはどれか.
1. イヌリン
2. ヘパリン
3. アガロース
4. グリコーゲン
5. コンドロイチン硫酸

解答 1
1. イヌリンは, D-フルクトース約35個がβ-1,2 グリコシド結合で直鎖状に結合し, 末端にスクロースが結合した構造をもつ. 糸球体濾過量の測定にイヌリンクリアランス測定が利用されている.

問題31 基質と酵素の組合せでアンモニアが関係するのはどれか. **2つ選べ.**
1. 尿　酸 ――――― ウリカーゼ
2. 尿　素 ――――― ウレアーゼ
3. クレアチン ――――― クレアチンキナーゼ〈CK〉
4. グルタミン酸 ――― グルタミン酸デヒドロゲナーゼ

解答 2, 4
設問は尿素の測定系(ウレアーゼ・グルタミン酸デヒドロゲナーゼ法)が該当する. 2. 尿素はウレアーゼの作用により, アンモニアと二酸化炭素に加水分解される. この際に生じたアンモニアを2-オキソグルタル酸と反応させると, グルタミン酸デヒドロゲナーゼの作用により4. グルタミン酸が生じ, 同時にNADPH が NADP⁺ に変化する.

5. アスパラギン酸 ── アスパラギン酸アミノトランスフェラーゼ〈AST〉

問題 32 糖尿病精査のため来院した患者の検査結果で糖尿病型を示すのはどれか. **2つ選べ**.

1. HbA1c 6.8%
2. 随時血糖値 170 mg/dL
3. グリコアルブミン 14.8%
4. 75 g 経口ブドウ糖負荷試験 1 時間血糖値 220 mg/dL
5. 75 g 経口ブドウ糖負荷試験 2 時間血糖値 210 mg/dL

解答 1, 5

糖尿病診断基準において "糖尿病型" は, 早朝空腹時血糖値 126 mg/dL 以上, 75 g 経口ブドウ糖負荷試験 2 時間血糖値 200 mg/dL 以上, 随時血糖値 200 mg/dL 以上, HbA1c が 6.5% 以上のいずれかが確認された場合に判定される. 選択肢の 1 と 5 が該当する.

問題 33 過去約 2 か月の平均血糖値から想定される HbA1c 値より測定値が高値になるのはどれか.

1. 輸血後
2. 腎性貧血
3. 大量出血後
4. 溶血性貧血
5. 鉄欠乏性貧血

解答 5

HbA1c は赤血球の平均寿命(糖化の期間)に影響を受ける. 5. 鉄欠乏性貧血では Hb が減少し, その代償として赤血球の平均寿命・Hb 半減期が長くなり, HbA1c は偽高値になることが報告されている. 1. 輸血後, 2. 腎性貧血, 3. 大量出血後, 4. 溶血性貧血では, 通常, 赤血球の平均寿命が短縮することで偽低値になることが報告されている.

問題 34 血糖調節機構の組合せで**誤っている**のはどれか.

1. インスリン ─────── 解糖系促進
2. 肝 臓 ─────── グリコーゲン合成
3. グルカゴン ─────── グリコーゲン分解抑制
4. 脂肪組織 ─────── トリグリセライド合成
5. 腎 臓 ─────── 糖新生

解答 3

3. グルカゴンはグリコーゲンの分解を促進して, 血糖値を上昇させるため, 3 が誤っている. 4. 脂肪組織の脂肪細胞はトリグリセライドを合成・貯蔵し, 血中グルコース濃度低下時にトリグリセライドの分解産物である脂肪酸をエネルギー源として血中に供給する. 1. インスリンは, 2. 肝臓や骨格筋でのグリコーゲンの合成を促進する. 5. 糖新生は肝臓や腎臓で行われる.

問題 35 クロールについて正しいのはどれか. **2つ選べ**.

1. 約 90% が細胞内に存在する.
2. 蛋白質との結合型が存在する.
3. 嘔吐により血中濃度が低下する.
4. α-アミラーゼの活性中心に含まれる.
5. アニオンギャップ値の算出に必要である.

解答 3, 5

クロールは胃液などの消化液中に含まれ, 胃液中の塩酸の成分である. したがって 3. 嘔吐により血中濃度は低下する. 5. アニオンギャップ(AG)値は, $AG = Na^+ - (Cl^- + HCO_3^-)$ で求められ, クロール値が必要である. 1. 細胞外液に存在する. 2. 蛋白質と結合しない. 4. α-アミラーゼの活性中心は Ca^{2+} である.

問題 36 血清蛋白泳動分画(**別冊 No.5**)を別に示す. この患者の血清中に増加が考えられるのはどれか.

1. アルブミン
2. $α_1$-アンチトリプシン
3. リポ蛋白
4. トランスフェリン
5. IgG

解答 5

血清蛋白電気泳動は陽極(＋)から陰極(－)に, アルブミン, $α_1$, $α_2$, $β$, $γ$ グロブリンの 5 つが分画される. 別冊 No.5 では陰極の $γ$ グロブリン分画にシャープなピークを認め, 形質細胞骨髄腫で多量に産生される M 蛋白が考えられる. M 蛋白は免疫電気泳動法や免疫固定法で同定する必要があるが, 選択肢からは 5. IgG が該当する. なお, $γ$ グロブリン分画の主成分には IgG, IgA, IgM, IgD, IgE, CRP がある.

問題 37 グルクロン酸抱合の不良により間接ビリルビンが増加するのはどれか.

1. 閉塞性黄疸
2. 溶血性貧血
3. Gilbert 症候群
4. 急性ウイルス性肝炎
5. Dubin-Johnson 症候群

解答 3

非抱合型(間接)ビリルビンは, 肝細胞内でグルクロン酸転移酵素とウリジン二リン酸(UDP)グルクロン酸によってグルクロン酸抱合を受け, 抱合型(直接)ビリルビンとなり胆汁中に排出される. 3. Gilbert 症候群では, グルクロン酸抱合にかかわる UDP グルクロン酸転移酵素の遺伝子変異があることで抱合が受けられず, 間接ビリルビンが増加する.

問題 38 過酸化水素・ペルオキシダーゼ系呈色反応で正しいのはどれか.

解答 5

過酸化水素・ペルオキシダーゼ系呈色反応は, 生成した過酸化水素にペルオキシダーゼの存在下でフェノールなどと 4-アミノ

1. 脱水素酵素を使用する.
2. 測定波長は 340 nm である.
3. 吸光度の減少量を測定する.
4. 共存物質の影響を受けにくい.
5. 分析感度を変化させることができる.

問題39 自動分析装置を用いる二波長法で**誤っている**のはどれか.
1. 光量補正が可能となる.
2. 2つの波長の吸光度差を測定する.
3. 試料の濁りの影響を軽減することができる.
4. 1試薬系の検査試薬に適用することができる.
5. 主波長は極大吸収波長より短波長側に設定する.

問題40 リポ蛋白について**誤っている**のはどれか.
1. HDL は LDL よりも蛋白質含量が高い.
2. IDL は LDL と VLDL の中間の比重をもつ.
3. カイロミクロンは VLDL よりも粒子サイズが大きい.
4. VLDL はカイロミクロンよりもトリグリセライド含量が低い.
5. LDL はアガロースゲル電気泳動法で VLDL よりも陽極側に移動する.

問題41 レシチンコレステロールアシルトランスフェラーゼ〈LCAT〉反応の生成物はどれか. **2つ選べ.**
1. 遊離脂肪酸
2. リゾレシチン
3. トリグリセライド
4. スフィンゴミエリン
5. エステル型コレステロール

問題42 蛋白質合成の場として重要なのはどれか.
1. Golgi 装置
2. 滑面小胞体
3. リボソーム
4. ミトコンドリア
5. ペルオキシソーム

問題43 血中薬物濃度測定〈TDM〉の対象と**ならない**薬物はどれか.
1. 抗凝固薬
2. 抗不整脈薬
3. 免疫抑制薬
4. 抗てんかん薬
5. アミノ配糖体抗菌薬

問題44 尿中デオキシピリジノリン〈DPD〉について正しいのはどれか. **2つ選べ.**
1. 骨粗鬆症で低値を示す.
2. 男性は女性よりも高値を示す.
3. 悪性腫瘍の骨転移で低値を示す.
4. 健常者では成長期に高値を示す.

アンチピリンを酸化縮合発色させる反応である. この反応の場合, 500 nm の波長を測定するが, フェノールの代わりにアニリン系やトルイジン系の物質を使用すると, 呈色反応の吸収波長やモル吸光係数が変わる. よって, 5. 分析感度(モル吸光係数)を変化させることが可能となる. また, 酸化還元酵素を用いるため, 還元性物質が共存すると負誤差を生じる.

解答 5
二波長法の波長は目的成分の極大吸収波長である主波長(λ2)と主波長よりも長波長側の副波長(λ1)を使用する. したがって, 5が誤りである. 二波長法の利点として, 3. 試料の濁りやセルの汚れによる影響を軽減できる点と1. 光量補正が可能である点がある. 2. 2つの波長の吸光度差を測定する方法で, 4. 1試薬系の検査試薬に適用できる.

解答 5
リポ蛋白は比重によりカイロミクロン(CM), 超低比重リポ蛋白(VLDL), 中間比重リポ蛋白(IDL), 低比重リポ蛋白(LDL), 高比重リポ蛋白(HDL:HDL2, HDL3)に分類される. アガロースゲル電気泳動法では粒子の大きな CM は原点(陰極)にとどまり, 次いで LDL, IDL, VLDL, HDL の順に陽極側に泳動される. したがって, 5が誤りである.

解答 2, 5
レシチンコレステロールアシルトランスフェラーゼ(LCAT)は肝臓で合成される酵素で, 遊離型コレステロールとレシチンから 2. リゾレシチンと5. エステル型コレステロールの合成を触媒する働きをしている.

解答 3
蛋白質合成の場は 3. リボソームである. 小胞体は 2. 滑面小胞体と粗面小胞体からなり, 粗面小胞体上の 3. リボソームにより mRNA の遺伝子情報に基づいた蛋白質の合成が行われる. 2. 滑面小胞体はステロイド合成, 脂質・糖などの代謝, 1. Golgi 装置は合成された蛋白質の濃縮・加工・糖鎖の付加など, 5. ペルオキシソームはさまざまな物質の酸化反応に関与している.

解答 1
血中薬物濃度測定(TDM)の保険償還対象となる, 特定薬剤治療管理料が算定できる薬物は厳密に規定されている. ジギタリス製剤, 抗てんかん薬, 免疫抑制薬, 抗悪性腫瘍薬, 一部の抗菌薬などがその対象で, 1. 抗凝固薬は含まれない.

解答 4, 5
尿中デオキシピリジノリン(DPD)は原発性副甲状腺機能亢進症, 骨粗鬆症, 小児, 転移性骨腫瘍で高値, 女性は高値傾向をとる.

20年

5. 原発性副甲状腺機能亢進症で高値を示す.

問題 45　弾性線維の染色法はどれか. **2つ選べ**.
1. orcein 染色
2. Berlin blue 染色
3. toluidine blue 染色
4. Masson trichrome 染色
5. elastica van Gieson 染色

解答 1, 5
　弾性線維はコラーゲン線維よりさらに細く, 枝分かれをして立体構造を形成する. 弾性線維は H-E 染色でコラーゲン線維と見分けがつかないこともあり, 弾性線維を選択的に染めることができる 1. orcein 染色や victoria blue 染色, 弾性線維染色の weigert 染色と組合せて行う 5. elastica van Gieson 染色が用いられる. 2. Berlin blue 染色は3価鉄やヘモジデリンなど, 3. toluidine blue 染色は酸性ムコ多糖類など, 4. Masson trichrome 染色は膠原線維を染める染色法である.

問題 46　小脳の Klüver-Barrera 染色標本（**別冊 No.6**）を別に示す.
　矢印で示すのはどれか.
1. 砂粒体
2. Nissl 小体
3. Russell 小体
4. Mallory 小体
5. アミロイド小体

解答 2
　別冊 No.6 は小脳の神経細胞の像で, 細胞質にはクレシル紫で染まっている 2. Nissl 小体（顆粒）が認められる. Klüver-Barrera 染色は, クレシル紫とルクソールファスト青の二重染色で, クレシル紫は粗面小胞体（Nissl 小体）を青紫色に染め, ルクソールファスト青は髄鞘を青色に染める.

問題 47　透過型電子顕微鏡標本作製に**使用しないの**はどれか.
1. ガラスナイフ
2. グリッドメッシュ
3. ダイヤモンドナイフ
4. toluidine blue 染色液
5. テトランダー〈Tetrander〉型ミクロトーム

解答 5
　超薄切片に電子線を当て, 細胞内の微細構造を観察する透過型電子顕微鏡は, 細胞内小器官の観察や糸球体腎炎の診断に用いられている. 採取された組織は, グルタルアルデヒド液とオスミウム酸液による二重固定を行い, エタノールで脱水, 酸化プロピレン（プロピレンオキシド）にて置換し, エポキシ樹脂で包埋する. その後, 1. ガラスナイフを用いて超薄切し, 4. toluidine blue 染色を行い, 目的の細胞を確認する. 確認後, 3. ダイヤモンドナイフを用い再度超薄切した切片を 2. グリッドメッシュに貼り付け, 乾燥後, 酢酸ウランとクエン酸鉛を用いて重金属を沈着させ, 透過型電子顕微鏡で観察する.

問題 48　Papanicolaou 染色に用いられる色素はどれか. **2つ選べ**.
1. エオジン Y
2. クリスタル紫
3. アゾカルミン G
4. メチルグリーン
5. ビスマルクブラウン

解答 1, 5
　細胞診検査において基本の染色法である Papanicolaou 染色は, 塩基性色素と分子量の異なる酸性色素を組合せることで, 細胞をさまざまな色調に染め分けている. 染色液には, 核を染めるヘマトキシリン, 細胞質を染める色素として, OG6 中のオレンジ G や EA50 に含まれるライト緑, 1. エオジン Y, 5. ビスマルクブラウンが用いられている.

問題 49　萎縮を示す心臓の H-E 染色標本（**別冊 No.7**）を別に示す.
　矢印で示すのはどれか.
1. メラニン
2. アミロイド
3. グリコーゲン
4. リポフスチン
5. ホルマリン色素

解答 4
　別冊 No.7 は, 心筋の核周囲に黄色から褐色の小滴状顆粒あるいは塊状として認められる 4. リポフスチンである. リポフスチンとは, 細胞質内の不飽和脂肪酸の過酸化によりリソソーム内に形成される不溶性色素で, 組織の消耗に伴い生成されるため, 加齢性色素あるいは消耗性色素とも呼ばれる. 正常な臓器では, 心筋, 平滑筋, 精囊腺上皮に多く認められる. 萎縮した肝臓, 心臓などでリポフスチンの沈着が著しい場合, 臓器割面が褐色調に見えることから褐色萎縮と呼ばれる.

問題 50　融解壊死が主体となるのはどれか.
1. 腎梗塞
2. 脳梗塞
3. 肺梗塞
4. 脾梗塞
5. 小腸梗塞

解答 2
　融解（液化）壊死とは, 壊死を起こした細胞の自己融解が高度となり, 液状化する現象のことをいう. 融解壊死は中枢神経の壊死に特徴的なもので, 2. 脳軟化症（脳梗塞と同義語）時にみられる状態である.

問題 51 陳旧性心筋梗塞の H-E 染色標本(**別冊 No.8**)を別に示す.
　病変の広がりを確認するために最も適している染色法はどれか.
1. Alcian blue 染色
2. azan 染色
3. Masson-Fontana 染色
4. mucicarmine 染色
5. Sudan Ⅲ染色

解答 2

別冊 No.8 は陳旧性心筋梗塞の組織像で,心筋梗塞巣では壊死巣が瘢痕組織に置き換えられている.瘢痕後に膠原線維が増生した領域を確認するには 2. azan 染色が有用で,膠原線維はアニリン青で青色に染色される.1. Alcian blue 染色,4. mucicarmine 染色は酸性ムコ多糖類を検出する方法として用いられ,3. Masson-Fontana 染色はメラニン顆粒,5. Sudan Ⅲ染色は脂肪などの証明に利用される.

問題 52 ATP を産生するのはどれか.
1. Golgi 装置
2. 滑面小胞体
3. 粗面小胞体
4. リボソーム
5. ミトコンドリア

解答 5

ATP を産生するのは 5. ミトコンドリアである.ミトコンドリアは外膜と内膜の二重構造で,内膜の内側をマトリクス,内膜をクリステという.マトリクスではピルビン酸の酸化やクエン酸(TCA)回路などが行われる.内膜では酸化的リン酸化による ATP の産生が行われる.

問題 53 器官または組織と胚葉との組合せで正しいのはどれか.
1. 心　臓———内胚葉
2. 皮　膚———中胚葉
3. 膵　臓———中胚葉
4. 腸　管———外胚葉
5. 中枢神経———外胚葉

解答 5

内胚葉は食道から大腸までの消化管,肺,甲状腺,副甲状腺,胸腺,膵臓,肝臓へと分化する.また,中胚葉は骨格,筋肉,心臓・血管,脾臓,腎臓などに分化し,外胚葉は中枢神経系や皮膚,感覚器,唾液腺などに発達する.したがって,正しい組合せは 5 である.

問題 54 病理組織標本で粘液の染色法はどれか.
1. Alcian blue 染色
2. elastica van Gieson 染色
3. Giemsa 染色
4. Masson trichrome 染色
5. PAM 染色

解答 1

粘液の成分は粘液産生細胞の種類によってさまざまであるが,一般的にはムチンと総称される糖蛋白質と糖類,無機塩類などからなり,中性粘液と酸性粘液(シアルムチンとスルホムチン)がある.病理組織標本に用いられる粘液染色には,中性粘液を染める PAS 反応や酸性粘液を染める 1. Alcian blue 染色,toluidine blue 染色,Colloidal iron 染色などがある.2. elastica van Gieson 染色は膠原線維,筋線維,弾性線維の観察,3. Giemsa 染色は骨髄,リンパ節などの造血組織での細胞形態観察や *Helicobacter pylori* の同定に有用である.4. Masson trichrome 染色は膠原線維の証明,5. PAM 染色は腎糸球体の基底膜を染色する方法として利用される.

問題 55 固定について正しいのはどれか.
1. アルコール系固定液は組織収縮率が低い.
2. アルデヒド系固定液は凝固型固定剤である.
3. オスミウム酸固定液は金属容器に保管する.
4. ブアン〈Bouin〉固定液は内分泌細胞の染色に有用である.
5. グルタールアルデヒド固定では組織片を 10 mm 角に分割する.

解答 4

1. 蛋白凝固型固定であるアルコール系固定液は,脱水固定であることから組織収縮率が高く,2. アルデヒド系固定液は蛋白変性型で,蛋白とペプチド鎖の架橋形成による固定法である.4. ブアン(Bouin)固定液は,強い浸透力をもっており,組織中から流出しやすい内分泌細胞(内分泌顆粒)を短時間で不動化(固定)することができる.3. 毒性の高い薬品であるオスミウム酸はアンプル瓶で販売されているが,蒸留水で希釈後はガラス容器などに入れて冷蔵庫に保管し,使用時はさらにリン酸緩衝液で希釈調整する.オスミウム酸固定液や 5. グルタールアルデヒド固定液は固定力が強く,細胞内微細構造の保持に優れていることから,電子顕微鏡標本作製に利用されるが,浸透力は弱いため,組織片を 1 mm³ 大に細切し,4℃で 1〜2 時間の固定操作が行われる.

問題 56 薄切について正しいのはどれか.
1. ミクロトームは回転式と滑走式に大別される.
2. ミクロトーム刃の先端の角度を逃げ角という.
3. 引き角が大きいほど薄切切片のゆがみが強くなる.

解答 1

1. 組織片を薄切する機器をミクロトームと呼び,滑走式(ユング型,シャンツェ型,テトランダー型)と回転式(ザルトリウス型,ミノー型)に大別される.2. ミクロトーム刃の先端の角度を刃角,組織ブロック表面と刃の作る角度を逃げ角,刃台滑走路に対して刃が交わる角度を引き角という.3. 薄切する際の引き角

4. 滑走速度が遅いと薄切切片にチャターが生じる.
5. 薄切切片の乾燥は 20℃ 前後で行う.

は，角度が小さいほど刃先は鋭くなるが，切片のゆがみも強くなる．また，4. 薄切の際のミクロトーム刃の滑走速度が速すぎると薄切切片にチャターが生じる．5. 薄切後の切片は伸展，貼り付け，乾燥を行うのが，乾燥時は約 60℃ で 1 時間または，37℃ で一晩乾燥させる．

問題 57 H-E 染色標本（**別冊 No.9A**）と PAS 染色標本（**別冊 No.9B**）を別に示す.
　病原微生物はどれか.

1. 赤痢アメーバ
2. トリコモナス
3. アスペルギルス
4. クリプトコッカス
5. ヘリコバクター・ピロリ

解答 1

　別冊 No.9A は，粘膜下に炎症像がみられ，粘膜表層の壊死を伴う潰瘍形成がみられる像である．粘膜の表面に付着する円形〜卵円形のものは，囊胞状の 1. 赤痢アメーバの栄養体と考える．別冊 No.9B では，胞体内に PAS 染色陽性のグリコーゲンを確認できることから，1. 赤痢アメーバと証明できる像である．

問題 58 病理解剖において臨床検査技師が行える業務はどれか.

1. 承諾取得
2. 遺体の縫合
3. 遺族への説明
4. 単独での執刀
5. 病理解剖報告書の作成

解答 2

　1. 病理解剖は医療行為の一端で，死亡した患者家族の承諾を得た臨床医の依頼があった場合に行われ，病気で亡くなった人の死因，病気の本態，診断および治療効果を知るため行われる．4. 臨床検査技師は単独で解剖を行うことができないが，剖検医（病理医）の指示下で 2. 病理解剖業務の介助（血液採取，開頭，臓器の取り出し，遺体の縫合など）に当たることができる．5. 病理解剖報告書は，解剖学的肉眼所見と組織学的所見が十分に検討された後に剖検医によって作成される．また，3. 病理解剖結果は，解剖を行った剖検医から臨床医へと報告され，遺族に説明される．

問題 59 末梢血の May-Giemsa 染色標本（**別冊 No.10**）を別に示す.
　この疾患で認められる検査所見はどれか.

1. 赤血球 CD59 欠損
2. ADAMTS13 活性著減
3. 赤血球浸透圧抵抗減弱
4. 血清 β リポタンパク低値
5. ヘモグロビン S 〈HbS〉陽性

解答 3

　別冊 No.10 においては，通常の赤血球より径が小さく，central pallor（通常の赤血球で観察される中央淡明部）が消失している球状赤血球を多く認める．まずは，遺伝性球状赤血球症を考える．本症は先天的な赤血球膜異常であり，さまざまな程度の溶血性貧血に伴う症状・検査所見を呈する．3. 赤血球の浸透圧抵抗性の減弱は本症の診断的意義を有する．

問題 60 トロンボモジュリンに結合したトロンビンの作用はどれか.

1. 血小板活性化
2. フィブリン形成
3. 第 V 因子活性化
4. 第 VIII 因子活性化
5. プロテイン C 活性化

解答 5

　トロンボモジュリン（TM）は主に血管内皮細胞に発現する高親和性トロンビン受容体である．TM は，その抗凝固作用・線溶調節作用などを介して抗血栓作用を発揮する．その主たる作用として，トロンビン-TM 複合体による 5. プロテイン C（PC）の活性化促進がある．活性化された PC は，活性化された第 V 因子と第 VIII 因子を不活性化することで抗凝固活性を発揮する．

問題 61 白血病細胞の細胞表面マーカーで CD5, CD20 及び CD23 が陽性であった.
　考えられるのはどれか.

1. 成人 T 細胞白血病
2. ヘアリー細胞白血病
3. 慢性リンパ性白血病
4. 急性巨核芽球性白血病
5. B リンパ芽球性白血病

解答 3

　3. 慢性リンパ性白血病（CLL）は成熟 B リンパ球が単クローン性に増殖する疾患であるが，欧米と比べ，日本では頻度が低い．CLL の診断において，細胞表面マーカー検査の意義は高く，B 細胞抗原である CD19，CD20，CD23，さらには，T 細胞抗原として知られている CD5 が陽性を示す．

問題 62 プロトロンビン時間 〈PT〉 及び活性化部分トロンボプラスチン時間 〈APTT〉に異常を**示さな**い血液凝固因子欠乏症はどれか.

1. 第 VII 因子

解答 5

　凝固カスケード反応のスクリーニング検査として，プロトロンビン時間（PT）と活性化部分トロンボプラスチン時間（APTT）がある．PT は外因系凝固能，APTT は内因系凝固能をそれぞれ反映する．この 2 つの検査結果を組合せることで，凝固カスケード

2. 第Ⅷ因子
3. 第Ⅹ因子
4. 第Ⅻ因子
5. 第ⅩⅢ因子

問題 63 二次線溶を反映する検査はどれか.

1. D ダイマー
2. フィブリノゲン
3. プラスミノゲン
4. アンチトロンビン
5. プラスミンインヒビター

問題 64 セリンプロテアーゼインヒビターはどれか.

1. ヘパリン
2. プロテイン C
3. プロテイン S
4. アンチトロンビン
5. トロンボモジュリン

問題 65 血漿鉄消失時間が延長するのはどれか.

1. 溶血性貧血
2. 鉄欠乏性貧血
3. 巨赤芽球性貧血
4. 再生不良性貧血
5. 真性赤血球増加症

問題 66 骨髄穿刺液の May-Giemsa 染色標本(**別冊 No.11**)を別に示す.

矢印の封入体のもととなる細胞内成分はどれか.

1. DNA
2. RNA
3. 鉄顆粒
4. 紡錘体
5. アズール顆粒

問題 67 真性赤血球増加症でみられるのはどれか.

1. *JAK2* 変異
2. 破砕赤血球出現
3. ハプトグロビン低値
4. エリスロポエチン高値
5. 平均赤血球容積〈MCV〉高値

問題 68 *Mycobacterium* 属で低温(30℃)での培養が必要なのはどれか.

1. *M. avium*
2. *M. intracellulare*
3. *M. kansasii*
4. *M. marinum*
5. *M. tuberculosis* complex

問題 69 ヒト免疫不全ウイルス〈HIV〉について正しいのはどれか. **2 つ選べ.**

1. 逆転写酵素をもつ.

のどのあたりに異常があるかを推測することができるが, 唯一, 5. 第ⅩⅢ因子の異常はこれら凝固スクリーニング検査結果に反映されない.

解答 1

凝固反応の結果, フィブリン血栓が生じると, プラスミノゲンアクチベータ(PA)とプラスミノゲンは, このフィブリン上で特異的に結合する. この結合に伴い, 生成効率が高まった(プラスミノゲンから変換された)プラスミンがフィブリンを分解する反応を二次線溶反応と呼ぶ. 二次線溶反応が起きると, 架橋結合により隣り合うフィブリン分子の断片が生じ, 1. D ダイマーとして検出される.

解答 4

活性中心にセリン残基をもつプロテアーゼ(蛋白質分解酵素)であるセリンプロテアーゼには, トロンビンや活性化第Ⅹ因子などがあり, 凝固反応に大きくかかわる. 4. アンチトロンビンは, トロンビンや活性化第Ⅹ因子などと 1 対 1 の複合体を形成し, これらを不活化し, 血液凝固阻止因子として作用する. その欠損症は最も重要な血栓性素因の 1 つである.

解答 4

生体における鉄動態(フィロカイネティクス)を調べる検査として, 血漿鉄消失時間がある. 赤血球の鉄利用が低下している場合に延長する. 4. 再生不良性貧血では赤血球産生が低下しており, したがって, 鉄利用も低下するので, 本検査において延長する. 他の貧血関連検査の充実とともに, アイソトープを使用する本検査は実施されなくなってきている.

解答 5

別冊 No.11 の矢印の封入体は Auer 小体である. Auer 小体は赤紫色の針状または棒状の細胞質封入体で, 5. アズール顆粒(一次顆粒)に由来する. 急性白血病の標本で, Auer 小体を有する芽球があれば急性骨髄性白血病(AML)であり, その診断的価値は高い. また, 急性前骨髄球性白血病(APL)では束状の Auer 小体を有する Faggot 細胞がみられる.

解答 1

骨髄増殖性腫瘍のなかには慢性骨髄性白血病(CML), 真性赤血球増加症(PV), 本態性血小板血症, 原発性骨髄線維症が含まれる. CML では *BCR/ABL1* キメラ遺伝子変異の検出が, その他の骨髄増殖性腫瘍では *JAK2* 遺伝子変異(*JAK2V617F* 変異)の検出が診断に極めて重要である. *JAK2* 遺伝子変異検査はすでに日常臨床検査として活用されており, PV においては大多数の症例にこの変異が認められる.

解答 4

Mycobacterium 属の細菌で発育至適温度が 30℃ 近辺(28〜30℃)の菌種として, 4. *M. marinum, M. ulcerans, M. haemophilum, M. chelonae* などが挙げられる. これらの菌種が起炎菌として疑われる皮膚潰瘍やリンパ節炎の検体は 35℃ と 28〜30℃ の両方で培養することが望ましい. さらに, *M. haemophilum* は血液寒天培地を用いて培養する必要がある.

解答 1, 4

ヒト免疫不全ウイルス(HIV)はエンベロープを有する一本鎖 RNA ウイルスで, その RNA の遺伝情報を DNA に移し替える 1. 逆転写酵素をもつのが特徴である. 2. HIV は CD4 陽性 T 細

20年

2. 主な標的細胞は CD8 陽性リンパ球である.
3. イムノクロマト法が確認検査として用いられる.
4. 医療従事者における感染経路には針刺しがある.
5. 治療にはノイラミニダーゼ阻害薬が有効である.

胞やマクロファージに感染して, 後天性免疫不全症候群(エイズ：AIDS)を引き起こす. HIV 抗体のスクリーニング検査に 3. イムノクロマト法(IC), 粒子凝集法(PA). 酵素免疫測定法(EIA)が使用される. 確認検査にはウエスタンブロット法(WB)や核酸増幅法(RNA 定量)が用いられている. HIV の感染経路は, ①性行為, ②血液, ③母児感染である. 4. 医療従事者の針刺し事故による HIV 感染は起こりうるが, B 型肝炎ウイルス(HBV)や C 型肝炎ウイルス(HCV)に比較してその感染力は極めて弱い. 治療はヌクレオチド型逆転写酵素阻害薬, 非ヌクレオチド型逆転写酵素阻害薬, プロテアーゼ阻害薬, インテグラーゼ阻害薬などを組合せる抗レトロウイルス療法(ART)が標準である. 5. ノイラミニダーゼ阻害薬はインフルエンザの治療に使用する.

問題 70 膿の Gram 染色標本(**別冊 No.12**)を別に示す. 分離菌はヒツジ血液寒天培地および BTB 乳糖寒天培地に発育し, カタラーゼ試験は陽性でマンニトールを分解した.

推定される菌種はどれか.

1. *Enterococcus faecalis*
2. *Staphylococcus aureus*
3. *Staphylococcus epidermidis*
4. *Streptococcus agalactiae*
5. *Streptococcus pyogenes*

解答 2

膿の Gram 染色標本(別冊 No.12)で好中球に貪食された Gram 陽性球菌が多数観察される. ヒツジ血液寒天培地と BTB 乳糖寒天培地にも発育しており, カタラーゼ試験陽性, マンニトールを分解できることから 2. *S. aureus*(黄色ブドウ球菌)が推定される. *S. aureus* は, カタラーゼ試験陽性, コアグラーゼ試験陽性, 耐熱 DNase 陽性である. マンニトールを分解することができ, 高濃度の食塩に耐性であるので, 6.5% 食塩加培地に発育することができる. これらの性状を利用して *Staphylococcus* 属菌の選択培地として, マンニット食塩培地が使用されている.

問題 71 血液培養から分離された場合, 汚染菌の可能性が高いのはどれか. **2 つ選べ**.

1. *Bacillus subtilis*
2. *Escherichia coli*
3. *Staphylococcus aureus*
4. *Propionibacterium acnes*
5. *Pseudomonas aeruginosa*

解答 1, 4

血液培養から検出されても汚染菌の可能性が高い細菌(特に, 2 セット中 1 セットのみからの検出時)は, *S. epidermidis* を代表とする CNS(coagulase negative Staphylococci), 1. *Bacillus* 属菌, 4. *P. acnes*, *Corynebacterium* 属の細菌などである. 一方, 1 セットのみの陽性でも起炎菌の可能性が高いのは, 2. *E. coli* のような腸内細菌科細菌, 3. *S. aureus*, 5. *P. aeruginosa*, *Bacteroides fragilis* group, *Candida* 属菌などである.

問題 72 *Helicobacter pylori* について**誤っているの**はどれか.

1. 大腸癌と関連がある.
2. らせん状の形態を示す.
3. 微好気培養が必要である.
4. 強いウレアーゼ活性を有する.
5. 糞便中抗原検査が診断に有用である.

解答 1

H. pylori(ピロリ菌)は, 2. らせん状の Gram 陰性菌で胃粘膜に生息して胃炎や胃・十二指腸潰瘍と深く関連している. なお, 近年, 特発性血小板減少性紫斑病(ITP)の患者の 5〜6 割が *H. pylori* の除菌によって血小板が増加したことが明らかになり, *H. pylori* 陽性の ITP 患者は, まずは *H. pylori* の除菌療法が推奨される(2010 年 6 月より保険適用). *H. pylori* の検査として, 尿素呼気試験(*H. pylori* の産生する 4. ウレアーゼが胃内の尿素を二酸化炭素とアンモニアに分解することを利用して呼気中の二酸化炭素の増加を測定), 5. 糞便中の *H. pylori* 抗原検査, 血中や尿中の抗 *H. pylori* IgG 抗体検査, 内視鏡時に採取した胃の粘膜組織の病理学的検査, *H. pylori* の分離・培養検査(3. 微好気培養)などがある.

問題 73 手足口病の原因となるのはどれか.

1. RS ウイルス
2. アデノウイルス
3. コクサッキーウイルス
4. コロナウイルス
5. パルボウイルス

解答 3

ウイルスとその疾患名は頻出問題である. 手足口病は 3. コクサッキーウイルスやエンテロウイルスが原因である. 1. RS ウイルスは急性呼吸器感染症の原因である. 2. アデノウイルスは流行性角結膜炎, 咽頭結膜炎(プール熱), 咽頭炎, 胃腸炎, 膀胱炎, 尿道炎などを起こす. 4. コロナウイルスはかぜ症候群を引き起こす. 2020 年 2 月に指定感染症となった新型コロナウイルス(COVID-19)や 2002 年に流行した重症急性呼吸器症候群(SARS), 2012 年に確認された中東呼吸器症候群(MERS)もコロナウイルスの仲間である. 5. パルボウイルスの一種であるヒトパルボウイルス B19 は伝染性紅斑の原因である.

問題74 オキシダーゼテスト陽性でグルコースを発酵的に分解するのはどれか. **2つ選べ**.

1. *Acinetobacter baumannii*
2. *Aeromonas hydrophila*
3. *Klebsiella pneumoniae*
4. *Plesiomonas shigelloides*
5. *Pseudomonas aeruginosa*

解答 2, 4

腸内細菌科細菌の共通性状として, グルコースを24時間以内に発酵する, オキシダーゼテスト陰性であることが挙げられるが, 後者に関して唯一の例外が4. *P. shigelloides* である. このように例外の性状をもつ菌種は試験に頻出なので必ず押さえておきたい. また, 腸内細菌科細菌との鑑別でオキシダーゼテスト陽性がキーとなる菌種は *Aeromonas* 属菌(2. *A. hydrophila*)である. なお, *P. shigelloides* と *A. hydrophila* との鑑別性状はリジン, オルニチン脱炭酸試験が前者はともに陽性, 後者は陰性である.

問題75 *Shigella sonnei* が陽性を示すのはどれか.

1. IPA テスト
2. ONPG テスト
3. インドールテスト
4. オキシダーゼテスト
5. リジン脱炭酸テスト

解答 2

Shigella 属菌は *Escherichia coli* と同様に4. オキシダーゼテスト陰性, VPテスト陰性, 1. IPAテスト陰性, 硫化水素非産生, クエン酸利用能陰性のグループに含まれる. 3. インドールテストは *S. sonnei* では陰性であるが, 他の菌種では陽性となる株がある. 2. ONPG(o-nitrophenyl-β-galactoside)テストは細菌のβ-ガラクトシダーゼ活性を ONPG の基質として測定する. β-ガラクトシダーゼは乳糖の分解に関与する酵素で, 一般的には乳糖分解性の確認である. *S. sonnei* は乳糖と白糖を遅いながらも分解(2日以上の培養)することが特徴である. よって, 2が正解である. *S. sonnei* はオルニチン脱炭酸試験が陽性であるが, 5. リジン脱炭酸テストは陰性である.

問題76 GAM 半流動培地での菌の発育(**別冊 No.13**)を別に示す.

考えられるのはどれか.

1. *Bacteroides fragilis*
2. *Candida albicans*
3. *Pasteurella multocida*
4. *Proteus mirabilis*
5. *Pseudomonas aeruginosa*

解答 1

GAM 半流動培地は嫌気性菌の増菌培養に使用する. 半流動培地(別冊 No.13)の上層部には菌の発育を認めないことから, 嫌気性菌の可能性が高い. 選択肢の中で嫌気性菌は1. *B. fragilis* のみである. *B. fragilis* はカタラーゼ試験陽性, エスクリン加水分解陽性, インドールテスト陰性である. 20%の胆汁を含む BBE 寒天培地に発育して, 集落周辺が暗褐色か黒色になる. β-ラクタマーゼ産生株が多い.

問題77 直ちに医師への連絡が必要なのはどれか. **2つ選べ**.

1. 尿から *Escherichia coli* を検出
2. 糞便から *Klebsiella pneumoniae* を検出
3. 髄液から *Cryptococcus neoformans* を検出
4. 皮膚から *Staphylococcus epidermidis* を検出
5. 喀痰から *Mycobacterium tuberculosis* を検出

解答 3, 5

医学的に極めて重要で, 緊急に報告するべき病原体が検出された場合は, 医師へ直ちに連絡する必要がある. いわゆる, パニック値に相当するものである. まずは血液, 髄液(3. *C. neoformans*)など本来無菌である検体から菌が検出された場合である. *Shigella* 属菌(赤痢菌), 腸管出血性大腸菌, *Salmonella* 属菌など, 病原的意義が高く感染症法で届出が必要な場合も速やかに連絡する. 同じく, 5. *M. tuberculosis*(結核菌)や特殊な薬剤耐性菌は, 施設内での伝播を防止するための感染対策上重要であり, 速やかな連絡が必要となる.

問題78 リジン脱炭酸試験および硫化水素産生が陽性を示すのはどれか.

1. *Citrobacter freundii*
2. *Escherichia coli*
3. *Proteus mirabilis*
4. *Salmonella* Typhi
5. *Serratia marcescens*

解答 4

Salmonella Paratyphi A 以外の *Salmonella* 属菌はリジン脱炭酸試験陽性である. したがって, 4. *S.* Typhi はリジン脱炭酸試験陽性で, 硫化水素も産生量は少ないが陽性である. 1. *C. freundii* と 3. *P. mirabilis* は硫化水素を産生するが, リジン脱炭酸試験は陰性である. 一方, 2. *E. coli* と 5. *S. marcescens* はリジン脱炭酸試験陽性であるが, 硫化水素を産生しない.

問題79 血液型について正しいのはどれか.

1. ABO 血液型は1950年に発見された.
2. ABO 血液型抗原は蛋白抗原系である.
3. RhD 陰性の頻度は日本人では約0.5%である.
4. Rh 血液型では Landsteiner の法則が成り立つ.
5. Rh 系抗原の中で E 抗原が最も強い免疫原性をもつ.

解答 3

1, 2. ABO 血液型は1900年に Landsteiner により発見された糖鎖抗原である. 4. Landsteiner の法則は, 赤血球上に A 抗原が存在しない場合は血清中に抗 A 抗体, B 抗原が存在しない場合は抗 B 抗体をもつ規則のことで, ABO 血液型に関する法則である. 5. Rh 系抗原の免疫原性は D 抗原が最も強く, 次に E 抗原である.

問題80 RhD 陰性の妊産婦への抗 D 免疫グロブリンの投与時期として正しいのはどれか.

1. 妊娠 8 週
2. 妊娠 16 週
3. 妊娠 24 週
4. 妊娠 32 週
5. 分娩後 72 時間以内

問題81 血液型検査の結果を以下に示す.

オモテ試験		ウラ試験	
抗 A	抗 B	A₁ 血球	B 血球
4+	0	0	0

最も考えられるのはどれか.

1. A 亜型
2. キメラ
3. 後天性 B
4. A 型新生児
5. 汎血球凝集反応

問題82 HLA クラス II 抗原をもつ細胞はどれか.

1. 血小板
2. 好中球
3. 赤血球
4. NK 細胞
5. マクロファージ

問題83 Th1 細胞が産生するサイトカインはどれか. **2つ選べ.**

1. インターフェロン γ〈IFN-γ〉
2. インターロイキン 2〈IL-2〉
3. インターロイキン 4〈IL-4〉
4. インターロイキン 5〈IL-5〉
5. インターロイキン 10〈IL-10〉

問題84 交差適合試験において間接抗グロブリン試験の主試験が陽性になる原因はどれか. **2つ選べ.**

1. 連銭形成
2. 洗浄回数の不足
3. 低頻度抗原に対する抗体
4. 患者の直接抗グロブリン試験陽性
5. 提供者の直接抗グロブリン試験陽性

問題85 蛍光顕微鏡の観察に適しているのはどれか.

1. 金コロイド
2. ルミノール
3. ローダミン
4. ルシフェリン
5. ルテニウム錯体

問題86 検査材料の取扱いで正しいのはどれか.

1. 寒冷凝集反応用の血液を 4℃で血清分離した.

解答 5

妊娠 29 週目以降は,胎児の血液が母親の血液に混じり,抗 D 抗体が産生される可能性が高くなる.また,分娩時や,妊娠中の検査や処置のときは,胎児の血液が母親の血液に入る可能性が高くなるので,5. 分娩後 72 時間以内に抗 D 人免疫グロブリン製剤を注射する.したがって,妊娠 28 週前後と分娩後の 2 回注射することで抗 D 抗体の産生を防止する.

解答 4

1. A 亜型は A 抗原量が少なく,抗 A 抗体との反応が弱いか陰性を示し,抗 B 抗体が存在する.2. キメラは ABO 血液型が異なる赤血球をもつので,ミックスフィールド様を呈する.3. 後天性 B は細菌由来の A 型抗原決定基が deacetylase により A 型抗原決定基で切られ,B 抗原に変化する.5. 汎血球凝集反応は正常成人血清に反応する状態である.示された検査結果に該当するのは 4. A 型新生児である.

解答 5

クラス II 抗原は HLA-DR,HLA-DQ,HLA-DP で,樹状細胞,5. マクロファージ,B リンパ球に発現しており,血清学的な検査には B リンパ球が用いられる.クラス I 抗原は HLA-A,HLA-B,HLA-C で,ほとんどの有核細胞に発現しており,血清学的な検査には T リンパ球が用いられる.最近では HLA タイピングには,少量検体で高精度に解析できる DNA 検査が利用される.

解答 1,2

ヘルパー T(Th)細胞はサイトカインの分泌パターンから Th1,Th2 に分けられる.Th1 は 1. インターフェロン γ(IFN-γ)を産生してマクロファージを活性化,2. インターロイキン2(IL-2)を産生して細胞性免疫を活性化する.Th2 細胞から産生される 3. インターロイキン 4(IL-4)は IgE 抗体産生を促し,4. インターロイキン 5(IL-5)は好酸球を活性化させる.また IL-4,5 は B 細胞を抗体産生細胞に分化させ,液性免疫を活性化させる.さらに 5. インターロイキン 10(IL-10)はマクロファージの活性化を抑制して,Th1 細胞の機能を抑える.

解答 3,5

マクログロブリン血症やデキストランなどの投与で,赤血球の陰性荷電が減少すると赤血球同士の反応力が低下して 1. 連銭形成が起き,主試験が陽性になるが,生理食塩液の添加で消失する.2. 洗浄不足では血漿中の IgG で,抗ヒト IgG 抗体が中和され偽陰性反応を示す.4. 患者の直接抗グロブリン試験陽性では副試験が,5. 提供者の直接抗グロブリン試験陽性では主試験が陽性となる.

解答 3

蛍光顕微鏡の観察に用いられる蛍光標識試薬は,フルオレセインイソチオシアネート(FITC)が一般的で,その他に 3. ローダミンなどがある.1. 金コロイドは抗体などに結合させ標識として利用される.2. ルミノールは化学発光酵素免疫測定法(CLEIA),4. ルシフェリンは生物発光免疫測定法(BCLIA),5. ルテニウム錯体は電気化学発光免疫測定法(ECLIA)に利用される.

解答 5

1. 寒冷凝集素,3. クリオグロブリンの検査用血液は,血清分離まで 37℃に保つ,非働化は不要である.2. 免疫電気泳動の検

2. 免疫電気泳動用の血清を 56℃で 30 分処理した.

3. クリオグロブリン検査用の血液を 4℃で血清分離した.

4. 直接 Coombs 試験用の血液を検査直前まで 4℃で保存した.

5. 寒冷活性化のある検体の補体価〈CH₅₀〉測定に EDTA 加血漿を用いた.

問題87 健常成人の血清免疫電気泳動像(**別冊 No.14**)を別に示す.

矢印が示す沈降線に相当するのはどれか.

ただし,泳動像上部は写真,下部はその一部の模式図を示す.

1. IgA
2. IgG
3. IgM
4. 補体 C3
5. トランスフェリン

問題88 抗核抗体の染色パターンと疾患の組合せで**誤っている**のはどれか.

1. セントロメア型 ── CREST 症候群
2. 核小体型 ──────── Sjögren 症候群
3. 均質型 ──────── 薬剤誘発性ループス
4. 斑紋型 ──────── 混合性結合組織病〈MCTD〉
5. 辺縁型 ──────── 全身性エリテマトーデス〈SLE〉

問題89 肝炎ウイルスについて正しいのはどれか.**2つ選べ.**

1. A 型肝炎ウイルスは DNA ウイルスである.
2. B 型肝炎ウイルスは RNA ウイルスである.
3. C 型肝炎ウイルス抗体は中和抗体である.
4. D 型肝炎ウイルスは B 型肝炎ウイルスと重複感染する.
5. E 型肝炎ウイルスは経口感染が主体である.

問題90 公共用水域の水質汚濁に係る環境基準において,人の健康の保護のため「検出されないこと」と規定されているのはどれか.

1. 鉛
2. ヒ 素
3. フッ素
4. 大腸菌
5. アルキル水銀

問題91 我が国の平成 30 年(2018 年)の食中毒統計で患者数が最も多いのはどれか.

1. 病原大腸菌
2. ウェルシュ菌
3. ノロウイルス
4. サルモネラ属菌
5. カンピロバクター

体は,血清分離して冷蔵保存する. 4. 直接 Coombs 試験では赤血球が IgG 抗体に感作されていることを検査するので,寒冷凝集素が感作されないように EDTA 加採血が望ましく,採血から検査まで 37℃を保つ. コールドアクティベーションは EDTA を添加した血漿では生じない.

解答 3

マイナス側から沈降線は 2. IgG, 3. IgM で IgG と IgM の間の沈降線は 1. IgA である. 試料孔の沈降線は 5. トランスフェリンと hemopexin, プラス側はハプトグロビン,α₂ マクログロブリン,セルロプラスミンなどである.

解答 2

染色パターンから 1. セントロメア型では抗セントロメア抗体が推定され CREST 症候群, 2. 核小体型は全身性硬化症, 3. 均質型では抗ヒストン抗体が推定される場合は薬剤誘発性ループス,抗 DNP 抗体が推定される場合は関節リウマチや全身性硬化症と関連, 4. 斑紋型の抗 Sm 抗体が推定される場合は全身性エリテマトーデス(SLE),抗 U1-RNP 抗体が推定される場合は混合性結合組織病(MCTD), 5. 辺縁型の抗 DNA 抗体が推定される場合は SLE と関連する.

解答 4, 5

1. A 型肝炎ウイルスは RNA ウイルス, 2. B 型肝炎ウイルスは DNA ウイルス, 3. C 型肝炎ウイルス抗体は中和抗体ではない. HBs 抗体が中和抗体である. A 型と E 型肝炎ウイルスは経口感染が主体である.

解答 5

環境基本法第十六条に基づき,人の健康の保護に関する環境基準(健康項目)と生活環境の保全に関する環境基準(生活環境項目)からなる. 公共用水域の水質汚濁に係る環境基準が環境省により定められている. 人の健康の保護に関する環境基準において, 1. 鉛は 0.01 mg/L 以下, 2. ヒ素は 0.01 mg/L 以下, 3. フッ素は 0.8 mg/L 以下, 4. 大腸菌は生活環境の保全に関する環境基準に該当するもの, 5. アルキル水銀,全シアン,ポリ塩化ビフェニル(PCB)は検出されないことと規定されている.

解答 3

我が国の平成 30 年(2018 年)の食中毒統計で患者数が最も多いのは 3. ノロウイルスの 8,475 人で, 2. ウェルシュ菌は 2,319 人, 5. カンピロバクターは 1,995 人, 1. 病原大腸菌(腸管出血性大腸菌とその他の病原大腸菌)は 860 人, 4. サルモネラ菌は 640 人である.

問題 92 新生児マス・スクリーニングの対象疾患のうち，タンデムマス法が導入されて追加されたのはどれか．**2つ選べ．**

1. クレチン症
2. ガラクトース血症
3. プロピオン酸血症
4. ホモシスチン尿症
5. メチルマロン酸血症

解答 3，5

新生児マス・スクリーニング対象疾患のうち，タンデムマス法が導入されて追加された疾患として，有機酸代謝異常症である 3. プロピオン酸血症と 5. メチルマロン酸血症がある．

問題 93 世界保健機関〈WHO〉が行っているのはどれか．

1. 環境の保全
2. 識字率の向上
3. 食糧の安定供給
4. 医薬品の安全性管理
5. 労働者の作業環境改善

解答 4

世界保健機関(WHO)の業務として，4. 医薬品の安全性管理がある．1. 環境の保全(環境の持続可能性の確保)は国際連合ミレニアム開発目標(MDGs)，2. 識字率の向上は国際連合教育科学文化機関(UNESCO)および国際連合児童基金(UNICEF)，3. 食糧の安定供給は国際連合食糧農業機関(FAO)，国際連合世界食糧計画(WFP)，5. 労働者の作業環境改善は国際労働機関(ILO)の業務である．

問題 94 患者調査について正しいのはどれか．**2つ選べ．**

1. 受療率が分かる．
2. 5年ごとに実施される．
3. 平均在院日数が分かる．
4. 世帯を対象として調査する．
5. 医療費に関する調査項目が含まれる．

解答 1，3

患者調査は，層化無作為抽出法により抽出された医療機関を対象に，3年に一度 10 月の指定された日に実施される．国民の疾病状態の把握，医療計画の算定式などへの応用のため実施される．調査内容として医療施設側が 1. 受療率，推定患者数，3. 平均在院日数などを報告する．

問題 95 超音波(1MHz)の吸収係数が最も小さいのはどれか．

1. 筋　肉
2. 空　気
3. 血　液
4. 脂　肪
5. 水

解答 5

超音波は吸収と散乱によって減衰するが，吸収係数は，散乱以外による超音波エネルギーの減少率の大きさを表す．一般的に密度の低い組織のほうが吸収係数が小さい．よって，吸収係数は 5. 水が最も小さく，気体である 2. 空気は骨と同程度に大きい．なお，超音波の吸収は周波数に依存し，周波数が高いほど大きくなる．

問題 96 図の回路で A-B 間の合成抵抗 [kΩ] はどれか．

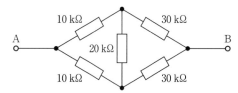

1. 15
2. 20
3. 30
4. 40
5. 60

解答 2

図の回路は，ブリッジ回路における 2 つの対角の抵抗値の積($10\,kΩ×30\,kΩ$ と $10\,kΩ×30\,kΩ$)が等しい，平衡した状態である．平衡状態では 20 kΩ の抵抗には電流が流れないため，図の回路は，2 組の 10 kΩ と 30 kΩ の抵抗が直列接続した合成抵抗の並列回路とみなせる．求める合成抵抗は，$(10\,kΩ+30\,kΩ)×(10\,kΩ+30\,kΩ)÷\{(10\,kΩ+30\,kΩ)+(10\,kΩ+30\,kΩ)\}=20\,kΩ$ となる．

問題 97 理想的な演算増幅器の特徴として**誤っている**のはどれか．

1. 電圧増幅度が大きい．
2. 差動増幅器として働く．
3. 出力インピーダンスが大きい．
4. 入力インピーダンスが大きい．

解答 3

演算増幅器は，2 つの入力間の電位差で動作する差動増幅回路で，1 つの出力端子をもっている．演算増幅器の出力電圧は，出力端子に接続される負荷の影響を受けにくいことが理想的であり，つまり出力インピーダンスは小さいことが求められる．3. 出力インピーダンスが大きいと，電圧降下が生じて出力電圧が下がってしまう．

5. 供給電源電圧の範囲内で動作する.

問題98 カプノメータに用いられるのはどれか.

1. 赤外線
2. 赤色光
3. 青色光
4. 紫外線
5. エックス線

解答 1

カプノメータは, 呼気ガス中の二酸化炭素濃度を測定する医療機器である. 二酸化炭素濃度により 1. 赤外線の吸収量が変化することを利用している. 気管挿管や人工呼吸などで適切に換気を行えているかをリアルタイムにモニタリングすることができる.

問題99 A と B の論理演算を模式化した図を示す. 網掛け部分を示すのはどれか.

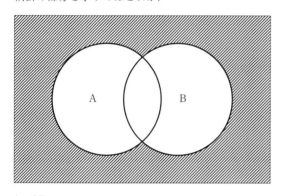

1. OR
2. AND
3. NOR
4. NOT
5. NAND

解答 3

図の網掛け部分は, A と B の論理和である OR の領域を否定した領域を示している. したがって, 否定論理和の 3. NOR が正解である. 論理式は $\overline{A+B}$ となる. 論理演算で用いられる集合の領域を模式的に表したこの図をベン図といい, 論理演算を視覚的にわかりやすく表現することができる.

問題100 分子の大きさを分離分画の原理とするのはどれか. **2つ選べ.**

1. 逆相クロマトグラフィ
2. ゲル濾過クロマトグラフィ
3. アフィニティクロマトグラフィ
4. SDS-ポリアクリルアミド電気泳動
5. セルロース・アセテート膜電気泳動

解答 2, 4

2. ゲル濾過クロマトグラフィは分子の大きさによる担体への付着時間の違い, 4. SDS-ポリアクリルアミド電気泳動は電荷状態を決めるドデシル硫酸ナトリウム(SDS)の結合量が, 分子の大きさによって変化することを利用した分離法である. 1. 逆相クロマトグラフィは物質ごとの極性の違い, 3. アフィニティクロマトグラフィは物質とリガンドの結合親和性, 5. セルロース・アセテート膜電気泳動は物質ごとの荷電量の違いに基づいた分離法である.

〔午　後〕

問題1 RT-PCR 法が診断に有用なのはどれか.

1. Turner 症候群
2. DiGeorge 症候群
3. 真性赤血球増加症
4. 慢性骨髄性白血病
5. Prader-Willi 症候群

解答 4

RNA 検出を目的とする RT-PCR 法は, 4. 慢性骨髄性白血病(CML)特有に出現する Major BCR-ABL1 キメラ mRNA 定量に標準的に用いられている. 一般に治療効果判定に用いるが, 初回診断確定にも用いられる. その他の選択肢は, 染色体・遺伝学的検査が必要であるが, RNA 評価は必須ではない.

問題2 核酸の純度を判定する際に用いられる吸光度の波長 [nm] はどれか. **2つ選べ.**

1. 240
2. 250
3. 260
4. 270
5. 280

解答 3, 5

核酸塩基(アデニン, グアニンなど)は 3. 260 nm 付近に, 芳香族アミノ酸は 5. 280 nm 付近に極大吸収を有する. 通常, 核酸の定量では溶液中の 260 nm と 280 nm の吸光度(A)を測定し, 抽出した核酸の純度を A_{260}/A_{280} として算出する.

問題 3 セントロメアにあるヘテロクロマチンを特異的に染色するのはどれか.

1. C 染色法
2. G 染色法
3. NOR 染色法
4. Q 染色法
5. R 染色法

解答 1

染色体検査の分染法について. 1. C 染色法は水酸化バリウムを用い染色体の動原体部位の構成性ヘテロクロマチン(constitutive heterochromatin)を特異的に染色する方法である. constitutive heterochromatin の C が名称の由来となっている. 1 が正解であり, 2. G 染色法は染色体末端部, 3. NOR 染色法は仁形成部分, 4. Q 染色法は Y 染色体の長腕末端部, 5. R 染色法は不活化 X 染色体を特異的に染める.

問題 4 幼稚園で肛囲検査法(セロファンテープ法)による虫卵検査を行い, 1 人の園児から虫卵が検出された. 虫卵の写真(**別冊 No.1**)を別に示す.
とるべき対応はどれか. **2 つ選べ.**

1. 園児全員の抗体検査
2. 陽性者への抗蟯虫薬投与
3. 園児全員へのワクチン接種
4. 陽性者居住地周辺の蚊の駆除
5. 陽性者家族の寝具の日光消毒

解答 2, 5

別冊 No.1 は蟯虫卵の写真である. 蟯虫は虫卵が付着した手指や衣類, 寝具を介して経口感染をする. 2. 陽性者への抗蟯虫薬投与はもとより, 家族内感染が多いので, 5. 同居家族の寝具の衛生管理も対策には有用である.

問題 5 トキソプラズマについて**誤っている**のはどれか.

1. ネコが終宿主である.
2. 細胞外寄生原虫である.
3. 大部分は不顕性感染である.
4. 妊娠中の初感染により経胎盤感染が起こる.
5. トキソプラズマ IgM 抗体が高ければ初感染を疑う.

解答 2

トキソプラズマは, 終宿主のネコの腸管上皮細胞, ヒトを含む中間宿主ではマクロファージに, いずれの場合も細胞内寄生をする. したがって, 2 が誤りで, 他は正しい.

問題 6 ダニ類が媒介する感染症はどれか.

1. デング熱
2. マラリア
3. 日本紅斑熱
4. レプトスピラ症
5. 皮膚リーシュマニア症

解答 3

1. デング熱はネッタイシマカやヒトスジシマカなどのヤブカ類, 2. マラリアはハマダラカ, 3. 日本紅斑熱はマダニ, 4. レプトスピラ症はネズミ, 5. 皮膚リーシュマニア症はサシチョウバエが媒介する.

問題 7 X 染色体連鎖性遺伝病はどれか.

1. 血友病 B
2. 鎌状赤血球症
3. β-サラセミア
4. Huntington 病
5. フェニルケトン尿症

解答 1

1. 血友病が, X 染色体連鎖性劣性(X-linked recessive)遺伝様式であるのは, 非常に有名な知見である. 2. は常染色体不完全優性遺伝, 3. は 11 番遺伝子異常, 4. は常染色体優性, 5. は常染色体劣性である(優性/劣性の用語については, 現在議論があることを付記する).

問題 8 コルセミド処理が細胞周期を停止させる時期はどれか.

1. 間　期
2. 分裂前期
3. 分裂中期
4. 分裂後期
5. 分裂終期

解答 3

染色体検査において, 染色体標本の作製にはまず G₀ 期にあるリンパ球を細胞分裂促進剤のフィトヘマグルチニンで刺激し, 細胞周期(間期, 分裂前期・中期・後期・終期)を開始させる. その後, 染色体が確認される 3. 分裂中期で有糸分裂阻害剤のコルセミド処理を行い, 細胞周期を停止させ, 染色体が出現した細胞をスライドガラスに固定する.

問題 9 尿沈渣の無染色標本(**別冊 No.2**)を別に示す. この構造物が生成されるのはどれか.

1. 痛　風
2. 胆管癌
3. シスチン尿症
4. 発作性夜間ヘモグロビン尿症

解答 2

別冊 No.2 の構造物は黄褐色の針状結晶であることから, ビリルビン結晶と考えられる. ビリルビン結晶は肝・胆道系疾患で認められる. したがって, ビリルビン結晶は, 2. 胆管癌で認められる. 1. 痛風では尿酸結晶, 3. シスチン尿症ではシスチン結晶, 4. 発作性夜間ヘモグロビン尿症ではヘモジデリン, 5. アデニンホスホリボシルトランスフェラーゼ欠損症では, 2,8-ジヒドロキシアデニン結晶を認める.

5. アデニンホスホリボシルトランスフェラーゼ欠
　　損症

問題 10 糖尿病性腎症の早期発見に有用な尿検査項
目はどれか.

1. ケトン体
2. アルブミン
3. ヘモグロビン
4. ウロビリノゲン
5. トランスフェリン

解答 2

　糖尿病性腎症の早期発見に有用な尿検査項目は 2. アルブミン
である. 検査項目としては, 試験紙や尿蛋白定量では測定できな
い微量の尿中アルブミンについて“微量アルブミン検査”という
項目がある. 1. ケトン体は血糖コントロールの不良な糖尿病患
者では必要とされる.

問題 11 細胞内液において最も多い陽イオンはどれか.

1. K$^+$
2. Na$^+$
3. Ca^{2+}
4. Mg^{2+}
5. Zn^{2+}

解答 1

　細胞内液濃度(mM)は以下の通りである. ナトリウム(Na$^+$)
15 mM, カリウム(K$^+$)120 mM, マグネシウム(Mg^{2+})1 mM, カ
ルシウム(Ca^{2+})0.0001 mM. Zn^{2+}は極めて低い.

問題 12 染色体検査の結果で診断が可能なのはどれ
か.

1. Alzheimer 型認知症
2. Gaucher 病
3. Huntington 病
4. Klinefelter 症候群
5. Lesch-Nyhan 症候群

解答 4

　一般的な“染色体検査”では, 染色体の形態や数の異常を検出
する. この方法で判定できる一群の疾患として性染色体異常があ
り, 4. Klinefelter 症候群が含まれる. それ以外の選択肢では,
遺伝子検査が必要となる.

問題 13 Basedow 病について正しいのはどれか. 2
つ選べ.

1. 男性に多い.
2. 徐脈を認める.
3. TSH が低値である.
4. びまん性甲状腺腫を認める.
5. 総コレステロールが高値である.

解答 3, 4

　Basedow 病は 1. 女性に多く, 症状としては 2. 頻脈, 体重減
少, 眼球突出などが有名である. 4. 甲状腺腫大を認め, 3.
T3, T4 は増加し TSH は減少する. 5. 一般に総コレステロール
は低下するとされるが, 例外も多い.

問題 14 IgA 腎症について正しいのはどれか. 2つ
選べ.

1. 男性に多い.
2. 血圧が低下する.
3. 血尿が認められる.
4. 補体 C3 が遠位尿細管に沈着する.
5. 急速進行性の経過をとることが多い.

解答 3

　IgA 腎症は 3. 血尿を主症状とする 5. 緩徐・慢性の経過を特
徴とする腎疾患で, 腎機能低下をきたすと 2. 高血圧を含む腎症
症状を呈する. 1. 一般に男性が多いとされており, 厚生労働省
の発表した正答では 1 も解答となっているが, 日本での統計はな
い. 4. 補体 C3 の遠位尿細管沈着は, 膜性腎症 I 型で認められ
る(ループス腎炎での報告もある).
※厚生労働省の解答:1, 3

問題 15 Holter 心電図が診断に**有用でない**のはどれ
か.

1. 異型狭心症
2. Brugada 症候群
3. 発作性心房細動
4. 発作性上室頻拍
5. 大動脈弁閉鎖不全

解答 5

　5. 大動脈弁閉鎖不全は Holter 心電図では診断ができず, 有用
とはならない. 1. 異型狭心症や 2. Brugada 症候群など ST 変
化所見を呈するものや, 発作性に 3. 心房細動や 4. 上室頻拍を
起こす所見を捉えるには Holter 心電図は有用である.

問題 16 心臓超音波検査で肺動脈弁が観察されるの
はどれか.

1. 心尖部四腔像
2. 傍胸骨長軸像
3. 心窩部矢状断面像

解答 5

　肺動脈弁は右心室から肺動脈への流出路の先にある前尖, 左
尖, 右尖の 3 つの弁より形成される半月弁で, 描出可能なアプ
ローチは, 5. 大動脈弁レベル短軸像である. 2. 傍胸骨長軸像や
4. 乳頭筋レベル短軸像, および 1. 心尖部四腔像では右心室が
描出されるが, 肺動脈弁は描出されない. 3. 心窩部矢状断面像

4. 乳頭筋レベル短軸像

5. 大動脈弁レベル短軸像

問題 17 胸部誘導心電図(**別冊 No.3**)を別に示す.
所見として正しいのはどれか.

1. 洞房ブロック

2. Ⅰ度房室ブロック

3. Wenckebach 型房室ブロック

4. Mobitz Ⅱ型房室ブロック

5. Ⅲ度房室ブロック

問題 18 1 気圧の大気を吸入した時, Pa_{O_2} 88 Torr,
Pa_{CO_2} 40 Torr であった.
肺胞気動脈血酸素分圧較差 [Torr] はどれか.
ただし, 呼吸商は 0.8 とする.

1. 2

2. 12

3. 22

4. 32

5. 42

問題 19 簡易型終夜睡眠ポリグラフィで**記録されな
い**のはどれか.

1. Sp_{O_2}

2. 眼電図

3. 鼻気流

4. 脈拍数

5. 胸郭運動

問題 20 特発性肺線維症の肺機能検査値として**典型
的でない**のはどれか.

1. % VC ——————— 60%

2. % FVC ——————— 60%

3. % FRC ——————— 70%

4. % TLC ——————— 70%

5. FEV_1% ——————— 50%

問題 21 健常成人で加齢とともに増加するのはどれ
か.

1. 1 秒率

2. 1 秒量

3. 残気量

4. 肺活量

5. 努力肺活量

問題 22 健常成人の超音波検査で得られた腹部の B
モード像(**別冊 No.4**)を別に示す.
矢印で示すのはどれか.

1. 胃

2. 肝 臓

3. 膵 臓

4. 胆 嚢

5. 脾 臓

は腹部領域からのアプローチで, 下大静脈長軸, 肝静脈, 右心房
への流入部などが見える.

解答 5

別冊 No.3 の心電図の P-P 間隔は約 0.8 sec, R-R 間隔は約 1.4 sec
と P-P 間隔より R-R 間隔が長く(P-P<R-R), P 波と QRS 波が
独立していることから, 完全房室ブロック(5. Ⅲ度房室ブロッ
ク)による洞調律と房室接合部付近(narrow QRS より)からの補
充調律を認める. 1. 洞房ブロックは P 波消失, 2. Ⅰ度房室ブ
ロックは PQ 延長, 3. Wenckebach 型房室ブロック, 4. Mobitz
Ⅱ型房室ブロックは QRS の消失の所見を呈する.

解答 2

肺胞気動脈血酸素分圧較差(A-aDO$_2$)は肺胞気酸素分圧(PA$_{O_2}$)
−動脈血酸素分圧(Pa$_{O_2}$)より求められる. PA$_{O_2}$=吸入気酸素分圧
(PI$_{O_2}$)×吸入気酸素濃度−Pa$_{CO_2}$/R, PI$_{O_2}$=大気圧−水蒸気圧であ
る. よって, 1 気圧(760 Torr)で呼吸商(R)が 0.8 であれば, A-
aDO$_2$=[(PB−PH$_2$O)×0.209−Pa$_{CO_2}$/R]−Pa$_{O_2}$=[(760−47)×
0.209−40/0.8]−88=11 となり, 最も近い値は 2. 12 [Torr] と
なる.

解答 2

簡易型終夜睡眠ポリグラフィは鼻呼吸センサー, 末梢動脈波セ
ンサー, 気道音センサーによる 3. 鼻気流などの呼吸状態, およ
び経皮的センサーによる 1. 動脈血酸素飽和度(Sp$_{O_2}$)を測定でき
るものとされている. さらに, 4. 脈拍数や心電図, 5. 胸郭運動
や体動を記録できるものもある. 簡易型ではない終夜睡眠ポリグ
ラフィ検査は, 脳波, 眼球運動, おとがい筋筋電図が必須である.

解答 5

特発性肺線維症は原因不明な疾患で, 肺胞壁に炎症や損傷が起
こり, 肺胞壁が厚く硬くなる(線維化)ため, ガス拡散能低下と肺
の拡張障害を呈する. そのため, 1. %肺活量(% VC), 2. %努
力肺活量(% FVC), 3. %機能的残気量(% FRC), 4. %全肺気
量(% TLC)は低下するが, 気道閉塞はあまり伴わないため, 5.
1 秒率(FEV$_1$%)の低下は典型的な所見ではない.

解答 3

呼吸器系は加齢に伴い, 他の臓器と同様に呼吸筋の筋力や機能
が徐々に低下する. よって, 加齢に伴い 4. 肺活量(VC), 5. 努
力肺活量(FVC), 2. 1 秒量(FEV$_1$), 1. 1 秒率(FEV$_1$%)は低下
する. 3. 残気量(RV)は肺弾性収縮力と胸郭拡張力の均等によっ
て決まるため, 加齢による弾性変化により増加する.

解答 3

別冊 No.4 の B モード像は心窩部の横断走査で得られた画像で
あり, 矢印で示されているのは 3. 膵臓である. その他に肝臓や
胃, 左腎臓などの実質臓器とともに周囲の脈管(下大静脈, 腹部
大動脈, 左腎静脈, 上腸間膜静脈, 上腸間膜動脈)と椎体が描出
されている.

問題 23 体表からの超音波検査において観察に用いる周波数が最も低い臓器はどれか.

1. 甲状腺
2. 心　臓
3. 脾　臓
4. 膵　臓
5. 前立腺

最も低い周波数の超音波プローブを使用する臓器は,体表から最も深い位置にある臓器となるので,選択肢の中では 2. 心臓となる.なお,使用する超音波プローブの中心周波数は,1. 甲状腺:7.0～12.0 MHz,2. 心臓:2.0～5.0 MHz,3. 脾臓,4. 膵臓,5. 前立腺:3.5～7.0 MHz 程度が最近の装置では一般的である.

問題 24 10/20 法による脳波電極 P_3 の部位について正しいのはどれか.

1. 正中中心部
2. 左側頭葉の中央
3. 左頭頂葉の中央
4. 右側頭葉の中央
5. 右頭頂葉の中央

解答 3

1. 正中中心部:Cz,2. 左側頭葉の中央:T_3,3. 左頭頂葉の中央:P_3,4. 右側頭葉の中央:T_4,5. 右頭頂葉の中央:P_4 である.

問題 25 脳波で広汎性多棘徐波複合を呈するのはどれか.

1. 欠神発作
2. West 症候群
3. 自律神経発作
4. Lennox-Gastaut 症候群
5. 若年性ミオクロニーてんかん

解答 5

1. 欠神発作:3 Hz 棘徐波複合,2. West 症候群:ヒプスアリスミア,3. 自律神経発作:14 & 6 Hz 陽性棘波または 6 Hz 棘波複合,4. Lennox-Gastaut 症候群:鋭徐波複合,5. 若年性ミオクロニーてんかん:全般性(広汎性)多棘徐波複合を呈する.

問題 26 表面筋電図上,数十 msec の電気活動が不規則に作動筋・拮抗筋間で同期してみられるのはどれか.

1. 振　戦
2. 筋強剛
3. けいれん
4. ジストニア
5. ミオクローヌス

解答 5

5. ミオクローヌスは通常 100 msec 以内の持続時間の短い不規則な筋放電であり,作動筋と拮抗筋が同期して発火するのが特徴である.なお,問題文では"作動筋"だが,"主動筋"と呼ぶのが一般的である.

問題 27 MRI のプロトン密度強調像が有用なのはどれか.

1. 子　宮
2. 前立腺
3. 乳　房
4. 膝関節
5. 腹部大動脈

解答 4

プロトン密度強調像は,組織間コントラストに優れ,信号強度も強く,関節内構造物の状態を知るうえで特に有用である.さらに脂肪抑制を付加すると,半月板,靱帯などの関節内構造をより明瞭に描出でき,4. 膝関節などの診断能を向上させることができる.プロトン密度強調像はその他,脳梗塞の診断などにも有用である.

問題 28 副交感神経節後線維の伝達物質はどれか.

1. セロトニン
2. メラトニン
3. アドレナリン
4. アセチルコリン
5. ノルアドレナリン

解答 4

交感および副交感神経節前線維末端と副交感神経節後線維末端からは 4. アセチルコリンが放出され,交感神経節後線維末端からは 5. ノルアドレナリンが放出される.

問題 29 ある酵素の Km 値が 2 mmol/L であるとき,最大反応速度〈Vmax〉の 98 % を得るための基質終濃度[mmol/L]に最も近いのはどれか.

ただし,Michaelis-Menten の式 $v = \dfrac{V_{\max} \cdot [S]}{K_m + [S]}$

が適用される.

解答 3

Michaelis-Menten の式に,$Km = 2$,$v = 0.98 Vmax$ を代入すると,$0.98\, V\max = (V_{max}[S])/(2 + [S])$.ここから基質濃度[S]を求めると,[S] = 98(mmol/L).設問の"最も近い"に従って,解答は 3. 100(mmol/L)となる.

1. 25
2. 50
3. 100
4. 200
5. 400

問題 30 膵 Langerhans 島から分泌されるのはどれか. **2つ選べ.**
1. グルカゴン
2. セクレチン
3. エストロゲン
4. ソマトスタチン
5. コレシストキニン

解答 1, 4
膵 Langerhans 島から分泌されるホルモンとして, 1. グルカゴン(α 細胞), インスリン(β 細胞), 4. ソマトスタチン(δ 細胞)が知られている. その他の選択肢のホルモンの主な分泌器官(組織)は, 2. セクレチンは十二指腸(S 細胞), 3. エストロゲンは卵巣, 5. コレシストキニンは十二指腸(I 細胞)である.

問題 31 放射線感受性が高いのはどれか.
1. 筋肉組織
2. 結合組織
3. 脂肪組織
4. 神経組織
5. リンパ組織

解答 5
放射線感受性は細胞分裂が盛んな造血系(骨髄, 5. リンパ組織)で最も高い.

問題 32 アミラーゼアイソザイムで正しいのはどれか.
1. S 型は尿に排泄されない.
2. 急性膵炎では S 型が上昇する.
3. P 型は S 型よりも分子量が大きい.
4. 流行性耳下腺炎では P 型が上昇する.
5. 腎不全では P 型, S 型ともに上昇する.

解答 5
アミラーゼアイソザイムとして, S 型(唾液腺型), P 型(膵型)が知られており, 2. S 型は流行性耳下腺炎, 4. P 型は急性膵炎で血中の酵素活性が上昇する. 3. 分子量は S 型のほうが大きい. また, 1. どちらも尿中へ排泄されるため, 5. 腎不全では排泄の低下により両型とも血中の酵素活性が上昇する.

問題 33 骨吸収マーカーはどれか. **2つ選べ.**
1. オステオカルシン 〈OC〉
2. 骨型アルカリホスファターゼ 〈BAP〉
3. 酒石酸抵抗性酸ホスファターゼ 〈TRAcP-5b〉
4. デオキシピリジノリン 〈DPD〉
5. プロコラーゲン・ペプチド

解答 3, 4
骨吸収マーカーとして, 3. 酒石酸抵抗性酸ホスファターゼ(TRAcP-5b), 4. デオキシピリジノリン(DPD), I 型コラーゲン架橋(N または C)-テロペプチド, I 型コラーゲン C-テロペプチドが知られている. 1. オステオカルシン(OC)や 2. 骨型アルカリホスファターゼ(BAP), 5. プロコラーゲン・ペプチドは骨形成マーカーである.

問題 34 原発性副甲状腺機能亢進症で**認められない**のはどれか.
1. 病的骨折
2. 低リン血症
3. 高カルシウム血症
4. 代謝性アシドーシス
5. 活性型ビタミン D_3 合成低下

解答 5
原発性副甲状腺機能亢進症では副甲状腺ホルモン〔パラトルモン(PTH)〕が過剰に分泌されるため, PTH の作用である骨吸収や 5. 活性型ビタミン D_3 合成の促進に伴う 3. 高カルシウム血症, 1. 病的骨折が起こる. また, 無機リンや HCO_3^- の尿細管での再吸収抑制による 2. 低リン血症, 4. 代謝性アシドーシスが引き起こされる.

問題 35 心筋梗塞の心筋マーカーとして**適切でない**のはどれか.
1. LD_3
2. CK-MB
3. トロポニン T
4. ミオシン軽鎖
5. 心臓型脂肪酸結合蛋白 〈H-FABP〉

解答 1
心筋梗塞の心筋マーカーとして, 5. 心臓型脂肪酸結合蛋白(H-FABP), ミオグロビン, 3. トロポニン T およびトロポニン I, 2. CK-MB, 4. ミオシン軽鎖が測定される. 心筋梗塞で増加する LD アイソザイムは 1. LD_3 ではなく, LD_1, LD_2 である.

問題 36 日本臨床化学会〈JSCC〉勧告法で, ヘキソキナーゼとグルコース-6-リン酸脱水素酵素の共役により測定されるのはどれか.

解答 1
日本臨床化学会(JSCC)勧告法による CK 活性測定では, 1. CK に基質としてクレアチンリン酸と ADP を作用させ, クレア

1. CK
2. AST
3. ALP
4. γ-GT
5. アミラーゼ

チンと ATP を生成させる．次いで，この ATP にグルコースと β-NADP$^+$ の存在下でヘキソキナーゼとグルコース-6-リン酸脱水素酵素を共役させ，β-NADPH の産生に伴う吸光度の増加速度を測定する．

問題37 アミノトランスフェラーゼのホロ化に必要なのはどれか．

1. コバラミン
2. ピリドキシン
3. リボフラビン
4. トコフェロール
5. ニコチンアミド

解答 2

アミノトランスフェラーゼは触媒活性に補酵素としてピリドキサールリン酸(2. ピリドキシンの活性化型)が必要である．補酵素が結合していない非活性の酵素をアポ酵素，結合して活性を有する酵素(ホロ酵素)に変化することをホロ化という．

問題38 慢性腎臓病〈CKD〉の病期分類に用いられる検査項目はどれか．**2つ選べ**．

1. 尿浸透圧
2. 尿糖定量値
3. 糸球体濾過量
4. 尿蛋白定量値
5. 尿素窒素/クレアチニン比

解答 3，4

慢性腎臓病(CKD)の重症度は，原疾患，尿アルブミン定量値または 4. 尿蛋白定量値，3. 糸球体濾過量の組合せによって分類される(日本腎臓学会「エビデンスに基づく CKD 診療ガイドライン 2018」)．

問題39 水酸基をもつアミノ酸はどれか．**2つ選べ**．

1. セリン
2. プロリン
3. スレオニン
4. メチオニン
5. アスパラギン酸

解答 1，3

水酸基を有するアミノ酸は 1. セリン，3. スレオニンである．その他のアミノ酸の特徴として，2. プロリンはイミノ基，4. メチオニンは硫黄，5. アスパラギン酸は 2 つのカルボキシ基を有する．

問題40 酸化的脱アミノ反応に関与しているのはどれか．

1. アルギナーゼ
2. グルタミン酸デヒドロゲナーゼ
3. アルギニノコハク酸シンセターゼ
4. カルバモイルリン酸シンセターゼ
5. アスパラギン酸アミノトランスフェラーゼ

解答 2

分子からアミノ基を取り除くことを脱アミノという．2. グルタミン酸デヒドロゲナーゼは酸化還元酵素であり，グルタミン酸からアンモニア分子を遊離させる脱アミノ反応を触媒する．1. アルギナーゼはアルギニンからオルニチンと尿素の生成を触媒する加水分解酵素．3. アルギニノコハク酸シンセターゼはアルギニノコハク酸，4. カルバモイルリン酸シンセターゼはカルバモイルリン酸の合成酵素である．5. アスパラギン酸アミノトランスフェラーゼはアミノ基転移酵素である．

問題41 1分子中に窒素を3つ有するのはどれか．

1. 尿　酸
2. 尿　素
3. アンモニア
4. ビリルビン
5. クレアチニン

解答 5

1. 尿酸($C_5H_4N_4O_3$)，2. 尿素(CH_4N_2O)，3. アンモニア(NH_3)，4. ビリルビン($C_{33}H_{36}N_4O_6$)，5. クレアチニン($C_4H_7N_3O$)．したがって，1 分子中に窒素を 3 つ有するのは 5. クレアチニンである．

問題42 ビタミンの欠乏と疾患の組合せで正しいのはどれか．

1. ビタミン A 欠乏症 ——— くる病
2. ビタミン B$_1$ 欠乏症 ——— 悪性貧血
3. ビタミン B$_{12}$ 欠乏症 ——— Wernicke 脳症
4. ビタミン D 欠乏症 ——— 夜盲症
5. ビタミン K 欠乏症 ——— 新生児メレナ

解答 5

1と4，2と3は組合せが交換されている．5のみ正しい．

問題43 細菌感染による敗血症で**上昇しない**のはどれか．

解答 5

5. (1→3)-β-D-グルカンは，真菌感染症のマーカーであり，

1. CRP
2. プレセプシン
3. エンドトキシン
4. プロカルシトニン
5. (1 → 3)-β-D-グルカン

他の4つは，敗血症で上昇する．ただし，1．C反応性蛋白（CRP）は，より広範囲の病態における炎症マーカーとして使用される．

問題 44 肝臓の解毒機能の評価に用いられるのはどれか．**2つ選べ**．
1. ICG 試験
2. 血清 ALP 値
3. 血中アンモニア値
4. 血清コレステロール値
5. プロトロンビン時間〈PT〉

解答　**1，3**

肝臓の解毒機能の評価として，1．インドシアニングリーン（ICG）試験が広く利用されている．また，アンモニアは神経毒であり，肝臓で除去（オルニチン回路）される．肝硬変などによりこの解毒機能が低下すると，血中濃度が増加するため3．血中アンモニア値も解毒機能の指標として測定される．

問題 45 術中迅速組織標本（**別冊 No.5**）を別に示す．矢印で示す現象が生じた工程はどれか．
1. 組織採取
2. 凍　結
3. 薄　切
4. 固　定
5. 染　色

解答　**2**

別冊 No.5 は，2．組織の凍結時に起こるアーチファクトの1つで，核の中に空胞がみられる観察標本である．冷媒の温度が高い状態で緩慢な凍結操作となった場合に，組織内の水分が氷の結晶（氷晶）となりうる．氷晶形成が起こり，核が破裂したようになる．

問題 46 Mayer の hematoxylin 液に**含まれない**のはどれか．
1. グリセリン
2. 結晶クエン酸
3. 抱水クロラール
4. ヨウ素酸ナトリウム
5. 硫酸アルミニウムカリウム

解答　**1**

マイヤー（Mayer）の hematoxylin 液の組成は，ヘマトキシリン，カリウムミョウバン（5．硫酸アルミニウムカリウム），4．ヨウ素酸ナトリウム，3．抱水クロラール，2．結晶クエン酸，蒸留水となっている．1．グリセリンは，カラッチ（Carazzi）の hematoxylin 液で，酸化防止剤として使用されている．

問題 47 気管支擦過の Papanicolaou 染色標本（**別冊 No.6**）を別に示す．細胞はどれか．
1. 扁平上皮細胞
2. 線毛円柱上皮細胞
3. 腺癌細胞
4. 小細胞癌細胞
5. 扁平上皮癌細胞

解答　**2**

別冊 No.6 は，2．線毛円柱上皮細胞の像である．核は偏在性に位置し，類円形〜楕円形で，核の大小不同性が認められず，核小体も目立たない．線毛の存在を確認できることから，正常の線毛円柱上皮細胞集塊であることがわかる．

問題 48 H-E 染色標本（**別冊 No.7**）を別に示す．臓器はどれか．
1. 肝　臓
2. 腎　臓
3. 膵　臓
4. 脾　臓
5. 副　腎

解答　**3**

別冊 No.7 は，3．膵臓の組織像である．左上の小葉間結合組織の中には小葉間導管がみられ，大部分を占める腺房細胞の間には，少し色の薄い部分の Langerhans 島（膵島）がみられる．また，外分泌腺である腺房細胞の細胞質には，エオジンに濃染するチモーゲン顆粒が充満している．

問題 49 早期胃癌について正しいのはどれか．
1. 静脈侵襲を認めない．
2. 陥凹病変は含まれない．
3. 浸潤は粘膜内に限局する．
4. リンパ節転移を認めない．
5. 肉眼分類では 0 型に相当する．

解答　**3 または 5**

1．早期胃癌は静脈などの脈管侵襲を認めないことが多いが，認めることもある．2．陥凹病変は含まれる．3．浸潤が粘膜内に限局する症例は早期胃癌であるが，早期胃癌の定義は粘膜下層までの浸潤であり，“早期胃癌浸潤は粘膜内に限局する”は定義としては正しくない．4．リンパ節転移を認めないことが多いが認めることもある．5．肉眼分類では 0 型に相当することが多いが，1〜5型に分類されることもある．選択肢1〜5を以上のように解釈すると正解がなくなると思われる．文章の解釈の仕方で3

か 5 を正解とすることも可能性であるが，問い方と文章が曖昧であることから，不適切問題と判断する．
※厚生労働省の解答：5

問題 50 子宮頸部細胞診の Papanicolaou 染色標本（**別冊 No.8**）を別に示す．
考えられるのはどれか．
1. 腺　癌
2. 扁平上皮癌
3. 腟カンジダ症
4. ヘルペス感染症
5. トリコモナス腟炎

| 解 答 | 2

別冊 No.8 は，2. 扁平上皮癌の細胞像で，壊死物質を背景にオレンジ G 好性異型細胞がみられ，核は不整形で核クロマチンが不均等に増量している．また，異型細胞が奇怪な形で，細胞質に重厚感を見ることからも扁平上皮癌を考える像である．

問題 51 悪性腫瘍はどれか．
1. 血管腫
2. 線維腫
3. 精上皮腫
4. 多形腺腫
5. 成熟奇形腫

| 解 答 | 3

1. 血管腫，2. 線維腫は非上皮性の良性腫瘍である．また，混合腫瘍の良性腫瘍として 4. 多形腺腫，奇形腫の良性腫瘍として 5. 成熟奇形腫などがある．3. 精上皮腫(セミノーマ)は精巣腫瘍の一種で，悪性度の低い上皮性悪性腫瘍に分類されている．

問題 52 脂質の染色に適するのはどれか．
1. Alcian blue 染色
2. Berlin blue 染色
3. Kossa 反応
4. PAS 反応
5. Sudan Ⅲ 染色

| 解 答 | 5

一般に脂質の染色にはホルマリン固定の凍結切片が用いられる．染色法としては，中性脂肪を染める 5. Sudan Ⅲ 染色や oil red O 染色，中性脂肪の他にリン脂質，脂肪酸を染める Sudan black B 染色，Nile blue 染色などがある．1. Alcian blue 染色は酸性ムコ多糖類，2. Berlin blue 染色は 3 価鉄やヘモジデリン，3. Kossa 反応はカルシウム，4. PAS 反応はグリコーゲンや粘液などの証明に有用な染色法である．

問題 53 包埋過程について正しいのはどれか．
1. パラフィンは親水性である．
2. 包埋には軟パラフィンを用いる．
3. 組織収縮率は脱水時が最も大きい．
4. 硬パラフィンの融点は 50℃ 以下である．
5. 脱脂効果はメタノールよりエタノールの方が高い．

| 解 答 | 5

1. パラフィンは疎水性(非水溶性)包埋剤で，親水性(水溶性)包埋剤にはカーボワックスやゼラチンなどが利用される．疎水性(非水溶性)包埋剤には，2. 硬パラフィンやセロイジン，メタクリル樹脂，エポキシ樹脂などが用いられる．パラフィン包埋ブロック作製時に使用する 4. 硬パラフィンの融点は 54〜60℃で，3. 組織収縮率が最も大きく，パラフィン浸透時で 5〜8%，脱水過程で 1〜2% である．5. 脱脂操作には有機溶剤が用いられ，アルコールにおいては炭素数の多いほうが脂肪の溶解性がよく，メタノールよりもエタノール，さらにはイソプロピルアルコールのほうが脱脂効果が高い．

問題 54 組織の固定について正しいのはどれか．
1. ホルマリンは特定第 3 類物質である．
2. 固定する組織体積の 10 倍以上の固定液が必要である．
3. 遺伝子検査目的の検体の固定時間は 72 時間以上が望ましい．
4. ホルマリンの浸透速度は室温で 1 時間に 5〜10 cm 程度である．
5. グルタールアルデヒドの浸透速度は 1 時間に 1〜5 cm 程度である．

| 解 答 | 2

1. ホルマリンは特定化学物質障害予防規則で特定第 2 類物質に指定され，作業環境中の管理濃度が 0.1 ppm と定められている．2. 各種固定液の成分は固定操作に伴って消費されたり，組織に含まれる水分で薄められたりすることから，固定液の量としては組織片の体積の 10 倍以上が望ましい．また，コンパニオン診断などの普及により，固定時間の管理が厳格になってきている．特に遺伝子検査目的とされている胃癌や乳癌の「HER2 検査ガイド」では，6 時間以上 48 時間以内の固定が推奨されている．4. 室温におけるホルマリンの浸透速度は 1 mm/時間程度とされ，そのことから，5. ホルマリンよりも浸透力が弱いとされているグルタールアルデヒドの浸透速度は，1 mm/時間以下と考える．

問題 55 脱灰について正しいのはどれか．
1. 過脱灰は抗原性を増強させる．
2. 酸性脱灰法では容器を密閉する．
3. 脱灰液は 1 日に 1〜数回交換する．
4. 脱灰液は交換のたびに濃度を高くする．

| 解 答 | 3

硬組織(骨や歯など)の薄切を可能とするために脱灰操作が行われる．脱灰法には酸(無機酸，有機酸)を用いる脱灰法やキレート剤(EDTA)を用いる方法がある．2. 酸性脱灰を用いる場合には炭酸ガスが発生するため，密閉容器は避けなければならない．また，4. 脱灰液の濃度が高すぎると組織障害が強く，1. 抗原の

5. 組織体積の 5〜10 倍量の脱灰液が必要である.

問題 56 類上皮肉芽腫の形成を特徴と**しない**病態はどれか.
1. 梅　毒
2. 結核症
3. 慢性膵炎
4. Hansen 病
5. サルコイドーシス

問題 57 病理解剖中の術者の結核感染防止に有効なのはどれか.
1. 手指消毒
2. 陽圧式空調
3. 空気清浄機の使用
4. 微粒子用マスクの着用
5. 肺のホルマリン注入固定

問題 58 腫瘍と免疫組織化学的マーカーの組合せで正しいのはどれか.
1. 肺　癌 ——————— エストロゲン受容体〈ER〉
2. 乳　癌 ——————— AFP
3. 消化管間質腫瘍 —— c-kit
4. 大腸癌 ——————— PSA
5. B 細胞リンパ腫 —— CEA

問題 59 生体中の総鉄量に対するヘモグロビン鉄の割合に最も近いのはどれか.
1. 75%
2. 66%
3. 50%
4. 33%
5. 25%

問題 60 自動血球計数装置において，実測している項目はどれか. **2つ選べ**.
1. ヘマトクリット値〈Ht〉
2. ヘモグロビン濃度〈Hb〉
3. 平均赤血球容積〈MCV〉
4. 平均赤血球ヘモグロビン量〈MCH〉
5. 平均赤血球ヘモグロビン濃度〈MCHC〉

問題 61 赤芽球の鉄染色標本の模式図（**別冊 No.9**）を別に示す.
環状鉄芽球はどれか.
1. a

保持性が低下するため，通常は酸の濃度が 3〜10% となるように調整する. 脱灰液は，5. 組織片体積の 100 倍以上の量を用い，3. 1 日 1〜数回交換する.

解答 3
肉芽腫の中でも類上皮細胞から形成されるものを類上皮肉芽腫と呼び，組織球に由来する細胞を中心とし，他の炎症細胞も集積して形成される境界の明らかな慢性炎症性病巣である. 1. 梅毒や 2. 結核症，4. Hansen 病などの各種感染症や 5. サルコイドーシスでは，特徴的な像を呈する肉芽腫が形成される.

解答 4 または 5
病理解剖の中でも結核菌感染に対するバイオハザード対策では，空気感染を意識したものとしなければならない. 2. 剖検室全体を陰圧とし，外部への結核菌の飛散を防止させる. また，4. 剖検担当者（剖検執刀医および介助者）への感染防止対策として，微粒子用マスク（N95 など）の装着は必須である. 5. 肺のホルマリン注入固定もバイオハザードや良好な標本作製の観点から重要な操作であり，「結核菌検査に関するバイオセーフティマニュアル」の中にも，「摘出した肺にホルマリンを経気管支注入する」と記載されている. 設問における正解は 4，5 の 2 つと考えられ，不適切問題と判断する.
※厚生労働省の解答：4

解答 3
病理組織診断に用いられる免疫組織化学染色のマーカーとして，乳癌のエストロゲン受容体（ER），肝癌の α-フェトプロテイン（AFP），3. 消化管間質腫瘍の c-kit，前立腺癌の前立腺特異抗原（PSA），B 細胞リンパ腫の CD20 などがある. 癌胎児性抗原（CEA）は諸臓器の腺癌細胞に発現することから，消化器系の腫瘍マーカーとして利用されるが，臓器特異度の高いマーカーではない.

解答 2
ヘモグロビンの各サブユニットは，グロビンと呼ばれるポリペプチド鎖部分と鉄を含む赤色素であるヘム部分が結合したものである. 酸素はヘムの鉄原子に結合し，血液中を通って各組織へ運搬される. 人体における鉄の約 2/3 は，このヘモグロビンを作るために使われる鉄として血液中に存在し，残りは肝臓や脾臓などに貯蔵鉄として蓄えられている.

解答 2, 3
自動血球計数装置では，アパチャー（細孔）の内側と外側に電極が置かれ，直流定電流が流される. 不良導体である血球がアパチャーを通過するときに電極間に電気抵抗が生じる仕組みとなっており，その変化量が血球容積に比例することを利用して，血球数および血球容積が測定される. 同時に，化学的手法（比色分析により吸光度を測定）により，2. ヘモグロビン濃度（Hb）も定量されている. すなわち，赤血球数，3. 平均赤血球容積（MCV），2. Hb が実測され，他の指標はこれらの数値をもとに算出される. 機種によっては，直接，1. ヘマトクリット値（Ht）を算出しているものがあり，1 も正解としてよいと思われる.
※厚生労働省の解答：2, 3 または 1, 2 または 1, 3

解答 3
環状鉄芽球は，赤芽球のミトコンドリアへの鉄の異常蓄積により形成されるものであり，鉄芽球性貧血は，骨髄における環状鉄芽球の出現を特徴とする貧血である. 環状鉄芽球の定義は，核周囲に全周の 3 分の 1 以上にわたって 5 個以上のミトコンドリア鉄

2. b
3. c
4. d
5. e

問題 62 過分葉好中球が認められる欠乏症はどれか.
1. ビタミン B_1
2. ビタミン B_6
3. ビタミン B_{12}
4. ビタミン C
5. ビタミン K

問題 63 骨髄穿刺液塗抹の May-Giemsa 染色標本(**別冊 No.10**)を別に示す.
この疾患で**認められない**のはどれか.
1. PT 延長
2. FDP 上昇
3. 血小板数減少
4. 赤血球沈降速度遅延
5. アンチトロンビン上昇

問題 64 血小板顆粒に含まれ, 血管の収縮作用をもつのはどれか.
1. セロトニン
2. P-セレクチン
3. フィブリノゲン
4. トロンボスポンジン
5. β-トロンボグロブリン

問題 65 骨髄穿刺液のフローサイトメトリ法の CD45 ゲーティング(**別冊 No.11**)を別に示す.
囲まれている部分の細胞はどれか.
1. 単 球
2. 顆粒球
3. 赤血球
4. 骨髄芽球
5. リンパ球

問題 66 赤血球に出現する封入体はどれか. **2 つ選べ.**
1. 中毒性顆粒
2. Döhle 小体
3. Russell 小体
4. 好塩基性斑点
5. Schüffner 斑点

問題 67 特殊染色と試薬の組合せで正しいのはどれか.
1. 鉄染色 ——————— 過ヨウ素酸溶液
2. PAS 染色 —————— 過酸化水素水
3. ペルオキシダーゼ染色 ——— 塩酸溶液
4. 非特異的エステラーゼ染色
——— α ナフチルブチレート

顆粒を認める場合とされている. これに合致するのは別冊 No.9 では 3. c である.

解 答 3

過分葉好中球を認める代表的疾患として, 巨赤芽球性貧血がある. 巨赤芽球性貧血とは種々の原因, 特に 3. ビタミン B_{12} 欠乏や葉酸欠乏などにより, 骨髄に巨赤芽球が出現する貧血の総称である. ビタミン B_{12} や葉酸が欠乏すると, DNA 合成が障害され核の成熟障害が発生する一方, これに比し RNA 合成や蛋白合成障害は軽度なため, 細胞質は成熟し大きくなる. この結果, 異常な巨赤芽球や過分葉好中球が産生されることとなる.

解 答 5

別冊 No.10 では, 豊富なアズール顆粒, 束状の Auer 小体 (Faggot 細胞)を有する病的前骨髄球を多数認め, 典型的な急性前骨髄球性白血病(APL)の症例と考えられる. APL では, 播種性血管内凝固(DIC)を伴い, 出血傾向を認めることが多い. 本症に合併する DIC は線溶亢進型であり, 感染症に由来する線溶抑制型の DIC と異なり, 5. アンチトロンビンは低下しないことが多いが, 上昇することはない. 1~4 は DIC の代表的検査所見である.

解 答 1

血小板は, α 顆粒, 濃染顆粒, リソソームの 3 種類の顆粒成分を有し, その活性化に伴い, 顆粒内容物を放出する. 濃染顆粒からは, ADP, ATP, セロトニンなどの低分子量物質がカルシウムイオンなどとともに放出される. このうち, 1. セロトニンは血管作動性物質として, 血管収縮作用を有する.

解 答 5

当該部分は, CD45 強陽性で側方散乱光が最も弱く, 単純な構造の 5. リンパ球と考えられる. 白血病細胞と正常細胞を分離するために CD45 ゲーティング法が利用されるが, 成熟リンパ球や単球が CD45 強陽性, 正常な幼若細胞を含む病的芽球が CD45 弱陽性であることを利用したものである.

解 答 4, 5

4. 好塩基性斑点は, 細胞質中に散在性の青色斑点として出現する赤血球封入体であり, 網赤血球の RNA 遺残物とされる. 鉛中毒で典型的に認められるが, 骨髄異形成症候群や悪性貧血などの血液疾患でも認められる. 三日熱マラリアの感染赤血球は他の赤血球より大型であり, 多数の赤い小さな 5. Schüffner 斑点を認める. 1. 中毒性顆粒と 2. Döhle 小体は好中球, 3. Russell 小体は形質細胞に認められる封入体である.

解 答 4

一般にエステル全般を分解する酵素はエステラーゼと総称されるが, 組織細胞化学的には, 短鎖脂肪酸エステルに作用するエステラーゼ(非特異的エステラーゼ)と長鎖脂肪酸エステルを分解するエステラーゼ(特異的エステラーゼ)とに分けられる. α ナフチルブチレート(αNB)は, 前者の代表的な基質である. αNB を用いた非特異的エステラーゼ染色では, 単球系細胞が特異的に陽性を示す. また, これが, NaF で阻害されることも重要である.

5. アルカリホスファターゼ染色
————— ナフトール AS-D クロロアセテート

問題 68 Gram 陰性菌の菌体でリポ多糖体からなるのはどれか.
1. 外　膜
2. 細胞壁
3. 細胞膜
4. ペリプラズム
5. ポーリン蛋白

解答 1

　Gram 陰性菌の菌体は 3 層構造で, 内膜(3. 細胞膜), 中層に 4. ペリプラズム間隙とペプチドグリカン層, その外側に 1. 外膜がある. 外膜はリポ蛋白とリポ多糖体(LPS)で構成されている. この LPS は, 内毒素(エンドトキシン)とも呼ばれ, 多糖部分は O 抗原の本体である. 5. ポーリン(porin)蛋白は外膜に埋め込まれた管状構造(穴, pore)を作っており, 細胞内外の低分子はこの穴を通過することができる.

問題 69 加温染色を行うのはどれか.
1. Gram 染色
2. Neisser 染色
3. Giménez 染色
4. オーラミン O 染色
5. Ziehl-Neelsen 染色

解答 5

　加温が必要な染色法は, 5. Ziehl-Neelsen 法(抗酸菌)の他, Wirtz 法(芽胞), Moller 法(芽胞), Hiss 法(莢膜)である. 4. オーラミン O 染色は抗酸菌の蛍光染色法であるが, 加熱は必要ない. その他の特殊な染色法として, 2. Neisser 染色(*Corynebacterium diphtheriae* の異染小体), 3. Giménez 染色:ヒメネス法(*Legionella* 属菌)などがある. なお, 1. Gram 染色は, Hucker の変法, B & M(Bartholomew & Mittwer)法, フェイバー法の 3 種類が使用されている.

問題 70 選択物質として抗菌薬を含むのはどれか. 2 つ選べ.
1. SS 寒天培地
2. TCBS 寒天培地
3. Skirrow 寒天培地
4. B-CYEα 寒天培地
5. Thayer-Martin 寒天培地

解答 3, 5

　培地の選択成分として, NaCl(食塩), 胆汁酸塩, チオ硫酸ナトリウム, 亜セレン酸ナトリウム, クリスタル紫, 抗菌薬などが使用されている. 抗菌薬を含む選択分離用培地は, *Campylobacter* 属菌の 3. Skirrow 寒天培地(バンコマイシン, ポリミキシン B, トリメトプリム), *Neisseria gonorrhoeae* の 5. Thayer-Martin 寒天培地(バンコマイシン, コリスチン, ナイスタチン), *Clostridioides difficile* の CCFA 寒天培地(サイクロセリン, セフォキシチン), *Mycoplasma* 属菌の PPLO 寒天培地(ペニシリン)などがある.

問題 71 *Pseudomonas aeruginosa* について正しいのはどれか. 2 つ選べ.
1. 鞭毛をもたない.
2. 硝酸塩を還元しない.
3. ピオシアニンを産生する.
4. TSI 培地の高層部が黄変する.
5. アシルアミダーゼ試験陽性である.

解答 3, 5

　Pseudomonas aeruginosa は偏性好気性のブドウ糖非発酵 Gram 陰性桿菌(4. TSI 培地の高層部が赤変)で, 1. 菌体の一端に 1 本の鞭毛をもち(極単毛), 運動性を有する. 辺縁不整な集落を形成し, オキシダーゼ試験陽性, 2. 硝酸塩を還元する. 5. アシルアミダーゼ試験陽性(アセトアミド加水分解), 42℃で発育することが, 他の *Pseudomonas* 属の細菌との鑑別性状である. 3. ピオシアニン(青緑色), ピオベルジン(黄緑蛍光色), ピオルビン(赤色), ピオメラニン(褐色)などの色素を産生する株が存在する.

問題 72 バクテリオファージが起こす現象はどれか.
1. 形質転換
2. 形質導入
3. 接合伝達
4. 突然変異
5. DNA 修復

解答 2

　2. 形質導入では, 細菌に感染するウイルスである "バクテリオファージ" によって細菌に DNA が受け渡される. 1. 形質転換は, 遺伝情報の受け渡しによって細菌の性質が変化する現象である. 3. 接合伝達では, プラスミドが重要な役割を担う. プラスミドは環状の二本鎖 DNA で, 細胞質内に存在する. 薬剤耐性と深く関与する R(resistance)プラスミド, 遺伝子を伝達する能力のある F(fertility:生殖)プラスミドなどがあり, 接合によって他の菌に形質が伝達される. 4. 突然変異は, DNA の複製の途中で誤り(塩基の置換, 欠失や挿入)が生じて, 塩基配列に変化が起こる現象である.

問題 73 作用機序が核酸合成阻害によるのはどれか.
1. イミペネム
2. エリスロマイシン
3. ゲンタマイシン
4. バンコマイシン
5. レボフロキサシン

解答 5

　1. イミペネムはカルバペネム系薬で作用機序は細胞壁合成阻害, 2. エリスロマイシンはマクロライド系薬で蛋白合成阻害, 3. ゲンタマイシンはアミノグリコシド系薬で蛋白合成阻害, 4. バンコマイシンはグリコペプチド系薬で細胞壁合成阻害, 5. レボフロキサシンはニューキノロン系薬で核酸合成阻害である.

問題 74 高水準消毒薬はどれか. **2つ選べ.**
1. 過酢酸
2. クロルヘキシジン
3. 消毒用エタノール
4. グルタルアルデヒド
5. 次亜塩素酸ナトリウム

解答 1, 4

　消毒薬は殺菌スペクトルの範囲, 殺微生物時間, 生体に対する影響, 被消毒物に対する影響, 消毒薬抵抗性微生物の頻度などによって, 高・中・低水準に分類される. 高水準消毒薬は 1. 過酢酸, 4. グルタルアルデヒド(グルタラール), オルトフタルアルデヒド(フタラール)などで, 多くの微生物に効果を示す. その一方, 医療器具のみの消毒に限定され, 人体に使用することはできない. 中水準消毒薬は, 3. 消毒用エタノール, ポビドンヨード, 5. 次亜塩素酸ナトリウムなど, 皮膚や粘膜の創傷の消毒に広く使用される. 低水準消毒薬は, 2. クロルヘキシジングルコン酸塩(ヒビテン®)や塩化ベンザルコニウム(陽イオン界面活性剤：逆性石鹸)などで, 手指消毒に使用される.

問題 75 腎臓移植後に肺炎をきたした患者の喀痰の Gram 染色標本(**別冊 No.12A**)及び Kinyoun 染色標本(**別冊 No.12B**)を別に示す.
　推定されるのはどれか.
1. *Bacillus* 属
2. *Clostridium* 属
3. *Corynebacterium* 属
4. *Listeria* 属
5. *Nocardia* 属

解答 5

　喀痰の Gram 染色標本(別冊 No.12A)で Gram 陽性の分岐状の桿菌が観察される. さらに, Kinyoun 染色標本(別冊 No.12B)で抗酸性(赤色)を示す放線菌であることから, 5. *Nocardia* 属菌が推定される. *Nocardia* 属菌はステロイド使用中の易感染患者(本例のような臓器移植後)や高齢者に呼吸器, 皮膚および皮下組織, 中枢神経系などの感染症を起こす. *Nocardia* 属菌は抗酸菌に比べて Ziehl-Neelsen 染色で脱色されやすいので, 脱色に塩酸アルコールの代わりに 0.5%硫酸水を用いた Kinyoun 染色を行うことが推奨される.

問題 76 細胞壁にメラニン色素を保有するのはどれか.
1. *Aspergillus* 属
2. *Epidermophyton* 属
3. *Exophiala* 属
4. *Penicillium* 属
5. *Rhizopus* 属

解答 3

　細胞壁にメラニン色素を含有する真菌は, 黒褐色の集落を作るため, "黒色真菌" と呼ばれている. 病原菌として検出される黒色真菌は, 3. *Exophiala* 属, *Fonsecaea* 属, *Phialophora* 属などが含まれる. 1. *Aspergillus* 属は最も高頻度に検出される糸状菌で黒色真菌ではない. 2. *Epidermophyton* 属は皮膚糸状菌, 4. *Penicillium* 属はいわゆる青カビの一種, 5. *Rhizopus* 属はムーコル症の原因菌の一種である.

問題 77 ウイルスと疾患の組合せで正しいのはどれか. **2つ選べ.**
1. EB ウイルス —————— 伝染性単核球症
2. ロタウイルス —————— 乳幼児急性胃腸炎
3. アデノウイルス ———— 伝染性紅斑
4. コクサッキーウイルス — 先天性巨細胞封入体症
5. サイトメガロウイルス — 咽頭結膜熱

解答 1, 2

　ウイルスとその疾患名は頻出問題である. 1. EB ウイルスは, 伝染性単核球症の他, バーキットリンパ腫や上咽頭癌も覚えておきたい. 2. ロタウイルスは冬期に乳幼児急性胃腸炎(嘔吐下痢症)を起こす. 予防のロタワクチン(経口生ワクチン)が 2020 年 10 月に定期接種に指定される. 3. アデノウイルスは流行性角結膜炎, 咽頭結膜熱(プール熱), 咽頭炎, 4. コクサッキーウイルスやエンテロウイルスは手足口病, 5. サイトメガロウイルスは先天性巨細胞封入体症を引き起こす. その他, ヒトパルボウイルス B19 は伝染性紅斑, ヒトヘルペスウイルス 6, 7(HHV-6, HHV-7)は突発性発疹, ヒトパピローマウイルスは子宮頸癌や尖圭コンジローマ, コクサッキーウイルスはヘルパンギーナの病原体である.

問題 78 β-ラクタマーゼ分類でクラス B に属するのはどれか.
1. ペニシリナーゼ
2. オキサシリナーゼ
3. セファロスポリナーゼ
4. メタロ-β-ラクタマーゼ
5. 基質拡張型 β-ラクタマーゼ

解答 4

　β-ラクタマーゼはアミノ酸塩基配列の相同性に基づき, クラス A～D の 4 種類に分類されている(Ambler 分類). クラス A は 1. ペニシリナーゼ, クラス B は 4. メタロ-β-ラクタマーゼで, カルバペネム系薬を含めてほとんどの β-ラクタム系薬を分解できる特性をもつ. クラス C は 3. セファロスポリナーゼで, AmpC 型 β-ラクタマーゼとも呼ばれている. クラス D は 2. オキサシリナーゼである. 5. 基質拡張型 β-ラクタマーゼ(ESBL)はクラス A に属する TEM 型や SHV 型ペニシリナーゼの遺伝子変異により, 第三, 第四世代セファロスポリン系薬まで基質特異性を拡張して分解できるようになった酵素である. また, クラス A に属し, 同様の基質特性を示す CTX-M 型 β-ラクタマーゼの増加が近年問題となっている. なお, クラス A, C, D は酵素の活性中心にセリン残基が存在しセリン型 β-ラクタマーゼに, ク

ラス B は活性中心に亜鉛イオンを有しメタロ -β-ラクタマーゼに
分類されている.

問題 79 ABO 不適合輸血において低下するのはどれ
か.
1. AST
2. LD
3. カリウム
4. ハプトグロビン
5. 遊離ヘモグロビン

解答 4

ABO 不適合輸血では, IgM 型の抗 A, 抗 B 抗体と A 血球, B
血球が反応して血管内凝集や溶血を呈するので, 血球中成分濃度
が高い 1. AST, 2. LD, 3. カリウムは上昇する. 一方, 4. ハ
プトグロビンは, 遊離ヘモグロビンと結合することで低下する.
5. 遊離ヘモグロビンは溶血により上昇する. 遊離ヘモグロビン
は腎臓の糸球体を通過する際, ヘモグロビンは尿細管上皮細胞に
取り込まれてヘムとグロビンに分解される. 分解されたヘムが尿
細管上皮細胞に対し毒性を示し, 尿細管の機能障害を引き起こ
す. この遊離ヘモグロビンの毒性を低下させるため, 血中のハプ
トグロビンは遊離ヘモグロビンと結合し, 肝臓へと運び, 代謝する.

問題 80 輸血関連急性肺障害について正しいのはど
れか.
1. 心陰影拡大を認める.
2. 全身に蕁麻疹を認める.
3. 大量輸血が原因である.
4. 男性ドナー由来血漿製剤で発生率が高い.
5. 輸血開始から輸血終了後 6 時間以内に発症する.

解答 5

輸血関連急性肺障害(TRALI)は, 低酸素血症, 両側肺野の浸
潤影を伴う. 輸血の量的な負荷もしくは過剰な速度負荷で呼吸困
難をきたす病態である輸血関連循環過負荷(TACO)との区別が重
要である. TRALI は輸血用血液製剤中の白血球抗体(HLA 抗
体, HNA 抗体など)が, 受血者の白血球もしくは血管内皮細胞と
反応し, 肺の毛細血管内皮細胞の透過性亢進が原因で生じる.
5. 輸血開始から輸血終了後 6 時間以内の発症が TRALI の診断
基準の一つになっている.

問題 81 赤血球製剤の輸血で急性溶血反応を**起こさ
ない**組合せはどれか.
1. 患者 A 型 ————— 供血者 B 型
2. 患者 B 型 ————— 供血者 A 型
3. 患者 B 型 ————— 供血者 AB 型
4. 患者 O 型 ————— 供血者 A 型
5. 患者 AB 型 ————— 供血者 A 型

解答 2

輸血で急性溶血反応を呈する重篤な副作用を起こすメジャーミ
スマッチは, ABO 不適合輸血である. 一方, マイナーミスマッ
チは, 異型適合血輸血で副作用を起こしにくい. 患者 AB 型はど
の血液型の赤血球輸血も可能で, 患者 O 型は O 型の赤血球輸血
しか適合しない.

問題 82 補体成分 C3b の作用について正しいのはど
れか.
1. 好中球を遊走させる.
2. 好中球の貪食を促進する.
3. 白血球からリソソームを放出させる.
4. アナフィラトキシンとしての活性がある.
5. リンパ球に結合し抗体産生を亢進させる.

解答 2

2. C3b のオプソニン効果により好中球の貪食を亢進する. 3.
C3a, C4a, C5a は, 好塩基球や肥満細胞のレセプターと結合し
脱顆粒を起こす. 4. 高濃度ではアナフィラトキシン様病態を引
き起こす. また, 1. 好中球走化因子としても働き, 好中球を活
性化して殺菌能を増強させる. 5. C3d は B リンパ球の抗体産生
を亢進させる.

問題 83 血液型の亜型について正しいのはどれか.
1. RhD 陰性は亜型である.
2. 後天性 B は亜型である.
3. 日本人では B 亜型が最も多い.
4. cis AB 型は突然変異で生じる.
5. 亜型の出現頻度は 2% 程度である.

解答 3

3, 5. 日本人の亜型の約 8 割は Bm などの B 亜型である. 2.
後天性 B は A 抗原が腸内細菌により糖鎖抗原が変化したもの.
1. RhD 陰性は D 抗原を発現していない状態である. D 抗原の変
異型は weak D, partial D, Del がある. 4. cis AB 型は 1 つの
染色体に A と B 遺伝子が存在する血液型のことで, 表現型は抗
A, 抗 B 血清試薬との反応も弱い A_2B_3 型で, 血清中に抗 B 抗体
を保有する.

問題 84 溶血性輸血副反応の原因となる不規則抗体
はどれか. **2 つ選べ**.
1. 抗 E
2. 抗 Jk^a
3. 抗 N
4. 抗 Pl
5. 抗 Xg^a

解答 1, 2

3. 抗 M, N は室温以下で反応することが多いが, 抗 M は IgG
性の免疫抗体も存在する. 4. 抗 Pl, 5. 抗 Xg^a は室温以下で反
応する自然抗体である. 発作性寒冷ヘモグロビン尿症(PCH)の二
相性の Donath-Landsteiner 抗体は, IgG 性の抗 P の特異性を示
す. Rh 抗原および Kidd 抗原に対する抗体(1. 抗 E や 2. 抗 Jk^a
など)は, 遅延性溶血性副作用や新生児溶血性疾患に関与し, 抗
グロブリン試験で検出される.

問題 85 カラム凝集法の結果(**別冊 No.13**)を別に示す.

最も考えられるのはどれか.

1. Ax 型
2. 汎血球凝集反応
3. 不規則抗体保有患者
4. O 型赤血球の異型適合血輸血後
5. 直接抗グロブリン試験陽性患者

解答 3

別冊 No.13 はオモテ検査とウラ検査の結果が一致していないことから,3. 不規則抗体保有患者と考えられる.1. Ax 型は抗 A 抗体と陰性反応を示す.2. 汎血球凝集反応では赤血球膜が変化して正常成人血清と凝集を示す.4. O 型赤血球の異型適合血輸血後は,抗 A,抗 B 抗体と陽性を示す血球が多数で,陰性を示す血球がわずかにあるダブルポピュレーションの状態を示す.5. 直接抗グロブリン試験陽性患者では,血球に抗体が結合している状態であるが,抗ヒトグロブリン試薬と反応することで血球が結合して陽性反応を示す.

問題 86 腫瘍マーカーと腫瘍の組合せで**誤っている**のはどれか.

1. CYFRA ——————— 肺扁平上皮癌
2. hCG ——————— 絨毛癌
3. NSE ——————— 肺小細胞癌
4. PIVKA-Ⅱ ——————— 肝細胞癌
5. ProGRP ——————— 膵　癌

解答 5

1. CYFRA は肺扁平上皮癌,2. hCG は絨毛癌,4. PIVKA-Ⅱは肝細胞癌,5. ProGRP は肺小細胞癌,PSA は前立腺癌と特異性が高いマーカーである.3. NSE は神経芽細胞腫や肺小細胞癌で産生される.その他,SCC は子宮頸癌,肺扁平上皮癌,食道癌,CA15-3 は乳癌,卵巣癌,子宮癌,CEA は大腸癌,膵癌,肺腺癌と多種類の癌で陽性となる.

問題 87 発作性寒冷ヘモグロビン尿症でみられる所見はどれか.

1. Ham 試験陽性
2. 補体価〈CH_{50}〉高値
3. 直接 Coombs 試験陰性
4. P 血液型の P 抗原陽性
5. Donath-Landsteiner 反応陰性

解答 4

発作性寒冷ヘモグロビン尿症(PCH)は,Donath-Landsteiner 抗体により寒冷曝露後に発作性・反復性に血管内溶血を起こす.Donath-Landsteiner 抗体は P 抗原に特異性があり,患者血清,P 抗原陽性の O 血球,正常新鮮血清を氷中で 30 分反応させ,37℃で 30 分反応後に溶血を示す.

問題 88 モノクローナル抗体について正しいのはどれか.

1. 沈降反応に適している.
2. IgM クラスの抗体は作製できない.
3. リンパ球サブセットの解析に用いる.
4. 複数のエピトープに対する抗体である.
5. B リンパ球と T リンパ球のハイブリドーマから作製する.

解答 3

4. 分子量の大きい抗原は多数のエピトープがあり,この抗原で免疫することで産生される抗体をポリクローナル抗体という.一方,単一のエピトープのみを認識して単クローンから産生される抗体をモノクローナル抗体という.1. 沈降反応には,それぞれの目的に応じてモノクローナル抗体とポリクローナル抗体を用いることがある.2. 血液型検査用の抗 A,抗 B モノクローナル抗体は IgM 型で販売されている.5. 抗体産生が可能な B リンパ球と骨髄腫由来のミエローマ細胞を融合させて抗体を産生させる.3 は正しい.

問題 89 抗 HLA 抗体が原因となるのはどれか.**2 つ選べ**.

1. 輸血後 GVHD
2. 血小板輸血不応
3. 遅発性溶血性輸血副作用
4. 臓器移植後の急性拒絶反応
5. 輸血関連循環過負荷〈TACO〉

解答 2, 4

1. 輸血後移植片対宿主病(GVHD)では,ドナーのリンパ球が輸血を受けた患者組織を非自己と認識して攻撃する.3. 遅発性溶血性輸血副作用は,輸血後数日から数週間で,Rh 抗原や Kidd 抗原に対する赤血球抗体を産生して血管外溶血を示す.5. 輸血関連循環過負荷(TACO)は,輸血の量的な負荷もしくは過剰な速度負荷が原因で呼吸困難をきたす病態である.

問題 90 職場の受動喫煙防止対策の推進を規定しているのはどれか.**2 つ選べ**.

1. 環境基本法
2. 健康増進法
3. 地域保健法
4. 労働基準法
5. 労働安全衛生法

解答 2, 5

職場の受動喫煙防止対策の推進を規定しているのは,2. 健康増進法と 5. 労働安全衛生法である.

問題 91 法律と規定している項目との組合せで正しいのはどれか.

1. 地域保健法 ——————— 母子・健康手帳の交付
2. 母子保健法 ——————— 産前・産後の就業制限

解答 5

法律と規定している項目との正しい組合せは,母子健康手帳の交付—母子保健法,産前・産後の就業制限—労働基準法,食品のアレルギー表示—食品表示法,麻薬中毒者の治療—麻薬及び向精神薬取締法である.5 の組合せは正しい.

3. 食品衛生法 ————— 食品のアレルギー表示
4. 毒物劇物取締法 ————— 麻薬中毒者の治療
5. 医薬品医療機器等法 —— 毒薬・劇薬の表示

問題92 検疫感染症でないのはどれか.
1. コレラ
2. ペスト
3. デング熱
4. マラリア
5. エボラ出血熱

問題93 保健所に仕出し弁当の食中毒発生の通報があった. 喫食調査の結果を以下に示す.

食 品	症状あり(100 人)		症状なし(60 人)	
	摂取あり	摂取なし	摂取あり	摂取なし
煮 魚	90	10	50	10
野 菜	85	15	10	50
果 物	70	30	30	30
卵焼き	90	10	30	30
鶏の唐揚げ	70	30	20	40

原因として最も考えられるのはどれか.
1. 煮　魚
2. 野　菜
3. 果　物
4. 卵焼き
5. 鶏の唐揚げ

問題94 統計指標について**誤っている**のはどれか.
1. 死産率は出産数 1,000 対の率である.
2. 平均寿命とは 0 歳における平均余命である.
3. 乳児死亡率は地域の保健・医療の水準を反映する.
4. 総再生産率は 1 人の女性が一生の間に生む平均女児数である.
5. 周産期死亡は妊娠満 22 週以降の死産と新生児死亡との合計である.

問題95 生体信号をデジタル記録する場合, 最も高いサンプリング周波数が必要となるのはどれか.
1. 脳　波
2. 脈　波
3. 筋電図
4. 心音図
5. 心電図

問題96 100 kHz の交流電流が体表の 2 か所に張り付けた電極間に流れたとき, およその最小感知電流と考えられるのはどれか.
1. 10 μA
2. 100 μA
3. 1 mA
4. 100 mA
5. 1 A

問題 97 ME 機器の CF 形装着部を表す医療機器関連図記号はどれか.

1.

2.

3.

4.

5. ▢

問題 98 コンピュータの入出力インターフェースの規格はどれか.
1. OS
2. USB
3. HTML
4. TCP/IP
5. IP アドレス

問題 99 医療情報システムで病名コードとして用いられるのはどれか.
1. HL7
2. ICD10
3. DICOM
4. JLAC10
5. MEDLINE

問題 100 回転半径 20 cm の遠心器を 3,000 rpm で運用するとき,およその比較遠心力はどれか.
　　ただし重力加速度を 9.8 m/s^2 とする.
1. 100
2. 500
3. 1,000
4. 2,000
5. 4,000

解答 4

1. ⏚ は保護接地(大地),2. ⚠ は注意,3. ⚡ は BF 形装着部,4. ♥ は CF 形装着部,5. ▢ はクラス II 機器を表す.CF 形装着部の機器は,電撃に対して高い保護を備えており,センサーやリード線を直接心臓に装着することができる.

解答 2

入出力インターフェースとは,コンピュータ本体と周辺機器を接続するための規格の総称であり,2. USB,RS232C,SCSI,IDE などがある.USB は双方向接続するシリアルインターフェースであり,マウスや USB フラッシュメモリなどの接続に用いられる.

解答 2

1. HL7 は保健医療情報交換のための標準規格,3. DICOM は医用画像関連の情報交換規格,4. JLAC10 は臨床検査項目の分類コード,5. MEDLINE は医学を中心とする文献情報を収集したデータベースである.2. ICD10 は疾病・傷害および死因の統計分類で,医療情報システムでは病名コードとして用いられる.

解答 4

比較遠心力(相対遠心加速度)は,遠心加速度を重力加速度で割ったものである.遠心加速度は rω^2〔r:回転半径(m),ω:回転角速度〕であり,$\omega = 2\pi N$(N:回転数)/60 で表される.よって比較遠心力は,r×$(2\pi N/60)^2$/9.8 = 0.2×$(2\pi \times 3,000/60)^2$/9.8 = 2012.2 となる.

第 66 回臨床検査技師国家試験　別冊

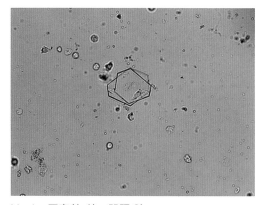

No.1　写真（午前：問題 3）

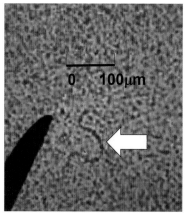

No.2　写真（午前：問題 6）

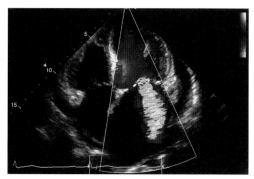

No.3　写真（午前：問題 18）

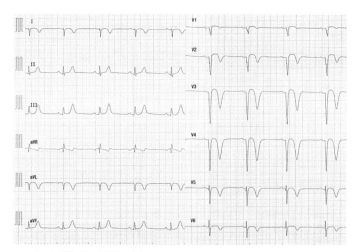

No.4　図（午前：問題 19）

第 66 回臨床検査技師国家試験　別冊

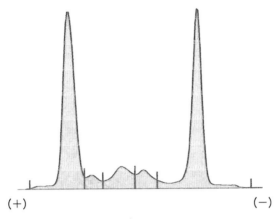

No.5　図（午前：問題 36）

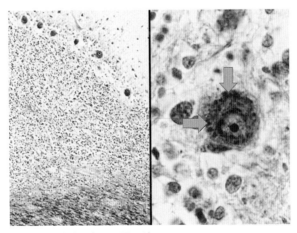

No.6　写真（午前：問題 46）

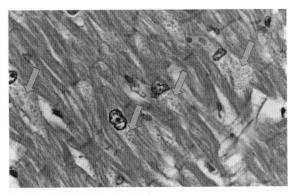

No.7　写真（午前：問題 49）

第66回臨床検査技師国家試験　別冊

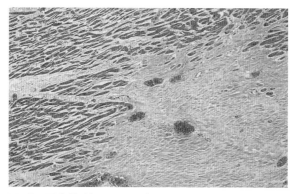

No.8　写真(午前：問題51)

A B

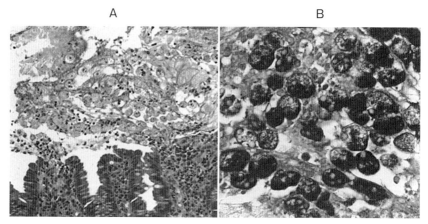

No.9　写真(午前：問題57)

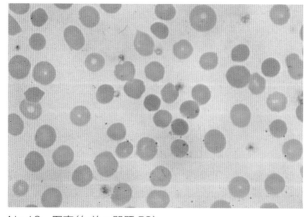

No.10　写真(午前：問題59)

第 66 回臨床検査技師国家試験　別冊

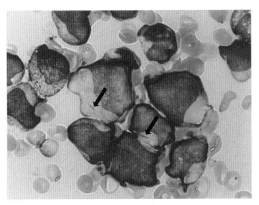

No.11　写真（午前：問題 66）

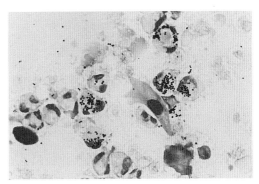

No.12　写真（午前：問題 70）

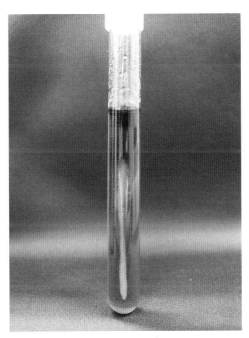

No.13　写真（午前：問題 76）

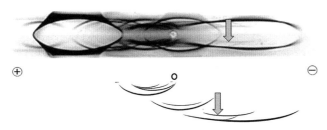

No.14　写真（午前：問題 87）

第66回臨床検査技師国家試験　別冊

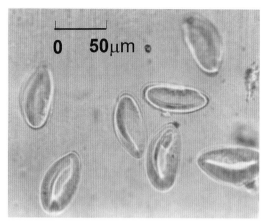

No.1　写真(午後：問題4)

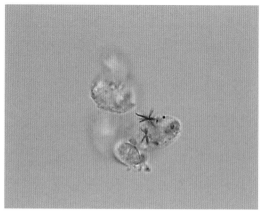

No.2　写真(午後：問題9)

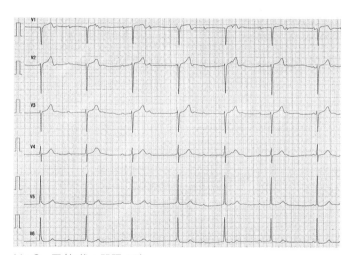

No.3　図(午後：問題17)

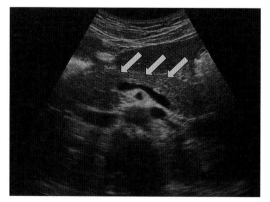

No.4　写真(午後：問題22)

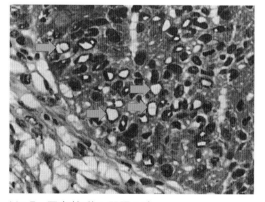

No.5　写真(午後：問題45)

第 66 回臨床検査技師国家試験　別冊

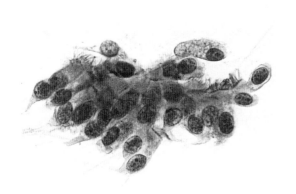

No.6　写真（午後：問題 47）

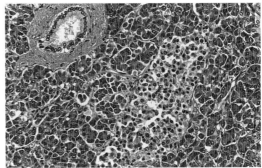

No.7　写真（午後：問題 48）

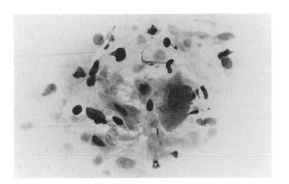

No.8　写真（午後：問題 50）

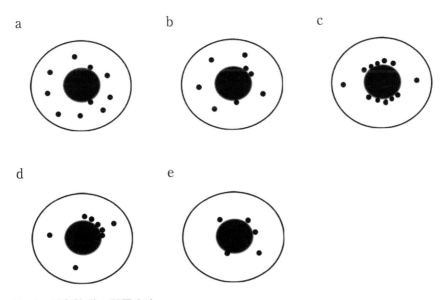

No.9　写真（午後：問題 61）

第66回臨床検査技師国家試験　別冊

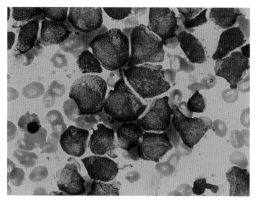
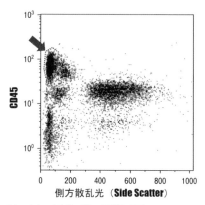

No.10　写真（午後：問題63）　　　　　　No.11　図（午後：問題65）

A　　　　　　　　　　　　　　　B

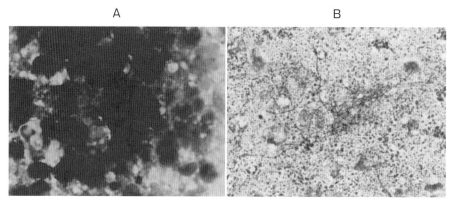

No.12　写真（午後：問題75）

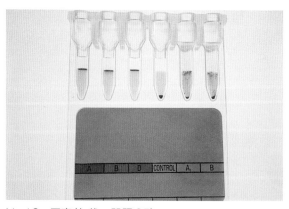

No.13　写真（午後：問題85）